# Spanish for Healthcare Providers

# Spanish for Healthcare Providers

## THIRD EDITION

JOANNA RÍOS, PH.D. AND
JOSÉ FERNÁNDEZ TORRES
WITH TAMARA ANAHÍ RÍOS, PH.D.

New York Chicago San Francisco Athens London Madrid
Mexico City Milan New Delhi Singapore Sydney Toronto

4 5 6 7 8 9    QVS/QVS    23 22 21 20 19

ISBN        978-0-07-184217-4  (set)
MHID            0-07-184217-9

ISBN        978-0-07-184190-0  (book in set)
MHID            0-07-184190-3

e-ISBN      978-1259-58684-2
e-MHID          1259-58684-7

Interior illustrations by Ríos Associates, pages 1–33 and 38–132, except pages 1, 9 (nurses), 11 (doctor and IV stand), 16, 17, 19 (IV stand), 20, 21, 71 (man and woman), 80 (money), 105 by Luc Nisset-Raidon. Susan Spellman, pages 34–37. Luc Nisset-Raidon, pages 133–215.

McGraw-Hill Education products are available at special quantity discounts to use as premiums and sales promotions or for use in corporate training programs. To contact a representative, please visit the Contact Us pages at www.mhprofessional.com.

**McGraw-Hill Education Language Lab App**
Audio recordings, flashcards, and a digital glossary are all available to support your study of this book. Go to www.mhlanguagelab.com to access the online version of this application, or to locate links to the mobile app for iOS and Android devices. More details about the features of the app are available on the inside front and back covers.

This book is printed on acid-free paper.

*In loving memory of my wonderful father, who possessed a
great wealth of knowledge, was always encouraging and an
enormous inspiration for me. He was extremely helpful with medical
and scientific terms as well as with editing and proofreading
the manuscript for this book.*
*—Joanna Ríos*

*In dedication to my mother Dolores Torres Villate, R.N.,
who always encouraged me to pursue my dreams. I will always
love you.*
*—José Fernández Torres*

*In dedication to my adoring grandmothers, my sage grandfather,
my loving and supportive parents, and my inimitable "Tía Yola".
Los quiero mucho.*
*—Tamara Anahí Ríos*

# Contents

# Acknowledgments

We would like to acknowledge Silvia "Yola" Ruanova; Dolores Torres Villate, R.N.; Emilio Fernández Torres, M.S.; and Luvy Bravo de Nuanes, Ph.D., for their help with vocabulary and expressions as used in Mexico, the Caribbean, and Central America.

Special thanks go to Milagros Martínez Bello, M.D., for her assistance with medical terms and proofreading the dialogues for accuracy.

Thanks also to all of the students in the medical field who have taken our courses over the years and have been an ongoing source of information.

# Introduction

This book is an illustrated medical Spanish text-workbook specifically geared to healthcare professionals, in particular, Physicians, Physicians' Assistants, Nurse Practitioners, Nurses (including NPs, LVNs, LPNs, MAs), medical assistants, lab technicians, and ancillary medical staff.

The book is composed of fifteen chapters or lessons. Each chapter introduces grammar concepts (often referred to as "structures," which somehow sounds less threatening), vocabulary, and dialogues that attempt to follow the order in which your patient visit takes place. For example, you will learn to greet a patient, take vital signs, interview him or her, find out the chief complaint, review the medical history, give a physical exam, and then recommend prescription or follow-up instructions. Vocabulary and dialogues for various lab tests are also included. Many significant cultural aspects are also interspersed throughout each chapter, culminating with the last lesson that focuses on "Cultural competency and Cross-cultural communication."

Each chapter follows a logical progression and introduces vocabulary by means of pictures that are generally related to a single topic. The initial vocabulary section of each chapter is followed by related exercises, dialogues, and/or crossword puzzles. Grammar concepts are explained in a simple, clear, and concise manner. Although grammar, per se, is not stressed, it is reinforced by constant repetition—the very manner in which we learned our native tongue as children.

The purpose of the illustrations and the suggested method of instruction is to encourage you to avoid translating from Spanish to English and vice versa. Instead, you are encouraged to relate the image or concept directly with the appropriate Spanish word, thus eliminating an entire and irrelevant translation step.

The dialogues are based on vocabulary that has already been presented, so you are familiarized with nearly all the words and phrases that will be encountered in each dialogue. Obviously, the purpose of this book is to teach you to communicate with your Spanish-speaking patients in order to form strong clinician–patient rapport. You will be learning a standardized universal Spanish that also includes many words and expressions that take on different meanings in different countries and regions. Your Latino patients will come from a variety of countries, education levels, socioeconomic backgrounds, and origins (whether urban or rural). Some may be from indigenous groups for whom Spanish is also a second language. The point is that their Spanish accents, some vocabulary, expressions, and cultural traits will differ; yet you will be able to understand the essential, salient aspects of what they express. Just think of the variations that exist in English; nevertheless, you probably understand someone from England, Australia, New Zealand, the southern United States, or New York.

If anything, the Spanish text is weighted slightly toward expressions used in Mexico. This is in large part a reflection of the fact that the majority of the healthcare professionals who have studied in the authors' programs and workshops treat more Spanish-speaking-only patients of Mexican origin than those from any other region. Nevertheless, many expressions from Central America, the Caribbean, and some parts of South America are also included.

It is important to remember that if you smile and say as much as you can in Spanish—even if it is only introducing yourself—most of your Spanish-speaking patients will be relieved and impressed that you are attempting to learn and use their language. Don't worry too much about your accent—your patients will understand, and the more you listen to the accompanying recordings, the more you will improve. Just go for it, and, when necessary, ask for their help. You will find that by remembering just a handful of very basic structures, combined with some of the many cognates (words in Spanish that are similar to words in English) that exist in the medical field, you will surprise yourself with your ability to converse satisfactorily. Above all, keep in mind: *do not translate literally,* and *keep it simple.*

Please note: medicine changes so rapidly that what is an accepted word or concept today may not be so tomorrow. Therefore, while we have changed VD to STDs and now to STIs, please make allowances for other examples of new usage that develop once this book is published. (And, by the way, in Spanish it is still called **enfermedades venéreas**!)

We have tried to be as medically correct as possible, and although we have chosen only a few medical dialogues from certain fields, the conversations offer an example of how to use sentence structure and the "power verb concept." The point of this text-workbook is not to include dialogues of every field for you to memorize, but to teach the basic sentence structures needed to form your own dialogues to suit your own specific needs. If you learn the basic structures, you will be able to fill in the sentences with any word from your specialized area.

If a word, dialogue, or concept related to your specific field is not mentioned or used, simply learn to use the sentence structure (in the simplest form) and add your specialized term. In this way, you will learn how to say whatever you need to and to understand why something is stated as it is in Spanish. This takes you beyond just memorizing and allows you to form your own thoughts in Spanish in order to best communicate with your Spanish-speaking-only patients. Remember to "keep it simple." And don't be afraid to use a dictionary. It's a great invention—and it works!

## How to use this course

1. As this is a self-study course, we strongly suggest you start working through the text from the beginning, one section at a time. Don't take things too fast, only to discover that you have not fully assimilated the material. The grammatical structures on which conversational Spanish is based are introduced gradually and are immediately placed in contexts that are relevant to healthcare professionals and applicable to common doctor–patient exchanges.

2. Be sure to complete the exercises. You will notice that the exercises within each section generally become progressively more challenging, starting with a basic reinforcement of the grammar concepts and progressing to exercises that require more challenging cognitive thinking. You may check your answers with the suggested responses in the Answer Key at the back of the book. For easy reference, a verb table is also provided in Appendix A, listing the different verb tense endings and conjugations.

3. Vocabulary lists are there to be learned. You should be accustomed to memorizing and assimilating vast quantities of information. (How else were you able to succeed during "med school" or any medically related field of training?) The vocabulary that is presented has been carefully selected to correspond to common healthcare-related conversations; where longer or more technical vocabulary lists are provided, you may be more selective and ignore terms that are not relevant to your specific field.

4. When you arrive at a dialogue in the text, having first memorized the vocabulary, read it as many times as you feel you need. Then listen to the dialogue on the recording while reading along in the book simultaneously. The first few times, just attempt to obtain the general idea of the dialogue. Do not focus on each separate word (just as you don't concentrate on every word uttered by a radio announcer when listening to a radio station in English); rather, try to "catch" the key phrases.

Repeat words and phrases aloud as much as possible to reinforce the structures and to mimic the accent and intonation. Subsequently, just listen to the dialogue on the recording. As important as studying the healthcare provider's role, however, is listening carefully to the patient's part in the dialogues. This will train you to understand what your patient is attempting to communicate to you. To help you achieve this goal, a variety of accents and intonations are included on the recordings.

If a particular dialogue has driven you crazy and you simply must know what it means in English, you may turn to Appendix B, which contains English translations of all the dialogues and monologues. However, we hope that you use the translations *only as a last resort.*

5. Remember, you can reread sections in the book and replay the recordings as often as you need. Even if it is only for five or ten minutes, regular review will help consolidate your grasp of medical Spanish and boost your confidence. You will then realize how much Spanish you have retained and now understand.

6. Don't be shy! Use the Spanish that you have learned whenever the opportunity presents itself. The more you use it, the more comfortable and natural it will seem. And the more you will build your rapport with your Latino patients.

Good luck!

# Spanish for Healthcare Providers

## What you will learn in this lesson:

- to greet and introduce yourself to your patient
- the alphabet and three simple rules for pronunciation
- to form singular and plural masculine and feminine nouns (persons, places, or things)
- to form singular and plural forms of the definite article (*the*) and indefinite articles (*a, an, one, some*)
- body parts
- to ask "What seems to be the problem?", "What hurts?", "Where does it hurt?"
- to say "I need . . . ," "You need . . . ," "Do you need . . . ?", and "What/Where/Why/When do you need to . . . ?"

The goal of this lesson is to be able to greet your patients in a culturally courteous and competent manner, make them feel comfortable, take vital signs, ask what brings them to you (chief complaint), or how they're progressing if it is a follow-up visit, and what they need to do next and how often.

# 1.1   Greetings

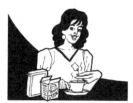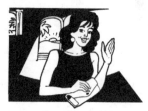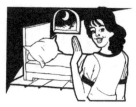

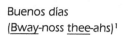

Buenos días         Buenas tardes        Buenas noches
(<u>Bway</u>-noss <u>thee</u>-ahs)[1]    (<u>Bway</u>-nahs <u>tarrd</u>-thess)    (<u>Bway</u>-nahs <u>no</u>-chess)

**Buenos días** means "Good morning" or "Good day" and generally covers from 6:00 A.M. to noon. **Buenas tardes** ("Good afternoon") can vary from country to country. In Mexico, the Caribbean, and Central America it covers from noon to perhaps 6:00 or 7:00 P.M.; while in Spain, it can cover up to 9:00 or so. However, from 7 to 9 P.M., one may begin to say **Buenas noches**, used as "good evening." (The best indicator is when the sun sets.) **Buenas noches** means "Good evening" or "Good night" and refers to sundown until perhaps 2:00 A.M. **La madrugada**, or the "wee morning hours," refers to the remaining hours until approximately sunrise.

**Mucho gusto** means "Nice to meet you." It is customary to shake hands with everyone upon meeting, greeting, and leave-taking. This applies to everyone: two men, two women, a man and a woman, an adult and a child, or all the children present. (And there probably *will* be many family members and often children present, even at your office.)

One should shake hands with everyone to avoid being seen as extremely rude, cold, and uncaring. An even more kind, caring, and warm gesture is to cup your left hand over the hand you are shaking, which conveys the feeling of trust (**confianza**). It is a quite comforting action seen from the Latin American point of view, and it tends to communicate the feeling that "You are in good hands now." It does not transmit the trite or paternalistic attitude that may be interpreted by U.S. Americans. In Spanish-speaking countries, the proximity between people shaking hands is generally much closer than is customary in the United States. Instead of standing the distance of an arm length apart per person, perhaps a forearm length per person would be more appropriate.

---

[1]Underlined syllable is stressed in phonetic pronunciation.

Often Latin American family members or close friends accompany one another for moral support and concern, even after a crisis has passed. The authors do not intend to generalize or create stereotypes, but often the Latin American family is quite tightly knit and bands together during any emergency or crisis. What may tend to be construed as a crisis for a Latin American may not necessarily be considered a crisis by cultural norms in the United States. Thus the situation or reactions may seem to be more "melodramatic" than those that a person raised in the United States is accustomed to observing.

## VOCABULARIO

| | |
|---|---|
| **¡Pase! ¡Pásele!**[2] (<u>pah</u>-say, <u>pah</u>-say-lay) | Come in! |
| **Siéntese.** (see-<u>enn</u>-tay-say) | Sit down. |
| **su** (soo) | your, his, her |
| **prefiero** (prray-fee-<u>aird</u>-oh) | I prefer |
| **¿prefiere?** (prray-fee-<u>airr</u>-ay?) | do you prefer? |
| **soy** (soi; *oi* as in *oil*) | I am |
| **doctor(a)** (thoke-<u>torr,</u> thoke-<u>torr</u>-ah) | doctor |
| **enfermero(-a)** (en-faird-<u>maird</u>-oh, en-faird-<u>maird</u>-ah) | nurse |
| **Señor, Señora** (seh-<u>nyor</u>, seh-<u>nyor</u>-ah) | Mr., Mrs. |
| **señorita** (seh-nyor-<u>ee</u>-tah) | Miss (there is no equivalent for Ms.) |
| **¿Cómo está?** (<u>koh</u>-moe eh-<u>stah</u>?) | How are you? |
| **Estoy bien, gracias.** (eh-<u>stoi</u> bee-<u>en</u>, <u>grrah</u>-see-us) | I am fine, thank you. |
| **¿Y usted?** (ee oo-steth?) | And you? |
| **¿Cómo se llama?** (<u>koh</u>-moe-say-<u>yah</u>-mah?) | What's your/his/her name? |
| **Me llamo** _____. (may <u>yah</u>-moe _____) | My name is _____. |
| **Soy la doctora Ramos.** (soi lah thoke-<u>torr</u>-ah <u>rrah</u>-moss) | I am Dr. Ramos. |
| **Soy José, su enfermero.** (soi hoe-<u>say</u>, soo en-faird-<u>maird</u>-oh) | I'm José, your nurse. |
| **Mucho gusto.** (<u>moo</u>-choh <u>goo</u>-stoh) | Nice to meet you. |

---

[2]**Pase** is used in most Spanish-speaking countries; however, in Mexico **Pásele** is often said. Mexicans often attach the word **le** to verbs for no particular reason, for example, **órale**, **ándale**, **córrele**, etc. **Le** is in fact an indirect object pronoun, meaning "to you, to him, to her" which you will see in more detail in Chapter 5.

| | | |
|---|---|---|
| **De nada./Por nada.** (they <u>nah</u>-the, porr <u>nah</u>-the) | | You're welcome. |
| **Por favor.** (porr fah-<u>bor</u>) | | Please. |
| **Gracias.** (<u>grrah</u>-see-us) | | Thank you. |

## ◉ DIÁLOGO 1.1 | Introductions—Greeting your patient

Now you're ready for your first dialogue. Read it as many times as you feel you need, then listen to it on the recording while reading along simultaneously.

| | |
|---|---|
| DOCTOR(A)/ENFERMERO(-A) | Buenos días, Señora Gómez. Soy el doctor (la doctora)[3] Pérez. (Soy Bob/Sandra, su enfermero[-a].) |
| PACIENTE | ¡Mucho gusto! *(Both shake hands.)* |
| DOCTOR(A)/ENFERMERO(-A) | ¿Prefiere usted Juana o Señora Gómez?[4] |
| PACIENTE | Prefiero Juana, por favor. |
| DOCTOR(A)/ENFERMERO(-A) | Muy bien, Juana. ¡Pásele y siéntese, por favor! |
| PACIENTE | Gracias, doctor(a). (Gracias, señor[a].) |

# 1.2 The alphabet

Before moving on, we have to start with the basics of Spanish. One of those helpful necessities is the alphabet (**el alfabeto, el abecedario**).

## ◉ PRONUNCIATION

Now listen to the pronunciations on the recording. Pay special attention to the pronunciation of letters that sound alike (*c, s, z*), (*ll, y*), and (*v, b*).

| Letter | Pronunciation of letter name | Examples |
|---|---|---|
| A | *ah* | (as in *father*) **abdomen, pluma, aspirina** |
| B | *bay (granday)* | **beber, libro, brazo** |
| C | *say* | (soft *s* sound) **cerveza, cita, cerebro, cintura**; (hard *k* sound) **cara, corazón, Cuba** |

---

[3]Variations, shown in parentheses, do not appear on the recording.

[4]This sentence structure is used for the sake of simplicity at this point. The correct form is ¿Prefiere que le llame Juana o Señora Gómez?

| CH | *chay* | mucho, chocolate |
|---|---|---|
| D | *they* | diálisis, soda, médico |
| E | *ay* | qué (like the name *Kay*), **vena, enferma** |
| F | *eh-fay* | **fácil, familia** |
| G | *hey* | (*h* sound) **gente, gis**; (hard *g* sound) **gas, gotero, gusto** |
| H | *ah-chay* | (*h* is silent) **hospital, hora** (*ohra*), **hola** (*ohla*), **hielo** (*yelo*) |
| I | *ee* | (like *i* in *machine*) **libro, espina, medicina** |
| J | *ho-tah* | (*h* sound) **aguja, jeringa, La Jolla, San José** |
| K | *kah* | **kilo** (borrowed from foreign words) |
| L | *el-lay* | **la, los, líquido** |
| LL | *ell-yay* | (a *y* sound; in some regions *zh*) **llamo, silla, costilla** |
| M | *em-may* | **mamá, mejilla** |
| N | *en-nay* | **no** |
| Ñ | *enn-yay* | (*ny* sound as in *canyon*) **mañana, niño, cañón** |
| O | *oh* | (as in *no*) **otro, no** |
| P | *p/bey* | (between a *p* and *b* sound) **papá, pecho, pestaña** |
| Q | *coo* | (always followed by a silent *u*) **que, quien, quijada, bronquios** |
| R | *edd-ay* | (as in *kitty* or *latter*) **cara, señora, señorita**[5] |
| RR | *errr-ay* | (initial *r* also trills) **Raúl, Rafael, repita, rápido**; (*rr*-trill) **carro, perro** |
| S | *eh-say* | **salud, estómago, saliva** |
| T | *teh* or *deh* | (between a *t* and *d* sound) **toma, tijeras** |
| U | *ooh* | (*oo* sound) **tu, su, una, pulso, agudo** |
| V | *bay chee-kuh* | **veinte, vientre, vacunar, vena, vida** |
| W | *do-blay bay* or *Do-blay oo* | (borrowed from foreign words) **kilowatts, Woolworth, Walmart** |
| X | *eh-kees* | (*h* sound) **México**; (*ks* sound) **extra, excelente** |
| Y | *ee gree-eh-guh* | (as in *youth*) **Yuma, yodo, yeso**; (*ee* sound) **y** |
| Z | *seh-tuh* | (*ss* sound) **azul** (*assul*), **zorro** (*ssorro*), **lápiz, embarazada** |

---

[5]In slurred American English, try pronouncing the double *t* in *pretty little kitty, cottage* or the double *d* in *Eddy*. Note the exact spot where the tongue touches the palate. This is the sound needed to pronounce an *r* in Spanish. If you say *cotto* as in cotto salami, you are actually pronouncing *caro* in Spanish.

The most important sounds to remember are the *vowels*:

A (*ahh*)     E (*ehh*)     I (*eee*)     O (*oh*)     U (*oo*)

In Spanish, the vowel sounds are fairly constant. There are no long vowels, short vowels, schwa sounds ("muted" vowels, like *a* in *ago*), or vowel sounds changing in the middle of the word if the word ends in a silent -*e*, as in English. If you can pronounce the Spanish sounds for **a-e-i-o-u**, you can pronounce any Spanish word very easily.

## DIPHTHONGS — DIPTONGOS

Diphthongs are combinations of vowels which create different sounds. The following words include two vowels stated rapidly which create one sound.

| | | | | | | | |
|---|---|---|---|---|---|---|---|
| **ua** | (*whaa*) | Juan | | **ia** | (*ya*) | alergia, terapia |
| **ue** | (*whey*) | fue | | **ie** | (*eeaa*) | diez |
| **uo** | (*woa*) | cuota | | **io** | (*yo*) | ejercicio |

The following words contain two vowels that create two separate vowel sounds, that is, one sound for each vowel.

| | | | | | | | |
|---|---|---|---|---|---|---|---|
| **ai** | (*ahee*) | aire | | **eu** | (*aaoo*) | Europa |
| **au** | (*aoo*) | Paula | | **oi** | (*oee*) | estóico |
| **ui** | (*wee*) | cuidado | | | | |

**Cuidado (*Caution*):** Note the difference in pronunciation of the same two vowels (-*ia*) in the following words:

• **farmacia, arteria** (-*ia* forms a diphthong at the end of the word; the stress falls on the next to last syllable)
• **disentería, vasectomía, histerectomía** (the accent places the stress on the *i* and indicates that -*ia* should be pronounced as two separate vowel sounds.)

## REGIONAL VARIATIONS

Pronunciation may vary from country to country within the Spanish-speaking world, for example:

• *ll* in Argentina is pronounced as *jh*, as opposed to Mexico (*y*) or Spain (*ly*).
• Some countries skip over syllables or do not pronounce the letter *s* particularly clearly, such as in Cuba, Puerto Rico, and many coastal areas of other countries, where, for example, **peca** and **pesca** are pronounced almost the same (*peh-cah*).

- In parts of Spain and the Caribbean countries, the letter *d* is often swallowed or skipped over, for example, in **pegado** (*pegao*) or **cantado** (*cantao*).
- In Puerto Rico an *r* in the middle or at the end of a word is often pronounced as an *l*, for example, with **Puerto** (*Puelto*), **pierna** (*pielna*), **hablar** (*hablal*), **hacer** (*hacel*), while the *rr* or *r* at the beginning of a word is often pronounced as an English *h* sound, for example, with **repita** (*hepita*), **rápido** (*hápido*), **riñón** (*hiñón*), or two RRs in the middle of a word, such as **carro** (*caho*), and so on.

The Spanish vocabulary used in Latin America is basically understood in any of the Spanish-speaking countries. There are, however, some notable variances. For example:

| Mexico | El Salvador, Nicaragua, Guatemala | Puerto Rico | English |
|---|---|---|---|
| güero | chele | rubio | *blond* |
| piernas/patas | piernas/patas/canillas | piernas | *legs* |
| chamaco/escuincle | cipote/chavalo/patojo | nene/chico | *boy* |
| estreñido/tapado | estreñido/estítico | constipado/estreñido | *constipated* |
| excusado/escusado | inodoro | inodoro | *toilet* |
| estómago/panza | estómago/panza/ barriga | estómago/pipa/ barriga | *stomach/belly* |
| biberón/mamila | pacha | botella/biberón | *baby bottle* |
| chupón/chupete | | bobo | *pacifier, binky* |

## ACCENT OR STRESS

There are three simple rules to remember.

1. If a word ends in a vowel, *n*, or *s*: stress the next to last syllable.

   **mu-<u>cha</u>-cha    me-di-<u>ci</u>-na    re-<u>ce</u>-tan    <u>gra</u>-cias    to <u>ma</u>-mos**

2. If a word ends in any consonant except *n* or *s*: stress the last syllable.

   **ha-<u>blar</u>    re-ce-<u>tar</u>    doc-<u>tor</u>    en-con-<u>trar</u>    pa-<u>pel</u>**

3. If a word has an accent mark, stress that syllable (superseding the above rules).

   **<u>hí</u>-ga-do    <u>cáp</u>-su-la    ma-<u>má</u>    <u>fá</u>-cil    pul-<u>món</u>    o-<u>í</u>-do**

Notice the difference in pronunciation when the diphthong is accented (**disente<u>rí</u>a, vasecto<u>mí</u>a, histerecto<u>mí</u>a**), thus no longer rendering it as a dipthong—each vowel has its own sound. However, when the diphthong is not accented (**far<u>ma</u>cia, ar<u>te</u>ria, a<u>ler</u>gia**), the vowels (*ia*) are pronounced as one sound, as in (*ya*).

## SPELLING

In English, one is constantly faced with various spellings of the same sound (to, too, two) and different pronunciations of the same letter combinations (through, though, thought, tough). However, in Spanish, words are spelled the way they sound, with very few exceptions (especially when compared to English!). Schoolchildren in Latin America are taught to read and spell based on syllables (*ba, be, bi, bo, bu*). The only possible confusion occurs with letters that have virtually the same sound: *b, v: vaso, bazo; s, z: casa, caza; c, s: censor, sensor; ll, y: llega, yegua; j, x: tejas, Texas.* Thus, you might hear a Latin American say, for example, **"Vázquez con zeta"** ("Vázquez with a *z*").

If you need help:

| | |
|---|---|
| **¿Cómo se dice...?** | How do you say . . . ? |
| **¿Qué quiere decir...?** | What does . . . mean? |
| **¡Más despacio, por favor!** | Slower, please. |
| **Disculpe, no entiendo.** | I'm sorry, I don't understand. |
| **Hablo poco español.** | I speak a little Spanish. |
| **Necesito un interprete.** | I need an interpreter. |
| **¿Tiene preguntas?** | Do you have any questions? |

# 1.3  Nouns: gender and number

Now that you have become familiar with the alphabet, the next basic point is to learn about masculine and feminine nouns. We'll try to make it as easy and straightforward as possible.

All nouns (persons, places, or things) are either masculine or feminine. There is no method to determine logically to which gender they belong, but most nouns are derived from either Latin or Greek. A general rule of thumb is if the noun (thing) ends in **-a**, it is generally feminine. If the noun ends in **-o** it is generally masculine.

The following are feminine nouns. They often end in **-a** and take the definite article **la**. La is the feminine form for the word *the.*

## VOCABULARIO | *Singular feminine nouns*

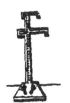

la báscula
(lah <u>bah</u>-scoo-luh)

la jeringa
(lah hair-<u>een</u>-guh)

la aguja
(lah a-<u>goo</u>-huh)

la venda
(lah <u>ven</u>-thuh)

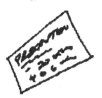

la receta
(lah rre-<u>set</u>-uh)

la medicina
(lah may-thee-
<u>see</u>-nuh)

la cápsula
(lah <u>cahp</u>-soo-luh)

la pastilla
(lah pah-<u>stee</u>-yuh)

la pluma
(lah <u>ploo</u>-muh)

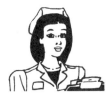

la enfermera
(lah en-fair-<u>mair</u>-uh)

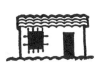

la casa
(lah <u>kah</u>ı-suh)

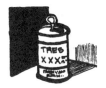

la cerveza
(lah serr-<u>vay</u>-suh)

la ventana
(lah ven-<u>taan</u>-uh)

la mesa
(lah <u>may</u>-suh)

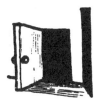

la puerta
(lah <u>pwerr</u>-tuh)

**la** = the (*feminine*)

Generally, feminine nouns (things) end in -**a**.

la mes<u>a</u>                la aguj<u>a</u>

---

The following nouns are masculine. They often end in -**o** and take the word or definite article **el**. **El** is the masculine form for the word *the*.

## VOCABULARIO | *Singular masculine nouns*

el estetoscopio            el otoscopio            el depresor
(ell ess-tet-oh-<u>skoh</u>-pee-oh)   (ell oh-toh-<u>skoh</u>-pee-oh)   (ell they-press-<u>orr</u>)

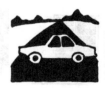

el gotero                el microscopio            el carro
(ell go-<u>tair</u>-oh)       (ell mee-crow-<u>skoh</u>-pee-oh)   (ell <u>kah</u>-rroh)

el dinero
(ell thee-<u>nair</u>-oh)

el libro
(ell <u>lee</u>-broh)

el mostrador
(ell moe-struh-<u>thor</u>)

el sombrero
(ell som-<u>brair</u>-oh)

el doctor
(ell thoke-<u>torr</u>)

el martillo
(ell mar-<u>tee</u>-yoh)

el termómetro
(ell tair-<u>moh</u>-meh-troh)

el vaso
(ell <u>bah</u>-so)

el suero
(ell-<u>swear</u>-oh)

---

**!**

**el** = the (*masculine*)

Generally, masculine nouns (things) end in **-o**.

el sombrer<u>o</u>

el termómetr<u>o</u>

## CHANGING SINGULAR NOUNS TO THEIR PLURAL FORM

**la** = "the" feminine *singular*
**las** = "the" feminine *plural*

Feminine words *generally* end in **-a**.
To form the plural, add **-s**.

**la puerta → las puertas**

---

 **Ejercicio 1A**

Change the singular feminine definite article and noun to the plural form, as follows:

EJEMPLO   la mesa → <u>las</u> mes<u>as</u>

1. la casa         →   _____ cas_____

2. la pluma        →   _____ plum_____

3. la aguja        →   _____ aguj_____

4. la bolsa        →   _____ bols_____

5. la receta       →   _____ recet_____

6. la silla        →   _____ sill_____

7. la báscula      →   _____ báscul_____

8. la mesa         →   _____ mes_____

9. la cerveza      →   _____ cervez_____

10. la cápsula     →   _____ cápsul_____

**el** = "the" masculine *singular*   **los** = "the" masculine *plural*

Masculine words *generally* end in **-o**. To form the plural, add **-s**.

**el helado → los helados**[6]

---

[6]**el helado** ice cream (**el mantecado** in the Caribbean)

**Ejercicio 1B**

Change the singular masculine definite article and noun to the plural form, as follows:

EJEMPLO   el sombrero → <u>los</u> sombrer<u>os</u>

1. el carro       → _____ carr_____

2. el palo .      → _____ pal_____

3. el piso        → _____ pis_____

4. el vaso        → _____ vas_____

5. el libro       → _____ libr_____

6. el termómetro  → _____ termómetr_____

7. el helado      → _____ helad_____

8. el gotero      → _____ goter_____

If a noun ends in -**e**, add -**s** to form the plural.

**la pirámide[7] → las pirámides**

 **Ejercicio 1C**

Change these singular nouns ending in -**e** to the plural form, as follows:

EJEMPLOS   la madre → <u>las</u> madre<u>s</u>
           el padre → <u>los</u> padre<u>s</u>

1. la base[8]     → _____ base_____

2. la calle       → _____ calle_____

3. el nombre      → _____ nombre_____

4. el trámite[9]  → _____ trámite_____

---

[7]**la pirámide** the pyramid
[8]**la base** the base
[9]**el trámite** paperwork, red tape

If a noun ends in a consonant, add **-es** to form the plural.

**la irritación** → **las irritaciones**[10]

---

 **Ejercicio 1D**

Change the following nouns and definite articles to the plural form:

EJEMPLOS   el corazón[11] →  <u>los</u> coraz<u>ones</u>
el riñón[12]   →  <u>los</u> riñ<u>ones</u>

1. la inyección  →  _____ inyeccion_____

2. el pulmón[13]  →  _____ pulmon_____

3. la infección  →  _____ infeccion_____

4. el tamal    →  _____ tamal_____

5. el frijol[14]   →  _____ frijol_____

6. la mujer[15]   →  _____ mujer_____

---

Indefinite articles also change to agree with nouns in number (singular or plural) and gender (feminine or masculine).

| Singular | Plural |
|---|---|
| **una** = a, an, one (*f.*) | **unas** = some (*f.*) |
| **un**  = a, an, one (*m.*) | **unos** = some (*m.*) |

**una silla** → **unas sillas**
**un vaso** → **unos vasos**

---

[10]Nouns ending in a consonant that are accented in the singular, such as **corazón**, **riñón**, **pulmón**, and **infección**, lose the diacritical (accent) mark when the plural **-es** ending is added.
  [11]**el corazón** heart
  [12]**el riñón** kidney
  [13]**el pulmón** lung
  [14]**el frijol** bean
  [15]**la mujer** woman

**Ejercicio 1E**

Change the following indefinite articles and nouns to the plural form:

EJEMPLOS    una aguja        → <u>unas</u> aguja<u>s</u>
            un termómetro → <u>unos</u> termómetro<u>s</u>

1. una inyección   →  _____ inyeccion____

2. un papel        →  _____ papel____

3. una infección   →  _____ infeccion____

4. una clínica     →  _____ clínica____

5. un suero        →  _____ suero____

6. un termómetro →  _____ termómetro____

Now, repeat exercises 1A–1D by substituting the indefinite article for the definite article; that is, change the singular noun with **una** or **un** to the plural form with **unas** or **unos**.

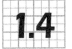 **Parts of the body**

¡**Muy bien!** Now you're ready to forge ahead. First let's look at the body. For some strange reason, the medical profession likes to learn the name of the body parts, so the following should satisfy that need!

*Notes:*
- **Oreja** is the outer ear; **oído** is the inner ear. In Mexico, **oreja** is often used only to refer to animal ears.
- In Mexico, **nalgas** is often considered to be a vulgar or street term; the use of **pompis** or **glúteo** is therefore recommended for "buttocks." In the Caribbean, **nalgas** (softened to **nalguitas**) is more acceptable than in Mexico; however, in Central America and South America **el glúteo** or **la cadera** (hip) seem to be the most accepted or, at least, most euphemistic forms.

Despite the above mentioned, "nalgas" is actually a valid medical term.

## Las partes del cuerpo
**Vista anterior** (front view)

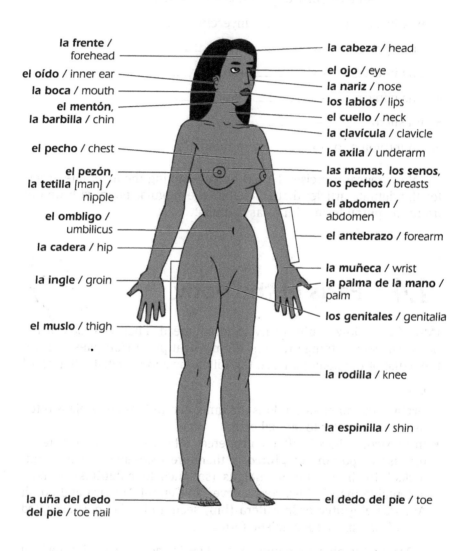

la frente / forehead

el oído / inner ear

la boca / mouth

el mentón,
la barbilla / chin

el pecho / chest

el pezón,
la tetilla [man] /
nipple

el ombligo /
umbilicus

la cadera / hip

la ingle / groin

el muslo / thigh

la uña del dedo
del pie / toe nail

la cabeza / head

el ojo / eye

la nariz / nose

los labios / lips

el cuello / neck

la clavícula / clavicle

la axila / underarm

las mamas, los senos,
los pechos / breasts

el abdomen /
abdomen

el antebrazo / forearm

la muñeca / wrist

la palma de la mano /
palm

los genitales / genitalia

la rodilla / knee

la espinilla / shin

el dedo del pie / toe

## Vista posterior (rear view)

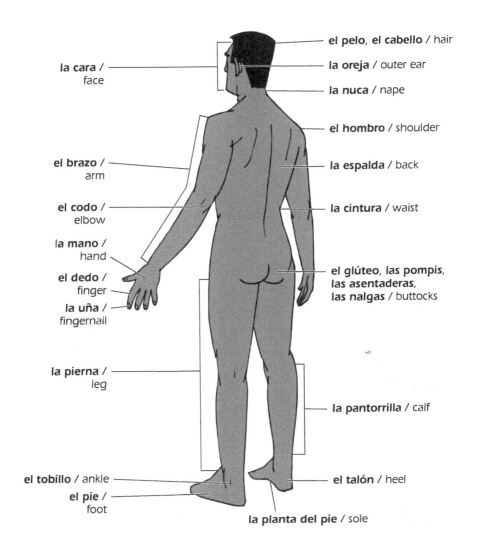

**la cara /** face

**el brazo /** arm

**el codo /** elbow

**la mano /** hand

**el dedo /** finger

**la uña /** fingernail

**la pierna /** leg

**el tobillo /** ankle

**el pie /** foot

**el pelo, el cabello /** hair

**la oreja /** outer ear

**la nuca /** nape

**el hombro /** shoulder

**la espalda /** back

**la cintura /** waist

**el glúteo, las pompis, las asentaderas, las nalgas /** buttocks

**la pantorrilla /** calf

**el talón /** heel

**la planta del pie /** sole

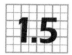 # "What is this?"

Your Spanish-speaking patients will generally be quite impressed with the fact that you speak or are learning their language. Therefore, you may wish to enlist their aid in broadening your knowledge. A good way to do so is to point to something and ask, with a smile and a questioning look, **¿Qué es esto?**

| | |
|---|---|
| **¿Qué es esto?** | What is this? |
| **¿Qué es?** | What is it? ("It" is understood.) |
| **¿Qué?** | What? |
| **es** | is, it is |
| **esto** | this |

### Ejercicio 1F

Fill in the blanks with the correct words.

1. ¿Qué es esto?

   Es una _____.

2. ¿Qué es esto?

   Es _____ _____.

3. ¿_____ es esto?

   _____ _____ _____.

4. ¿Qué es _____?

   _____ _____ _____.

5. ¿_____ _____ esto?

   _____ _____ _____.

6. ¿Qué _____ _____?

   _____ _____ _____.

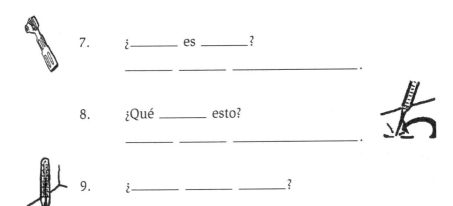

7.   ¿_____ es _____?

     _____ _____ _____ .

8.   ¿Qué _____ esto?

     _____ _____ _____ .

9.   ¿_____ _____ _____?

     _____ _____ _____ .

✏️ **Ejercicio 1G**

**¿Qué es esto?** "What is this?" Match the Spanish answers with the appropriate picture number.

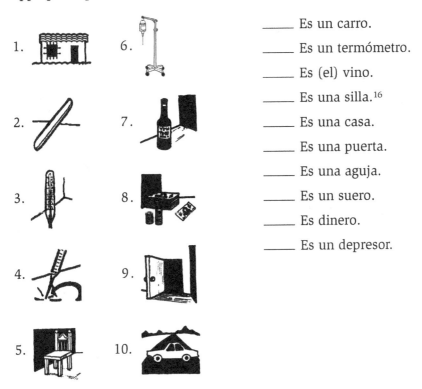

_____ Es un carro.

_____ Es un termómetro.

_____ Es (el) vino.

_____ Es una silla.[16]

_____ Es una casa.

_____ Es una puerta.

_____ Es una aguja.

_____ Es un suero.

_____ Es dinero.

_____ Es un depresor.

_____

[16]**la silla** chair

#  **1.6** "Where is . . . ?"

Now that you have mastered the names of the body parts, you will understand your patients' answers when you ask "Where is the pain?" First, however, let's warm up with a few general questions using *where*.

**¿Dónde está el vaso?**    Where is the glass?

| | |
|---|---|
| **¿Dónde?** | Where? |
| **está** | is (*used with location*) |
| **en** | in *or* on |
| **por** | by, over, near |
| **derecho** | straight ahead |

**el vaso grande**

**el vaso chico (pequeño)**

 **Ejercicio 1H**

Answer the questions in complete sentences.

EJEMPLO    ¿Dónde está el vaso?
El vaso está en la mesa, por la báscula.

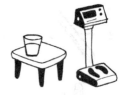

 1. ¿Dónde está el sombrero grande?

El _____.

2. ¿Dónde está el vaso chico?

El _____.

 3. ¿Dónde está el libro?

El _____.

4. ¿Dónde está el termómetro grande?

El _____.

5. ¿Dónde está la pluma? (*el piso = floor*)

La _____.

6. ¿Dónde está el baño? (*straight ahead*)

El _____.

# 1.7   "What do you need?"

**¿Qué <u>necesita</u>?** — What <u>do you need</u>?
You may not necessarily ask your patient this question, but it's a good way to start learning some regular -ar verbs in a simple and somewhat painless manner.

| | |
|---|---|
| Necesit**o** un termómetro, por favor. | I need a thermometer, please. |
| Necesit**o** una inyección, por favor. | I need a shot, please. |
| Necesit**o** | I need |
| Necesit**a** | You need |
| ¿Necesit**a**? | Do you need? |
| ¿Qué necesit**a**? | What do you need? |

*Please note* (**Observe, por favor [¡Favor de observar!]**):
**Necesit<u>o</u>** and **necesit<u>a</u>** come from an infinitive verb, **necesitar** ("to need"). All you need to do is drop the -ar ending. Simply add **-o** to say "I need," or add **-a** to say "You need." You can do this with all regular -ar verbs in the present tense, which will be explained in more detail in Chapter 3. This is called conjugating.

For healthcare professionals, the most important conjugations are those that end in **-o**, implying "I," or **-a**, implying "you" (for your patient).

Another exciting and simple aspect of the Spanish language is that there are essentially *no auxiliary verbs*, such as "do," "does," "did," etc., as there are in English. For example, to say "Do you need . . . ?", you merely say **¿Necesita?** in an inquiring tone, which literally means, "Need?" (both the words *do* and *you* are understood).

To say, "¿What do you need?", you simply say **¿Qué necesit<u>a</u>?** or, literally, "What need?" (*you* is understood from the **-a** ending).

To say "¿What do I need?", you simply need to say **¿Qué necesit<u>o</u>?** or, literally, "What need?" (The word *I* is understood from the **-o** ending.)

**Ejercicio 11**

Answer according to the picture.

EJEMPLO    ¿Qué necesita?
           Necesito un vaso chico, por favor.

1. ¿Qué necesita?

   (grande) _____

2. ¿Qué necesita?

   (grande) _____

3. ¿Qué necesita?

   (chico) _____

4. ¿Qué necesita?

   (grande) _____

5. ¿Qué necesita?

   (chica) _____

6. ¿Qué necesito, doctor?

    _____

#  1.8 Chief complaint

After greeting the patient, you often need to ascertain the chief complaint by asking "What seems to be the problem?" or "What brings you here today?"

| | |
|---|---|
| **¿Qué <u>molestias</u> tiene?** | What seems to be the problem?, What brings you here today? (*literally*, What <u>discomforts</u> do you have?) |
| **¿Cuál es el motivo (la razón) de su visita hoy?** | What brings you here today? (*lit.*, What is the reason for your visit today?) |
| **Me duele.** (*singular*) | It hurts me. |
| **Me duele el brazo.** | My arm hurts. (*lit.*, The arm is painful to me.) |
| **Me duele la pierna.** | My leg hurts. (*lit.*, The leg is painful to me.) |
| **¿Le duele?** | Does it hurt you? (*lit.*, Is it painful to you?) |
| **¿Qué le duele?** | What hurts you? (*lit.*, What is painful to you?) |
| **¿Dónde le duele?** | Where does it hurt? (*lit.*, Where is it painful to you?) |

All the questions—**¿Qué molestias tiene?**,[17] **¿Qué le duele?**, and **¿Dónde le duele?**—are commonly asked. **¿Qué molestias tiene?**, however, can refer to pain as well as other problems, such as nervousness, anxiety, insomnia, depression, and so on. The other two questions can only refer to a physical pain. Thus, by inquiring, **¿Qué molestias tiene? / ¿Cuál es el motivo (la razón) de su visita hoy?**, you are not restricting your patients' answers.

In Spanish, note that it is grammatically correct to use **el, la, los,** or **las** (the definite articles) with body parts, as opposed to using possessive adjectives **mi(s)** ("my") or **su(s)** ("your"), which are considered to be redundant. However, if you find it easier to use "su(s)," you will certainly be understood.

---

[17]**¿Qué molestias tiene?** = **¿Qué problemas médicos tiene?** = What medical problems do you have? **¿Cómo se siente hoy?** = How are you feeling today? **¿Cuál es el motivo (la razón) de su visita hoy?** = What brings you here today? (*lit.*, What is the reason for your visit today?). These questions may be used interchangeably.

## ✏️ Ejercicio 1J

Answer the question. *(¡Favor de contestar!)*

1. ¿Qué molestias tiene? *(arm)*

   Me duele _____ _____ .

2. ¿Qué le duele? *(eye)*

   Me duele _____ _____ .

3. ¿Dónde le duele? *(head)*

   Me duele _____ _____ .

4. ¿Qué molestias tiene? *(ear)*

   Me duele _____ _____ .

5. ¿Qué le duele? *(back)*

   Me duele _____ _____ .

6. ¿Dónde le duele? *(foot)*

   Me duele _____ _____ .

7. ¿Qué molestias tiene? *(leg)*

   Me duele _____ _____ .

8. ¿Qué le duele? *(ankle)*

   Me duele _____ _____ .

9. ¿Dónde le duele? *(knee)*

   Me duele _____ _____ .

10. ¿Qué molestias tiene? *(stomach)*

    Me duele _____ _____ .

---

**¡**

---

### ¡Observe, por favor!

| | |
|---|---|
| Me duele**n los** brazos. | My arms hurt. |
| | *(lit.,* The arms **are** painful to me.*)* |
| Me duele**n las** piernas. | My legs hurt. |
| | *(lit.,* The legs **are** painful to me.*)* |

---

**Ejercicio 1K**

Use the English clues in parentheses to answer the questions. *(¡Use las pistas en inglés para contestar las preguntas!)*

1. ¿Qué molestias tiene? *(eyes)*

   Me duelen _____ _____.

2. ¿Qué le duele? *(legs)*   Me duelen _____ _____.

3. ¿Dónde le duele? *(arms)*

   Me duelen _____ _____.

4. ¿Qué molestias tiene? *(ears)*

   Me duelen _____ _____.

5. ¿Qué le duele? *(hands)*

   Me duelen _____ _____.

6. ¿Dónde le duele? *(ankles)*

   Me duelen _____ _____.

7. ¿Qué molestias tiene? *(feet)*

   Me duelen _____ _____.

8. ¿Qué le duele? *(fingers)*

   Me duelen _____ _____.

9. ¿Dónde le duele? *(knees)*

   Me duelen _____ _____.

10. ¿Qué molestias tiene? *(hips)*

    Me duelen _____ _____.

### VOCABULARIO

| | |
|---|---|
| **¿Qué molestias tiene?** | What seems to be bothering you? |
| **¿Cómo se siente?** | How do you feel? |
| **¿Dónde le duele?** | Where does it hurt (you)? (*lit.*, Where is it painful to you?) |
| **Aquí/Acá.** | Here. |
| **¿Qué le duele?** | What hurts you? (*lit.*, What is painful to you?) |
| **¿Cómo sigue?** | (*after first visit*) How are you coming along? How is it/he/she (are you) progressing? |

##  DIÁLOGO 1.8 | Beginning a patient interview

This dialogue builds on the situation in Diálogo 1.1.

| | |
|---|---|
| DOCTOR(A)/ENFERMERO(-A) | Buenos días, Señor(a) Gómez. Soy el doctor (la doctora) Pérez. (Soy Bob/Sandra, su enfermero[-a].) |
| PACIENTE | ¡Mucho gusto! *(Both shake hands.)* |
| DOCTOR(A)/ENFERMERO(-A) | ¿Prefiere usted Juana o Señora Gómez?[18] |
| PACIENTE | Prefiero Juana, por favor. |
| DOCTOR(A)/ENFERMERO(-A) | Muy bien, Juana. ¡Pásele y siéntese, por favor! |
| PACIENTE | Gracias, doctor(a). (Gracias, señor[a].) |
| DOCTOR(A)/ENFERMERO(-A) | ¿Qué molestias tiene? ¿Cómo se siente? |
| PACIENTE | ¡Ay, doctor(a) (señor[a]), me duele la cabeza y me duelen los ojos. |
| DOCTOR(A)/ENFERMERO(-A) | ¿Dónde le duele la cabeza? ¿Qué parte? |
| PACIENTE | Aquí, doctor(a) (señor[a]). |

---

**!**

---

To end a patient interview:

| | |
|---|---|
| **¡Qué le vaya bien!** | May it go well for you. (loosely) |
| **Hasta una semana.** | Until one week. |
| **Nos vemos en una semana.** | We'll see you in one week. |
| **Cuídese mucho Señor(a) Gomez.** | Take good care of yourself, Mr. (Mrs.) Gomez. |

To reassure patients:

| | |
|---|---|
| **No se preocupe.** | Don't worry. |

---

[18]This sentence structure is used for simplicity at this point. The correct form is ¿Prefiere que le llame Juana o Señora Gómez?

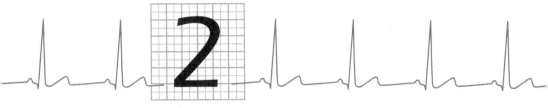

**What you will learn in this lesson:**

- to count from 1 to 499
- dialogues: taking vital signs, basic discussion of chief complaints, prescription/diet or follow-up instructions, what to do, and how often, if lab tests are needed and when
- to say words related to liquids (to be used with the verb **tomar** "to take/to drink")
- the names of internal organs and parts of the reproductive system
- medical cognates

The goal of this lesson is to be able to take vital signs in Spanish, have a basic discussion of chief complaints, prescription, diet, and follow-up instructions, what should be done, how often it should be done as well as if and when lab tests are required. The goal is also to learn medical cognates and internal body parts, and to be able to recognize some common slang or vulgar terms for body parts that less educated patients might use during their medical interview.

#  **2.1** Numbers

It's probably time for a slight respite from all the seriousness here, so we'll break up the monotony with some breathtaking numbers. Just imagine the tools you will now have available to convey information to your patients concerning weight, blood pressure, cholesterol levels, lab results, statistics, and more.

## LET'S COUNT! — ¡VAMOS A CONTAR!

| | | | | | |
|---|---|---|---|---|---|
| 1 | uno | 13 | trece | 25 | veinte y cinco |
| 2 | dos | 14 | catorce | 26 | veinte y seis |
| 3 | tres | 15 | quince | 27 | veinte y siete |
| 4 | cuatro | 16 | diez y seis[1] | 28 | veinte y ocho |
| 5 | cinco | 17 | diez y siete | 29 | veinte y nueve |
| 6 | seis | 18 | diez y ocho | 30 | treinta |
| 7 | siete | 19 | diez y nueve | 40 | cuarenta |
| 8 | ocho | 20 | veinte | 50 | cincuenta |
| 9 | nueve | 21 | veinte y uno[2] | 60 | sesenta |
| 10 | diez | 22 | veinte y dos | 70 | setenta |
| 11 | once | 23 | veinte y tres | 80 | ochenta |
| 12 | doce | 24 | veinte y cuatro | 90 | noventa |

| | | | |
|---|---|---|---|
| 100 | cien; *use* ciento *when 100 is followed by another number, for example*: | 200 | doscientos(-as) |
| | | 300 | trescientos(-as) |
| | | 400 | cuatrocientos(-as) |
| 110 | ciento diez | 415 | cuatrocientos quince |
| 115 | ciento quince | 416 | cuatrocientos diez y seis |
| 116 | ciento diez y seis | 499 | cuatrocientos noventa y nueve |
| 120 | ciento veinte | | |
| 131 | ciento treinta y uno, etc. | | |

 **Ejercicio 2A**

Write the following numbers in Spanish. (*Favor de escribir los siguientes números en español.*)

1.  15 _____

---

[1]**diez y seis** is also spelled as **dieciséis**, **diez y siete** as **diecisiete**, etc. The form shown here is easier to learn.

[2]**veinte y uno** is also spelled as **veintiuno**, **veinte y dos** as **veintidós**, etc.

2.  28  _____

3.  119 _____

4.  256 _____

5.  374 _____

6.  473 _____

# 2.2  Vital signs

For preliminaries, the patient is usually weighed and then brought into the **consultorio**, where blood pressure, temperature, and pulse are taken. The following vocabulary should help you conduct such procedures in Spanish. Using almost the same vocabulary as before (with the inclusion of numbers), together with the same sentence structures, you will be able to take the vital signs.

## VOCABULARIO | Taking vital signs

| | | | |
|---|---|---|---|
| la enfermera | nurse | la presión baja | low blood pressure |
| primer/primero(-a) | first | | |
| toma | takes | su (la) temperatura | your temperature |
| el peso | weight; a coin | | |
| hoy | today | también | also, too |
| segundo(-a) | second | muy bien | very good |
| tercero(-a) | third | ahora | now |
| ¡Favor de subirse! | Please get on! | bueno(-a) | good |
| la báscula | scale | sobre | over |
| Necesito pesarle. | I need to weigh you. | ¡Favor de abrir! | Please open! |
| | | Ahorita viene[3] | The doctor will |
| la presión arterial | blood pressure |    la doctora. |    be right here. |
| el pulso rápido | rapid pulse | su pulso | your pulse |
| lento | slow | punto | point |
| irregular | irregular | un momento | a moment, just |
| la presión alta/ | high blood |  |    a moment, |
|    alta presión |    pressure | |    in a moment |

---

[3]**viene** comes (The present tense can be used for near future situations.)

##  DIÁLOGO 2.2 | Taking vital signs

The nurse weighs the patient, checks her blood pressure and pulse, and takes her temperature. *(El enfermero toma el peso, la presión arterial, el pulso y la temperatura.)*

| | |
|---|---|
| ENFERMERO(-A) | Buenos días, Señora Gómez. Soy Bob (Sandra), su enfermero(-a). |
| PACIENTE | ¡Mucho gusto! *(Both shake hands.)* |
| ENFERMERO(-A) | ¿Prefiere Ud. Juana o Señora Gómez?[4] |
| PACIENTE | Prefiero Juana, por favor. |
| ENFERMERO(-A) | Muy bien, Juana. ¡Pase y siéntese, por favor! |
| PACIENTE | Gracias, señor(a). |
| ENFERMERO(-A) | ¿Es su primera visita? |
| PACIENTE | No, es la segunda (tercera, etc.). |
| ENFERMERO(-A) | ¡Ah, bueno! Favor de subirse en la báscula. (Súbase en la báscula, por favor.) Necesito pesarle. Muy bien. Usted pesa cincuenta kilos. |
| PACIENTE | ¡Ay, no! ¡Peso mucho! |
| ENFERMERO(-A) | No, no es mucho. También, necesito tomar su presión arterial—su (el) brazo, por favor. |
| PACIENTE | Bueno, aquí está. |
| ENFERMERO(-A) | Muy bien. Es ciento cuarenta sobre cien (140/100). |
| PACIENTE | ¿Está bien? |
| ENFERMERO(-A) | Está un poco alta y ahora el (su) pulso... Bueno es setenta y dos (72). Favor de abrir la boca. (Abra la boca, por favor.) Necesito tomar la temperatura. |
| PACIENTE | Bueno, señor(a). |
| ENFERMERO(-A) | Es noventa y ocho punto seis grados (98.6°). |
| PACIENTE | ¿Es normal? |
| ENFERMERO(-A) | Sí, Juana, está bien, también. Muchas gracias. Un momento y ahorita[5] viene la doctora. |

### 🖉 Ejercicio 2B

Answer the questions based on the preceding dialogue. *(Favor de responder a las preguntas según el diálogo anterior.)*

1. ¿Es la primera visita de la señora Gómez? _____

2. ¿Qué prefiere la paciente—Juana o la señora Gómez?

_____

---

[4]This sentence structure is used for simplicity at this point. The correct form is ¿Prefiere que le llame Juana o Señora Gómez?

[5]**Ahorita** = right away and **ahora** = now in Mexico. In Puerto Rico and Cuba **ahorita** = now and **ahora** = right now. It is the opposite.

3. ¿Cuánto pesa la señora Gómez? _____

4. ¿Cuál es la presión arterial de Juana Gómez? _____

5. ¿Es normal el pulso y es normal la temperatura de la paciente?

_____

 ## 2.3  Question words, relative pronouns, prepositions, and other words

These tiny, seemingly insignificant words serve as a link to forming complete sentences and, equally important, complete questions. And of course, you will need to ask your patients a great many questions.

### VOCABULARIO

| | | | |
|---|---|---|---|
| **¿Qué?** | What? | **la primera vez/** | the first time/ |
| **¿Quién?** | Who? | **la última vez** | the last time |
| **¿Dónde?** | Where? | **de** | of, from |
| **¿Cuándo?** | When? | **a** | to, at |
| **¿Cada cuándo?** | How often? | **sin** | without |
| **¿Cuánto(-a)?** | How much? | **en** | in, on |
| **¿Cuántos(-as)?** | How many? | **para** | for, in order to |
| **¿Cuántas veces?** | How many times? | **por** | by, for, through |
| **¿Cómo?** | How? | **al día**, **por día** | per day |
| **¿Cuál?** | Which? | **sí** | yes |
| **¿Por qué?** | Why? | **si** | if |
| **porque** | because | **siempre** | always |
| **¿Hay?** | Is there?, Are there? | **nunca** | never |
| **hay** | there is, there are | **y** | and |
| **es** | is, it is | **o** | or |
| **son** | are, they are | | |

 ### Ejercicio 2C

Provide answers to the following questions in complete sentences. *(Favor de contestar con frases completas.)*

1. ¿Qué necesita el paciente—una receta o una báscula?

_____

2. ¿Dónde necesito la inyección, doctor, en el brazo o en el dedo?

_____

3. ¿Por qué necesito una receta, doctora? ¿Es porque necesito anti-
   bióticos? Sí, _____

4. ¿Cuándo (Cada cuándo) necesito una inyección? _____

   _____

5. ¿Cuántas veces al día (por día) necesito tomar[6] la medicina—tres o
   cuatro veces por día? _____

   _____

6. ¿Cómo necesito tomar la medicina, doctora—en pastillas o cáp-
   sulas? _____

7. ¿Cuál prefiere usted—tomar tabletas o cápsulas? _____

   _____

8. ¿Toma usted las pastillas con agua o con cerveza? _____

   _____

## LIQUIDS AND SOLIDS

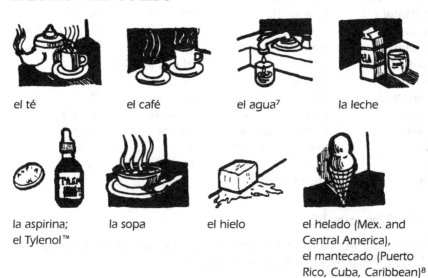

el té          el café          el agua[7]          la leche

la aspirina;     la sopa         el hielo          el helado (Mex. and
el Tylenol™                                         Central America),
                                                    el mantecado (Puerto
                                                    Rico, Cuba, Caribbean)[8]

---

[6]**tomar** to take (medicine, measurements, etc.); to drink (water, etc.)

[7]Even though **agua** takes a masculine direct article, the word is feminine. Because the stress is on the first syllable, saying **la agua** is very awkward, so the masculine article is used. Adjectives will match the gender: **el agua fría** the cold water.

[8]For sno-cone, use **el raspado** (Mex.) or **el piragua** (P.R. and Caribbean).

###  Ejercicio 2D

Write questions in Spanish using the following words. (*Favor de escribir unas preguntas con esas palabras.*)

1. What?        ¿————————————————————————————?
2. When?        ¿————————————————————————————?
3. Where?       ¿————————————————————————————?
4. How much?    ¿————————————————————————————?
5. How often?   ¿————————————————————————————?
6. How many?    ¿————————————————————————————?
7. Which?       ¿————————————————————————————?
8. Why?         ¿————————————————————————————?

#  Internal organs

## INTERNAL ORGANS — LOS ÓRGANOS INTERNOS

Now that we have become somewhat familiar with the names of the body parts, it can't hurt to move onward or inward, so to speak, to learn the names of the internal organs and the parts of the reproductive system in Spanish.

Internal organs
**Los órganos internos**

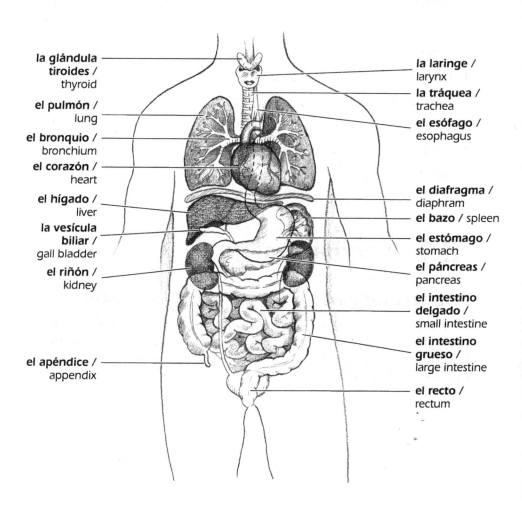

la glándula
tiroides /
thyroid

el pulmón /
lung

el bronquio /
bronchium

el corazón /
heart

el hígado /
liver

la vesícula
biliar /
gall bladder

el riñón /
kidney

el apéndice /
appendix

la laringe /
larynx

la tráquea /
trachea

el esófago /
esophagus

el diafragma /
diaphram

el bazo / spleen

el estómago /
stomach

el páncreas /
pancreas

el intestino
delgado /
small intestine

el intestino
grueso /
large intestine

el recto /
rectum

Male reproductive system
**El sistema reproductor masculino**

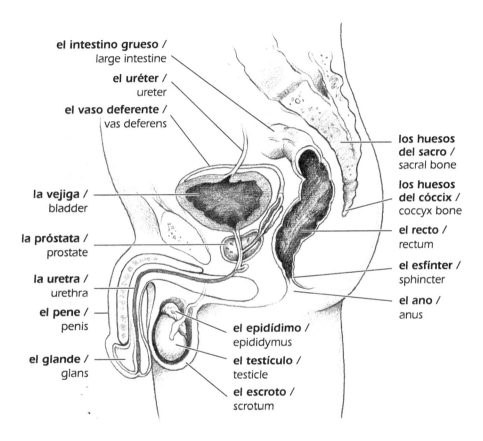

el intestino grueso /
large intestine

el uréter /
ureter

el vaso deferente /
vas deferens

la vejiga /
bladder

la próstata /
prostate

la uretra /
urethra

el pene /
penis

el glande /
glans

los huesos
del sacro /
sacral bone

los huesos
del cóccix /
coccyx bone

el recto /
rectum

el esfínter /
sphincter

el ano /
anus

el epidídimo /
epididymus

el testículo /
testicle

el escroto /
scrotum

Female reproductive system
**El sistema reproductor femenino**

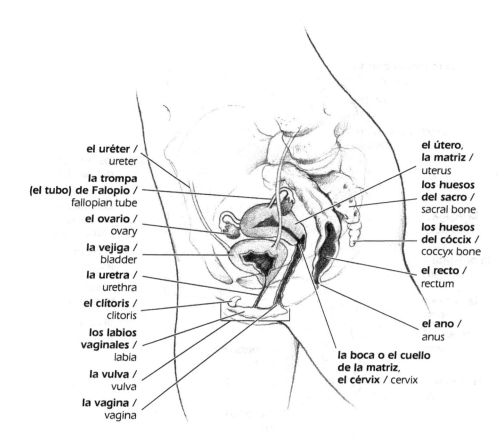

el uréter / ureter

la trompa (el tubo) de Falopio / fallopian tube

el ovario / ovary

la vejiga / bladder

la uretra / urethra

el clítoris / clitoris

los labios vaginales / labia

la vulva / vulva

la vagina / vagina

el útero, la matriz / uterus

los huesos del sacro / sacral bone

los huesos del cóccix / coccyx bone

el recto / rectum

el ano / anus

la boca o el cuello de la matriz, el cérvix / cervix

## The head
## La cabeza

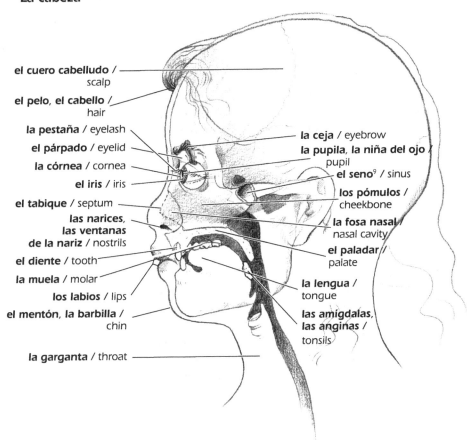

el cuero cabelludo / scalp

el pelo, el cabello / hair

la pestaña / eyelash

el párpado / eyelid

la córnea / cornea

el iris / iris

el tabique / septum

las narices, las ventanas de la nariz / nostrils

el diente / tooth

la muela / molar

los labios / lips

el mentón, la barbilla / chin

la garganta / throat

la ceja / eyebrow

la pupila, la niña del ojo / pupil

el seno[9] / sinus

los pómulos / cheekbone

la fosa nasal / nasal cavity

el paladar / palate

la lengua / tongue

las amígdalas, las anginas / tonsils

## Other body parts — Otras partes del cuerpo

| | | | |
|---|---|---|---|
| la piel | skin | el esqueleto | skeleton |
| el vello | body hair | el cráneo | cranium |
| el hueso | bone | los tejidos | tissues |
| la costilla | rib | la articulación | joint |
| la coyuntura | joint | el prepucio | foreskin |
| el nervio | nerve | el quiste | cyst |
| la arteria | artery | el nódulo, la bolita, | nodule, lump |
| la vena | vein | el bulto | |

---

[9]**seno** also means "breast." When referring to the sinuses, a patient will often say **Tengo sinusitis** "I have sinusitis."

| | | | |
|---|---|---|---|
| el vaso | vessel | la torcedura | twist, sprain |
| el vaso sanguíneo | blood vessel | el desgarre | torn ligament, |
| los ligamentos | ligaments | | pulled muscle |
| el ombligo | belly button, | el lunar | mole |
| | umbilicus | la marca de | birthmark |
| el cordón umbilical | umbilical cord | nacimiento | |
| la pelvis | pelvis | las estrías | stretch marks |
| las mejillas, | cheeks | el cervix, el cuello | cervix |
| los cachetes | | de la matriz, | |
| la matriz | womb | la boca de | |
| | | la matriz | |

## Slang terms

Here are some slang terms that your patients may be accustomed to using. However, you should first try to use the standard form yourself when speaking. If they do not understand, then you may try the slang form.

| Slang term | Standard Spanish | English |
|---|---|---|
| el pescuezo (animal) | el cuello | neck |
| el sobaco (vulgar) | la axila | armpit |
| la barriga, la panza | el estómago | stomach |
| la pata (animal/furniture) | la pierna, el pie | leg, foot |
| el cuadril (animal haunch) | la cadera | hip |
| las chiches, las tetas | los senos | breasts |
| el pellejo | el prepucio | foreskin |

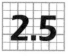 **2.5** Cognates

Let's now look at cognates, which are a tremendous ally for any healthcare professional who is learning Spanish. If you will recall, cognates are words that are very similar in two languages, often because they come from the same origin (for example, Latin or Greek). The following cognates are grouped by endings, and once you master the corresponding English and Spanish ending changes to the main root word (which is almost always the same in both languages), you'll be astonished at how many Spanish medical terms you readily recognize.

# FORMATION OF SPANISH WORDS
# AND THEIR ENGLISH EQUIVALENTS

| -tion | -ción (f.) These are always feminine in Spanish. | | |
|---|---|---|---|
| hallucination | la alucinación | constipation | la constipación[10] |
| recuperation | la recuperación | | (el estreñimiento) |
| sterilization | la esterilización | contusion | la contusión |
| laceration | la laceración | | (el golpe) |
| contraception | la contracepción | exception | la excepción |
| indication | la indicación | secretion | la secreción |
| relaxation | la relajación | irritation | la irritación |
| | (el descanso) | inflammation | la inflamación |
| complication | la complicación | immunization | la inmunización |
| dislocation | la dislocación | | (la vacuna) |

*Exception*:
abortion        **el aborto**

| -ity | -(i)dad/-tad (f.) These are also always feminine. | | |
|---|---|---|---|
| sexuality | la sexualidad | university | la universidad |
| difficulty | la dificultad | identity | la identidad |
| city | la ciudad | anxiety | la ansiedad |
| casualty | la casualidad[11] | senility | la senilidad |
| mortality | la mortalidad | maternity | la maternidad |

| -ce | -cia/-cio | | |
|---|---|---|---|
| importance | la importancia | impotence | la impotencia |
| incontinence | la incontinencia | edifice/building | el edificio |
| convalescence | la convalecencia | insistence | la insistencia |
| service | el servicio | | |

| -ous | -oso/-osa | | |
|---|---|---|---|
| generous | generoso(-a)[12] | nervous | nervioso(-a) |
| cautious | cauteloso(-a) | cancerous | canceroso(-a) |
| contagious | contagioso(-a) | infectious | infeccioso(-a) |
| poisonous | ponzoñoso(-a) | | |

*Exception*:
serious         **serio(-a)**

---

[10]**Constipación** is actually a false cognate as it usually means the same as **congestión** (nasally congested). **El estreñimiento** is the standard word for "constipation."

[11]Casualty is more likely to be expressed as **víctima** or **accidentado**. **Casualidad** usually means "coincidence" or "chance."

[12]When referring to a masculine person or thing, the descriptive word will end in -o; when referring to a feminine person or thing, the word will end in -a.

| -ology | **-ología** (f.) | | |
|---|---|---|---|
| immunology | **la inmunología** | ophthalmology | **la oftalmología** |
| biology | **la biología** | cytology | **la citología** |
| hematology | **la hematología** | dermatology | **la dermatología** |
| radiology | **la radiología** | audiology | **la audiología** |
| neurology | **la neurología** | gynecology | **la ginecología** |
| cardiology | **la cardiología** | pathology | **la patología** |
| urology | **la urología** | bacteriology | **la bacteriología** |

| -y | **-ia/-io** | | |
|---|---|---|---|
| dysentery | **la disentería** | family | **la familia** |
| laboratory | **el laboratorio** | allergy | **la alergia** |
| directory | **el directorio** | epilepsy | **la epilepsia** |
| pharmacy | **la farmacia** | therapy | **la terapia** |
| emergency | **la emergencia** | insufficiency | **la insuficiencia** |
| surgery | **la cirugía** | | |

*Note:* When no accent mark is present, **-ia** is a diphthong, forming one syllable; the penultimate syllable is then stressed.

| -ical | **-ico/-ica** | | |
|---|---|---|---|
| physical | **físico(-a)** | obstetrical | **obstétrico(-a)** |
| biological | **biológico(-a)** | political | **político(-a)** |
| medical | **médico(-a)** | physiological | **fisiológico(-a)** |

| -tic | **-tico/-tica** | | |
|---|---|---|---|
| neurotic | **neurótico(-a)** | psychotic | **(p)sicótico(-a)** |
| narcotic | **narcótico(-a)** | spastic | **espástico(-a)** |

| -itis | **-itis** (f.) These words are always feminine. | | |
|---|---|---|---|
| arthritis | **la artritis** | encephalitis | **la encefalitis** |
| laryngitis | **la laringitis** | hepatitis | **la hepatitis** |
| bursitis | **la bursitis** | dermatitis | **la dermatitis** |
| conjunctivitis | **la conjuntivitis** | peritonitis | **la peritonitis** |
| colitis | **la colitis** | | |

| -scope | **-scopio** (m.) | | |
|---|---|---|---|
| stethoscope | **el estetoscopio** | microscope | **el microscopio** |
| otoscope | **el otoscopio** | fetoscope | **el fetoscopio** |

| -ometer | **-ómetro** (m.) | | |
|---|---|---|---|
| thermometer | **el termómetro** | | |

| -ologist | **-ólogo/-óloga** | | |
|---|---|---|---|
| pathologist | **patólogo**(-a) | histologist | **histólogo**(-a) |
| neurologist | **neurólogo**(-a) | bacteriologist | **bacteriólogo**(-a) |
| ophthalmologist | **oftalmólogo**(-a) | cardiologist | **cardiólogo**(-a) |
| biologist | **biólogo**(-a) | dermatologist | **dermatólogo**(-a) |
| cytologist | **citólogo**(-a) | hematologist | **hematólogo**(-a) |
| embryologist | **embriólogo**(-a) | urologist | **urólogo**(-a) |
| gynecologist | **ginecólogo**(-a) | pharmacologist | **farmacólogo**(-a) |

*Note:* An -**o** ending generally refers to a male, while an -**a** ending generally refers to a female. If a word ends in "ma," it is often masculine due to its origin from Greek roots, for example el **sistema**, el **diafragma**, el **problema**, el **programa**.

As you can see, many cognates are recognizable by their endings. Other cognates are distinguishable by their initial sounds or different spellings of similar sounds. Notice the similarities in the following groups of cognates.

| s + consonant | **es-** | | |
|---|---|---|---|
| special | **especial** | spirit | **espíritu** |
| spasm | **espasmo** | schizophrenic | **esquizofrénico**(-a) |
| spastic | **espástico**(-a) | scurvy | **escorbuto**(-a) |
| spasmodic | **espasmódico**(-a) | structure | **estructura** |
| stomach | **estómago** | Spanish | **español** |

| -ph- | **-f-** | | |
|---|---|---|---|
| telephone | **el teléfono** | phosphorous | **el fósforo** |
| pharmacy | **la farmacia** | pharyngitis | **la faringitis** |

| -y- | **-i-** | | |
|---|---|---|---|
| dysentery | **la disentería** | hypochondria | **la hipocondría** |
| hymen | **el himen** | myopia | **la miopía** |
| hypertension | **la hipertensión** | psychotic | **(p)sicótico**(-a) |
| hysteria | **la histeria** | psychologist | **(p)sicólogo**(-a) |

When you are unsure of the Spanish for a medical word that consists of three or more syllables, you can always go out on a limb and just add an -**o** or an -**a** to the end of the English word. It often works, though not always. However, it's certainly worth a try!

#  **2.6** Giving instructions

## 🔘 VOCABULARIO | Chief complaints

After the preliminary examination of vital signs, the doctor will inter-
view the patient, ask what the chief complaint is, and after having
reviewed the results of the vital signs examination, will give some
instructions.

| | | | |
|---|---|---|---|
| **¿cuando?** | when? | **la primera vez** | the first time |
| **vez** | time[13] (*in a sequence*) | **la última vez** | the last time |
| | | **al día, por día** | per day |
| **veces** | times | **hacer** | to make, to do |
| **a ver...** | let's see . . . | **una muestra** | a sample |
| **no es ni... ni** | it's neither . . . nor | **necesita tomar** | you/she/he need(s) to take |
| **técnico(-a)** | lab tech(nician) | | |
| **la orina** | urine | **la sangre** | blood |
| **otro(-a)** | other, another | **la recepcionista** | receptionist |
| **para mañana** | for tomorrow | **una cita** | an appointment |
| **¿Cada cuándo?** | How often? | | |

## 🔘 DIÁLOGO 2.6 | Chief complaints

| | |
|---|---|
| DOCTOR(A) | ¿Qué molestias tiene? ¿Cómo se siente? |
| PACIENTE | ¡Ay, doctor(a), me duele la cabeza y me duelen los ojos! |
| DOCTOR(A) | ¿Dónde le duele? ¿Qué parte de la cabeza? |
| PACIENTE | Aquí, doctor(a). ¿Qué necesito? |
| DOCTOR(A) | Bueno, a ver…. su presión arterial es un poco alta. Su temperatura es normal y su pulso también. No es ni rápido ni lento. Por el momento, Juana, usted necesita tomar dos aspirinas/Tylenol® para el dolor de cabeza. |
| PACIENTE | ¿Cada cuándo? (¿Cuándo?) |
| DOCTOR(A) | Necesita tomar dos aspirinas/Tylenol®, cuatro veces al día. También, el técnico (la técnica) necesita tomar una muestra de su orina y de la sangre. |
| PACIENTE | Bueno, doctor(a), y ¿cuándo necesita usted las muestras? |
| DOCTOR(A) | Primero, Juana, usted necesita hacer una cita con la recepcionista para mañana. |
| PACIENTE | Muy bien, gracias, doctor(a). |

---

[13]**vez** time (*singular*), **veces** (*plural; the z changes to c*)

## Ejercicio 2E

Answer the questions based on the preceding dialogue. *(Favor de responder a las preguntas basado en el diálogo anterior.)*

1. ¿Qué molestias tiene la paciente? _____

   _____

2. ¿Cómo está la presión arterial de la paciente? _____

3. ¿Qué necesita hacer la paciente? _____

   _____

4. ¿Cuántas pastillas necesita tomar al día? _____

5. ¿Qué necesita hacer el técnico? _____

   _____

 ## Ejercicio 2F

## UN CRUCIGRAMA

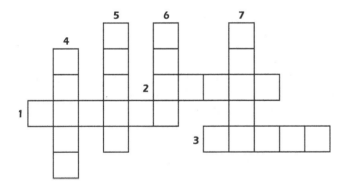

### Horizontales

1                          2                          3

### Verticales

4              5              6              7

**3**

## What you will learn in this lesson:

- to conjugate regular -**ar** verbs in the present tense
- the numbers 500–1000
- to conjugate the verb **estar** ("to be," used when referring to health and location)
- to use and conjugate the verb **tener** ("to have," used to indicate possession)
- to ask the patient about specific chief complaints, present problems/ symptoms (utilizing the verbs **estar** and **tener**)
- to attempt to characterize symptoms with your patient
- to create a dialogue of a patient interview
- to politely excuse yourself from the room momentarily

The goal of this lesson is to be able to learn to conjugate verbs and to use them in sentences and in questions to ask what brings the patient here today (chief complaint); to ask how the patient is progressing if it is a follow-up visit; to qualify, quantify, and attempt to characterize the symptoms the patient has; to ask what medications or remedies the patient is presently taking or using; to ask what needs to be done next; and to excuse yourself from the room in a culturally courteous manner.

#  3.1 Conjugation

Now, we've finally arrived at what you've been so enthusiastically awaiting: *conjugating*! It's really quite simple. Just think, for example, of "conjugated estrogen." You merely take a basic molecular structure and change that base by adding on different molecules, or in this case, adding on different endings to the base root of the verb. (How thrilling!)

First, let's begin by refreshing our memories. Do you remember what an infinitive is? If not, we'll gladly remind you that an *infinitive* in English consists of the word "to" and a verb: to take, to eat, to examine, to walk, to run, and so on. However, in Spanish, an infinitive is comprised of *only one* action word, which ends in either **-ar**, **-er**, or **-ir**. In Spanish, there is no equivalent of the separate word "to."

---

**tomar** (to drink, to take)
**hablar** (to speak)
**pesar** (to weigh)

These Spanish infinitives end in **-ar** and must be conjugated.

---

To conjugate an **-ar** verb: drop the **-ar** ending.

**tomar** − the ending = **tom**

Take the stem **tom** and add:

| | | | |
|---|---|---|---|
| (yo) | tomO | I | drink |
| (tú) | tomAS | you (*familiar*) | drink |
| (él, ella, usted)[1] | tomA | he, she you (*formal*) | drinks drink |
| (nosotros) | tomAMOS | we | drink |
| (ellos, ellas, ustedes)[2] | tomAN | they (*m., f.*) you (*pl.*) | drink drink |

---

[1]**usted** is often abbreviated as **Ud.**
[2]**ustedes** is often abbreviated as **Uds.**

From the standpoint of a healthcare professional, you would use

**tú**     to address a child or teenager
**Ud.**    to address an adult
**ellos**  to refer to a group of males and females or a group of
        males only
**ellas**  to refer to a group of females only

In general, **tú** is called the familiar form of you, and **Ud./Uds.** is called the formal form of you. Now you know!

| (yo) | ____o | (nosotros) | ____amos |
| (tú) | ____as | | |

(él) ⎫
(ella) ⎬ ____a
(usted) ⎭

(ellos) ⎫
(ellas) ⎬ ____an
(ustedes) ⎭

Take any regular **-ar** verb, drop the **-ar** and add these endings to the stem to form the present tense:

|  |  |
|---|---|
| **-o** | **-amos** |
| **-as** | |
| **-a** | **-an** |

 **Ejercicio 3A**

Conjugate the following. *(Conjugue lo siguiente.)*

**hablar** (to speak)

\*(yo) habl____          (nosotros) habl_____

 (tú) habl____

 (él) habl____          (ellos) habl____

 (ella) habl____          (ellas) habl____

\*(Ud.) habl____          (Uds.) habl____

**pesar** (to weigh)

*(yo) pes_____          (nosotros) pes_____

 (tú) pes_____

 (él) pes_____          (ellos) pes_____

 (ella) pes_____         (ellas) pes_____

*(Ud.) pes_____         (Uds.) pes_____

*The **yo** ("I") and **usted/Ud.** ("you" singular, formal) are the most of-
ten used forms between a healthcare professional and patients. There-
fore, you may wish to focus on these forms more than the others.

Now try using **-ar** verbs in their conjugated forms in the following
exercises.

## ✎ Ejercicio 3B

Substitute the proper verb form and finish the sentence. *(Sustituya la
forma correcta del verbo y complete la frase.)*

EJEMPLO    Yo <u>tomo</u> mucha medicina.

1. Él _____.

2. Ella _____.

3. Nosotros _____.

4. Tú _____.

5. Uds. _____.

6. María _____.

7. Todos (*all*) _____.

8. María y[3] José _____.

9. Ud. _____.

_____

[3]**y** and

**Ejercicio 3C**

Substitute the proper verb form and finish the sentence. *(Sustituya la forma correcta del verbo y complete la frase.)*

EJEMPLO   Yo <u>hablo</u> español con los pacientes.

1. Tú _____.

2. Nosotros _____.

3. Él y yo _____.

4. Tú y yo _____.

5. Las enfermeras _____.

6. Ud. _____.

7. Susana y Laura _____.

8. Los doctores _____.

 **Ejercicio 3D**

Fill in the correct form of **tomar** and the name of the corresponding picture. *(Complete con la forma correcta del verbo **tomar** y la palabra del dibujo correspondiente.)*

1. Yo _____ en la fiesta.

2. Ella _____ en casa.

3. Uds. _____ en la cantina.

4. Nosotros _____ en el restaurante.

5. Pancho y Rosa _____ en la clase.

6. Ellos _____ en el hospital.

7. Tú y yo _____ en el consultorio.

8. Unos pacientes _____ en la clínica.

### ✏️ Ejercicio 3E

Answer in Spanish in complete sentences. *(Favor de responder en español con frases completas.)*

1. ¿Toman mucho vino en Francia?

_____

2. ¿Qué toma Ud.?

_____

3. ¿Tomamos agua o salsa picante⁴ en el desierto?

_____

---

⁴**salsa picante** hot (as in spicy) sauce

4. ¿Dónde toman mucho tequila?[5]

_____

5. ¿Toma Ud. mucha medicina?

_____

6. ¿Toman los norteamericanos mucha aspirina?

_____

7. ¿Dónde tomamos la temperatura—en la clínica o en el carro?

_____

8. ¿Cuándo tomas tú el café—por la mañana o por la noche?

_____

## NEGATIVES

The answers to some questions, of course, require a knowledge of the negative in Spanish.

¿Toman leche los bebés? Sí, los bebés toman leche.

**pero** *(but)*:   Los bebés <u>no</u> toman cerveza.
          Los bebés <u>no</u> toman vino.
          Los bebés <u>no</u> toman tequila.

In Spanish, the negative always *precedes* the verb.

 **Ejercicio 3F**

Change to the negative. (*Cambie al negativo.*)

EJEMPLO   Los bebés toman café.
          Los bebés no toman café.

1. Los norteamericanos toman mucha salsa picante.

_____

2. Uds. toman té.

_____

_____

[5]Hard liquor is generally masculine, e.g., **el tequila, el ron, el mescal, el whiskey**.

3. María toma leche en el carro.

_____

4. Yo tomo vino en la clase.

_____

 **Ejercicio 3G**

Answer in the negative. _(Respondan en la forma negativa.)_

EJEMPLO    ¿Hablan inglés en México?
No, no hablan inglés en México.

1. ¿Habla español nuestro[6] Presidente?

_____

2. ¿Hablas tú español en el hospital?

_____

3. ¿Hablan francés en Cuba?

_____

4. ¿Hablamos inglés o español en la clínica?

_____

# 3.2 Common -ar verbs

There are many regular **-ar** verbs that you will be using in your medical practice. The following are a sample. Memorize only the ones that are relevant to your needs. Remember that to conjugate them in the present tense, simply drop the **-ar** and add the appropriate endings.

-----------------------------------------------

**-ar** endings: present tense

|  |  |
|---|---|
| -o | -amos |
| -as |  |
| -a | -an |

-----------------------------------------------

[6]**nuestro** our

| | | | |
|---|---|---|---|
| aislar[7] | to isolate | desear | to desire |
| amputar | to amputate | desinfectar | to disinfect |
| ayudar | to help | desmayar | to faint |
| bajar | to lower, to descend, to get out/off | doblar | to turn, to bend |
| | | durar | to last |
| bajar de peso[8] | to lose weight | embarazarse[10] | to become pregnant |
| bofetear (Carib.) | to slap | empujar | to push |
| | | escuchar | to listen to |
| buscar | to look for | enfermarse[10] | to get sick |
| cachetear (Mex.) | to slap | enjuagar | to rinse |
| | | entrar | to enter |
| cambiar[9] | to change | enyesar | to put a cast on |
| caminar | to walk | esterilizar | to sterilize |
| causar | to cause | estudiar | to study |
| charlar | to chat | evitar | to avoid |
| chocar | to crash | examinar | to examine |
| chupar | to suck | firmar | to sign |
| consultar | to consult | fumar | to smoke |
| circular | to cycle, to circulate | gastar | to spend, to waste |
| comprar | to buy | golpear | to hit, beat up |
| congelar | to freeze | guardar | to take care of, to keep; to stay |
| contagiar | to become infected | | |
| contaminar | to contaminate | hablar | to speak |
| cortar | to cut | indicar | to indicate |
| continuar | to continue | infectar | to infect |
| cuidar | to care for, to take care of | ingresar | to admit (as in hospital) |
| curar | to cure | internar | to hospitalize |
| dañar | to hurt, harm | inmunizar | to immunize |
| defecar | to defecate | inyectar | to inject, give a shot |
| dejar | to leave behind | irrigar | to irrigate |
| dejar de | to stop (dejar de fumar, to stop smoking) | lastimar(se) | to hurt (oneself) |
| | | lavar | to wash |
| | | levantar | to lift, raise |
| descansar | to rest | limpiar | to clean |
| desconectar | to disconnect | llamar | to call |

---

[7]**aislar** adds accent marks in most forms when conjugated: **aíslo, aíslas, aísla, aislamos, aíslan.**

[8]**peso** coin, basic currency unit, or weight

[9]When another vowel precedes the -ar ending, that vowel is retained: **cambio, cambias,** etc.

[10]Or **estar embarazada/enfermo(-a)** to be pregnant/sick. Here **estar** must be conjugated, which we'll soon learn to do.

| | | | |
|---|---|---|---|
| **llevar** | to carry, to wear, to take someone | **recetar** | to prescribe |
| **manejar** | to drive, to manage | **regresar** | to return |
| **masajear** | to massage | **respirar** | to breathe |
| **masticar**, **mascar** | to chew | **resultar** | to result |
| **mirar** | to look at | **sacar** | to take out, to take (as in photos or X-rays) |
| **mojar** | to wet | **salvar** | to save (a life) |
| **nadar** | to swim | **sangrar** | to bleed |
| **necesitar** | to need | **secar** | to dry |
| **obrar** | to have a bowel movement | **separar** | to separate |
| **observar** | to observe | **terminar** | to terminate, end |
| **operar** | to operate | **tocar** | to touch, to knock, to play (an instrument) |
| **orinar** | to urinate | | |
| **pagar** | to pay | **tomar** | to drink, to take |
| **pasar** | to pass, to happen | **trabajar** | to work |
| **pegar** | to hit, strike; to stick, glue | **tratar** | to treat |
| | | **tratar de** | to try to |
| **pesar** | to weigh | **tragar**, **pasar saliva** | to swallow, gulp down |
| **platicar** (*Mex.*) | to chat | **usar, utilizar** | to use |
| **preguntar** | to ask | **vacunar** | to vaccinate |
| **preparar** | to prepare | **voltear** | to turn (around) |
| **quedar** | to remain | **vomitar** | to vomit |
| **quemar** | to burn | **vigilar** | to watch, guard |
| **quitar** | to take off, remove | **visitar** | to visit |

## ✎ Ejercicio 3H

Answer the questions in complete sentences. (*Conteste [Favor de contestar] con frases completas.*)

1. ¿Baja Ud. de peso rápido? _____

2. ¿Escuchan Uds. a los pacientes siempre? _____
_____

3. ¿Examina Ud. a los pacientes? _____
_____

4. ¿El doctor visita a los pacientes en el hospital o en la clase de español? _____

5. ¿Pesa Ud. mucho? _____

6. ¿Trabaja Ud. en el hospital o en la clínica? _____

_____

7. ¿Lleva Ud. una maleta[11] al hospital? _____

_____

8. ¿Quién toma aspirinas—los pacientes, los doctores o los dos?[12]

_____

9. ¿Quién toma Tylenol™? _____

10. ¿Los pacientes con problemas de los riñones toman hielo después de la diálisis? _____

11. ¿Respira Ud. bien cuando tiene gripe?[13] _____

_____

12. ¿Vomitan mucho los pacientes en el proceso de la diálisis?

_____

13. ¿Qué causa la alergia—el polen o los animales en la casa o los dos? _____

14. ¿Inmuniza Ud. a los pacientes? _____

_____

15. ¿Limpia Ud. su carro en el hospital? _____

_____

16. ¿Toma Ud. aspirina o Tylenol™? _____

17. ¿Respira con dificultad el paciente con asma? _____

_____

18. ¿Saca Ud. muchas radiografías? _____

_____

19. ¿Vacuna Ud. a muchos niños? _____

_____

---

[11]**la maleta** suitcase
[12]**los dos** both
[13]**tiene gripe** you have a cold, the flu. Other words for a cold or flu are **una gripa,** **un resfriado,** and **un catarro** (*all Mex.*).

20. ¿Orina Ud. con dificultad? ¿Orina Ud. mucho o poco por lo gene-

ral? (generalmente) _____

---

 ## "Necesitar"

Now that you know something about conjugating verbs, let's look again at the verb **necesitar** (to need), one of the most useful and important **-ar** verbs.

**¿Qué necesita?**—What do you need?

While you may not necessarily ask your patient this question, this is an effective way to learn how to use regular **-ar** verbs in a simple and somewhat painless manner.

| | |
|---|---|
| **Necesito un gotero, por favor.** | I need a dropper, please. |
| **Necesito una receta, por favor.** | I need a prescription, please. |
| **Necesito...** | I need . . . |
| **Necesita...** | You need . . . |
| **¿Necesita?** | Do you need? |
| **¿Qué necesita?** | What do you need? |

**Necesito** and **necesita** come from the infinitive verb, **necesitar** (to need). As previously mentioned, all you need to do to "activate" the verb is drop off the **-ar** ending; simply add **-o** to say "I need," or add **-a** to say "You need." You can do this with all regular **-ar** verbs, as listed on the previous pages.

Remember: for health care professionals, the most important regular **-ar** verb conjugations are those that end in **-o**, implying "I," or **-a**, implying "you" (for your patient). And there is no need to use the personal pronoun (**yo** "I," **usted** "you," etc.), as this is indicated by the verb ending.

Another exciting and simple aspect of the Spanish language is that there are essentially no auxiliary verbs such as "do," "does," "did," etc. as there are in English. For example, to ask:

• "Do you need . . . ?," just say "**¿Necesita?**" in an inquiring tone, which literally means, "Need?" (both the words "do" and "you" are understood).

• "What do you need?," just say "**¿Qué necesita?**" or, literally, "What need?" ("You" is understood from the **-a** ending.)

- "What do I need?," just say "**¿Qué necesito?**" or, literally, "What need?" (The word "I" is understood from the **-o** ending.)
- "Where do I need . . . ?," just say "**¿Dónde necesito...?**" or, literally, "Where need?" (The word "I" is understood from the **-o** ending.)
- "When do I need . . . ?," just say "**¿Cuándo necesito...?**" or, literally, "When need?" (The word "I" is understood from the **-o** ending.)
- "How many do I need?," just say "**¿Cuántos(as) necesito?**" or, literally, "How many need?" (The word "I" is understood from the **-o** ending.)

Forming questions can be done in this manner with nearly all verbs. Take a look at the same structures with the verb **tomar**. To say:

- "What do I take?," just say "**¿Qué tomo?**" or, literally, "What take?" (The word "I" is understood from the **-o** ending.)
- "What pills do I take?," just say "**¿Qué pastillas tomo?**" or, literally, "What take?" (The word "I" is understood from the **-o** ending.)
- "What pills do you take . . . ?," just say "**¿Qué pastillas toma...?**" or, literally, "What pills take?" (The word "you" is understood from the **-a** ending.)
- "When do I take . . . ?," just say "**¿Cuándo tomo...?**" or, literally, "When take?" (The word "I" is understood from the **-o** ending.)
- "How many do I take?," just say "**¿Cuántos(as) tomo?**" or, literally, "How many take?" (The word "I" is understood from the **-o** ending.)
- "How many pills do you take?," just say "**¿Cuántas pastillas[15] toma?**" or, literally, "How many pills take?" (The word "you" is understood from the **-a** ending.)

## Ejercicio 31

Read and then listen to the following brief monologue, and then answer the questions. *(Favor de leer y escuchar el siguiente monólogo y de contestar las preguntas.)*

DOCTOR  Juan, Ud. necesita dos inyecciones por día en el glúteo por un período de diez días para controlar los síntomas de su enfermedad. *(¡Pobre Juan!)*

---

[15]Note that the words **Cuántas** and **pastillas** must agree in number and gender. This means that because the word **pastillas** is feminine and plural, the word **cuántas** must also be feminine and plural.

1. ¿Qué necesita Juan? _____

2. ¿Cuándo o cuántas veces al día necesita las inyecciones?

   _____

3. ¿Dónde necesita las inyecciones? _____

   _____

4. ¿Quién necesita las inyecciones? _____

   _____

5. ¿Por qué necesita Juan las inyecciones? ¿Cada cuándo, cuántas
   veces al día, por cuánto tiempo y dónde necesita (Juan) las inyec-
   ciones? _____

   _____

## NECESITAR + INFINITIVE

There is another extremely helpful use of the verb "to need." With the
form **necesito**, you can simply add any infinitive verb. For example:

| | |
|---|---|
| **Necesito tomar su temperatura.** | I need to take your temperature. |
| **Necesito examinar su oído.** | I need to examine your ear. |
| **Necesito inyectar su brazo.** | I need to inject your arm (give you a shot in the arm) |
| **Necesito recetar medicina.** | I need to prescribe medicine. |

Just as in English, when two verbs are used together, the first one
is conjugated (**necesito**, "I need") and the second verb remains "un-
touched" in its infinitive form (**examinar**, "to examine"). Therefore, "I
need to examine" becomes, in Spanish, **necesito examinar**. (So, in
Spanish as in English, you would not conjugate both verbs by saying
"I need I examine.")

Once you get the hang of this simple concept, you can begin to
talk up a storm! For example:

**Necesito escuchar los pulmones.**
**Necesito examinar su brazo.**
**Necesito pesarle.**

**(Usted) necesita tomar su medicina.**
**Necesita cuidar la infección.**
**Necesita regresar en dos semanas.**
**Necesita examinar los (sus) senos en casa.**

This simple concept broadens your horizons considerably as far as what you can now ask and answer! It also makes conjugating immeasurably easier for you. Just conjugate the first verb (**necesito**, for "I need"; **necesita** for "you need, do you need?") and leave the second verb alone in its infinitive form. The other wonderful advantage of this is that it doesn't matter if the second verb is regular or irregular—you don't need to conjugate it. This is a fantastic "shortcut"!

 **Ejercicio 3J**

Translate into Spanish. *(Favor de traducir al español.)*

1. I need to examine your ear. _____

   _____

2. I need to take your pulse. _____

   _____

3. I need to inject your (give you a shot in your) buttocks.

   _____

4. I need to prescribe pills. _____

   _____

5. You need to take your medicine. _____

   _____

6. You need to examine your breasts at home. _____

   _____

7. You need to drink a lot of fluids (liquids). _____

   _____

# 3.4 "Estar"

**¡Vamos a aprender el verbo** *estar*! Let's learn the verb **estar** ("to be")—an indispensable verb for expressing states of being, illness, wellness, and existence in general! It is slightly irregular, but only in the **yo** form.

| estar (to be) | |
| --- | --- |
| (yo) **estoy** | I am |
| (tú) **estás** | you are (*familiar*) |
| (él, ella, Ud.) **está** | he is, she is, you are (*formal*) |
| (nosotros) **estamos** | we are |
| (ellos, ellas, Uds.) **están** | they are, you are (*plural*) |

**Estar** is used for:

1. Health      **¿Cómo está Ud.?/Estoy enferma.**
2. Location    **El libro está en la mesa.**

 **Ejercicio 3K**

Substitute the correct form of the verb **estar** and finish the sentence. (*Escriba [Favor de escribir] la frase con la forma correcta de estar.*)

EJEMPLO   Yo estoy enfermo.

1. Nosotros ————————————————————.

2. Ellos ————————————————————.

3. Juan ————————————————————.

4. Yo ————————————————————.

5. Los pacientes ————————————————————.

6. Tú ————————————————————.

7. Rafael y Armando ————————————————————.

 **Ejercicio 3L**

Provide possible answers in Spanish. (*¡Favor de contestar en español!*)

1. ¿Dónde está Ud. hoy? ————————————————

2. ¿Dónde está Tucsón—en Arizona o en California? ——————————

3. ¿Dónde están los pacientes—en el hospital o en el museo?[16]

_____

4. ¿Estamos en la clínica o en la casa? _____

_____

5. ¿Estás en una cantina o en una silla? _____

_____

6. ¿Dónde está la cerveza—en el vaso o en una jeringa?

_____

---

| ! |

Expressions with **estar** denoting emotion and health

_Singular_

estar contento(-a) ☺          estar triste ☹
estar alegre ☺                estar deprimido(-a) ☹
estar nervioso(-a) ☺

_Plural_

estar contentos(-as) ☺☺       estar tristes ☹☹☹
estar alegres ☺☺☺             estar deprimidos(-as) ☹☹

estar enfermo(-a) = no estar bien
estar borracho(-a) = tomar mucho licor o alcohol
estar crudo(-a) = la mañana después de estar borracho

---

### ✏ Ejercicio 3M

Write complete sentences. _(Escriba frases completas.)_

EJEMPLO    (Yo) No <u>estoy</u> content<u>o</u> cuando <u>estoy</u> crud<u>o</u>.

1. (Ella) _____.

2. (Uds.) _____.

3. (Martín y yo) _____.

---

[16]**el museo** museum

4. (Tú) ————————————————————.

5. (Nosotros) ————————————————.

6. (Los pacientes) ——————————————.

### 🖉 Ejercicio 3N

Answer the questions in complete sentences. *(Responda a las preguntas con frases completas.)*

1. ¿Cómo está Ud. hoy? ————————————

2. ¿Está Ud. triste cuando no trabaja? ——————————

    ————————————————————————

3. ¿Estamos contentos cuando escuchamos música? —————

    ————————————————————————

4. ¿Está alegre Ramón si toma mucho vino? ———————

    ————————————————————————

5. ¿Están enfermos Uds. cuando fuman puros[17] todo el día?

    ————————————————————————

6. ¿Están borrachos ellos si toman demasiado[18] licor?

    ————————————————————————

7. ¿Están crudos después?[19] —————————————

8. ¿Está enfermo el doctor hoy? ——————————

    ————————————————————————

9. ¿Está borracho el maestro hoy? ————————————

    ————————————————————————

10. ¿Están nerviosos los pacientes la primera vez?[20] —————

    ————————————————————————

---

[17]**puros** cigars
[18]**demasiado** too much
[19]**después** after(wards)
[20]**la primera vez** the first time

#  3.5    More numbers

**¡Vamos a aprender más números!** Let's learn some more numbers! You never know when you will need to inform your patient of numbers this high (well, there are milliliters, of course . . .).

| | |
|---|---|
| 500 | quinientos(-as)[21] (the root is **quince**—15) |
| 600 | seiscientos(-as) |
| 700 | setecientos(-as) (the root is **setenta**—70) |
| 800 | ochocientos(-as) |
| 900 | novecientos(-as) (the root is **noventa**—90) |
| 1000 | mil |
| 1999 | mil novecientos noventa y nueve[22] |
| 2000 | dos mil |
| 2005 | dos mil cinco |
| 2019 | dos mil diez y nueve[23] |

doscien**tos** libr**os** (*m.*)
doscien**tas** libr**as** (lbs.) (*f.*)
trescien**tos** kil**os** (*m.*)
trescien**tas** doctor**as** (*f.*)

# 3.6    Common symptoms

Since your patients come to see you with some malady, you may want to learn some vocabulary related to common symptoms. This will provide you with the ability to ask probing questions in Spanish in order to pinpoint more information concerning the chief complaints. ("Complaints" is used in the plural here because there will almost certainly be more than just one, which may well be a cross-cultural phenomenon).

 **¿Se siente...?** Do you feel . . . ? / **¿Está...?** Are you . . . ?
**Me siento...** I feel . . . / **Estoy...** I am . . .

| | | | |
|---|---|---|---|
| **mal** | bad | **triste** | sad |
| **alegre** | happy | **acelerado(-a)** | jumpy, hyper |
| **ansioso(-a)** | anxious | **asustado(-a)** | frightened |
| **angustiado(-a)** | anguished | **nervioso(-a)** | nervous |

---

[21]When numbers in the hundreds precede a noun, they must agree with the noun (the gender and number [singular/plural] must be the same).

[22]Years and addresses are written in this form also—never 19-99 or 15-25.

[23]Also written as **dos mil diecinueve**.

| | | | |
|---|---|---|---|
| **acongojado(-a), agobiado(-a)** | overwhelmed | **inflamado(-a)** | inflamed |
| | | **moreteado(-a)** | bruised |
| **avergonzado(-a)** | ashamed | **entumido(-a)/ entumecido(-a)** | numb |
| **inquieto(-a)** | uneasy, restless | | |
| **soy/estoy discapaci- tado(-a)**[24] | I'm handicapped | **adormecido(-a)** | sleepy; numb |
| | | **agotado(-a)** | exhausted |
| | | **deprimido(-a)** | depressed |
| **deshidratado(-a)** | dehydrated | **preocupado(-a)** | preoccupied |
| **débil** | weak | **incómodo(-a)** | uncomfortable |
| **enfermo(-a)** | sick | **lastimado(-a)** | hurt |
| **achicopalado(-a)/ agüitado(a)** | somewhat depressed | **lesionado(-a)** | injured |
| | | **herido(-a)** | wounded |
| **mortificado(-a)** | mortified, upset | **maltratado(-a)** | abused, mistreated |
| **sorprendido(-a)** | surprised | | |
| **apenado(-a)** | embarrassed | **mormado(-a), tupido(-a) (*Carib.*)** | stuffed-up nasally |
| **atónito(-a)** | astonished, in shock | | |
| **atacado(-a)** | upset, freaked out | **estreñido(-a), estítico(-a) (*El Salvador*)** | constipated |
| **ronco(-a)** | hoarse | | |
| **cansado(-a)** | tired | | |
| **contento(-a)** | content, happy | **constipado(-a)** | stuffed-up nasally; congested[26] |
| **confundido(-a)** | confused | | |
| **mareado(-a)** | dizzy | | |
| **hinchado(-a)** | swollen[25] | **saludable** | healthy[27] |

*Note:* When you need to refer to either physical or emotional abuse (such as home violence), the following phrases are useful for conveying the concept. It is best not to use **abusar** because it most commonly means "to take advantage of a situation." It can also mean "to rape" in some contexts. Use **maltratar** for "to abuse" and **violar** for "to rape."

| | |
|---|---|
| **¿Le maltrata su pareja (alguien)?** | Does your partner (anyone) abuse you? |
| **¿Le pega o golpea su novio?** | Does your boyfriend hit or beat you? |
| **¿Le ofende su esposo?/¿Le maltrata verbal o emocionalmente su esposo?** | Does your husband verbally/ emotionally abuse you? |

In English you can say "I am dizzy," Estoy mareado(a), or you can use a different construction, equivalent to "I have dizziness" (Tengo

---

[24]In Mexico, **lisiado(-a)** is also used. It may be used with **ser** or **estar**. As un-P.C. as it may seem, the following terms are still sometimes used: **imposibilitado(-a)** and **minusválido(-a)**. The term **cojo(-a)** means lame and is used to describe a limp. **Discapacitado(-a)** is more common now.

[25]generally used with body parts

[26]Careful with false cognates here, i.e., "constipado," which actually means "congested."

[27]Can be used with **ser** or **estar**.

mareos). You would therefore use **tener** "to have" instead of **sentir** or **estar**. The following are the common symptoms that are used with **tener**.

**Tengo...** I have . . . / **Tiene...** You have . . .
**¿Tiene Ud....?** Do you/Does he/she have . . . ?

| | | | |
|---|---|---|---|
| **vómito** (*m.*) | vomit | **indigestión** (*f.*) | indigestion |
| **mareos** (*m. pl.*) | dizziness | **flema** (*f.*) | phlegm |
| **sudores** (*m. pl.*) | sweats | **la nariz tapada/** | stuffy nose |
| **escalofríos** (*m. pl.*) | chills | **tupida** (*Carib.*) | |
| **espasmos** (*m.*) | spasms | **un tintineo,** | ringing, buzzing |
| **tos** (*f.*) | cough | **un zumbido** | (in the ears) |
| **cólicos** (*m. pl.*) | colic or menstrual cramps | **moretones** (*m.*) | bruises |
| | | **frío** (*m.*) | cold |
| **calambres** (*m. pl.*) | cramps (*muscle*) | **calor** (*m.*) | hot |
| **retortijones** (*m. pl.*), **(re)torcijones** | cramps (*abdomen*) | **sed** (*f.*) | thirst |
| | | **hambre** (*f.*) | hunger |
| | | **la nariz suelta** | runny nose |
| **comezón** (*m.*) | itching | **angustia** (*f.*) | anguish |
| **picazón** (*m.*) | itching | **ardor** (*f.*) | burning, stinging |
| **rasquera** (*f.*) | itch (*itching*)[28] | **miedo** (*m.*) | fear |
| **granitos** (*m. pl.*), **barritos** (*m. pl.*), **acné** (*f.*) | pimples, acne | **agotamiento** (*m.*) | exhaustion |
| | | **susto** (*m.*) | fright, scare |
| | | **el cuerpo cortado** (*Mex.*) | aching all over, flu-like symptoms |
| **la garganta inflamada** | inflamed throat | | |
| **glándulas** (*f. pl.*) **inflamadas** | swollen glands | **huesos fracturados (quebrados, rotos)** | broken bones |
| **fiebre** (*f.*), **calentura** (*f.*) | fever | **salpullido** (*m.*), **sarpullido** (*m.*) | diaper rash; heat rash |
| **¿Tiene apetito?** | Do you/Does she/he have an appetite? | **ronchas** (*f. pl.*), **erupciones** (*f. pl.*) | rash |
| **ojos** (*m. pl.*) **llorosos** | watery eyes | **urticaria** (*f.*) | rash, hives |
| **hormigueo** (*m.*) | tingling | **náusea** (*f.*), **asco** (*m.*), **basca** (*f.*) | nausea |
| **diarrea** (*f.*) | diarrhea | | |
| **agruras** (*f. pl.*)/ **acidez** | heartburn | **influenza** (*f.*) | flu |
| | | **efecto secundario** (*m.*) | side effect |
| **¿Tiene sensación?** | Do you feel anything? | **salud** (*f.*) | health |
| **reacción adversa** (*f.*) | adverse reaction | | |

---

[28]**rasquera** is derived from **rascar**, "to scratch." It may be used incorrectly by some patients to mean "itch/itching."

*Note:* **lisiado(-a)** or **discapacitado(-a)**, "handicapped," may be used with **soy, es**, etc. (from the verb **ser**).

Generally, patients will use the following structures when referring to having a symptom.

| | |
|---|---|
| **Tengo dolor de/en** ____. | I have a pain in ____. |
| **Tengo inflamación de** ____. | I have swelling of/in ____. |
| **Tiene infección de** ____. | You have an infection of/in ____. |
| **Tiene enrojecimiento de** ____. | You have reddening of/in ____. |
| **Tengo hinchazón de** ____. | I have swelling of/in ____. |
| **¿Tiene cólicos/dolores tipo regla?** | Do you have menstrual cramps? |
| **Tengo calambres.** | I have cramps. |

*Note:* In Spanish, **tener** ("to have") is also used in the following expressions, which in English use forms of "to be."

| | | | |
|---|---|---|---|
| **Tengo frío/calor.** | I am cold/warm. | **Tengo sueño.** | I am sleepy. |
| **Tengo sed/** | I am thirsty/ | **Tengo suerte.** | I am lucky. |
| **hambre.** | hungry. | **Tengo miedo.** | I am afraid. |
| **Tengo prisa.** | I am in a hurry. | **Tengo cuidado.** | I am careful. |
| **Tengo razón.** | I am right. | **Tengo 21 años.** | I am 21 years old. |

Now that you've been inundated with a slew of vocabulary, it's time once again to utilize some in a dialogue. First, a few more words to be memorized; but come on . . . you're used to this by now!

## VOCABULARIO | Basic interview

| | |
|---|---|
| **estar mal** | to be sick |
| **Quítese la ropa.**[29] | Take off/Remove your clothing. |
| **Desvístase, por favor.** | Please get undressed. |
| **Póngase la bata/la ropa.** | Put on the gown/your clothing. |
| **Vístase.** | Get dressed. |
| **Puede vestirse ahora.** | You can get dressed now. |
| **pues/'pos** (*Mex. slang*) | well, um |
| **siempre** | always |
| **ayudar, aliviar** | to help, to alleviate |
| **té** (*m.*) **de manzanilla** | chamomile tea |
| **¿Cuál es el motivo (la razón) de su visita hoy?** | What brings you here today? |

---

[29]**la (su) ropa**, clothing; **la blusa**, blouse; **la camisa**, shirt; **el vestido**, dress; **la falda**, skirt; **bájese los pantalones**, pull down your pants/trousers; **quítese la ropa interior**, take off your underwear; **no necesita quitarse la ropa interior**, you don't need to take off your underwear; **quítese todo de la cintura hacia arriba/hacia abajo**, remove everything from the waist up/down.

| | |
|---|---|
| **¡No se preocupe!** | Don't worry! |
| **por dos días** (*Mex.*) | for two days |
| **hace dos días** | two days ago (*lit.*, it makes two days) |
| **blanco(-a)** | white |
| **estos problemas** (*m. pl.*) | these problems |
| **molestias** (*f. pl.*) | problems, bothers, discomforts |

## 🔘 DIÁLOGO 3.6 | Basic interview

A basic doctor-patient interview. (*Una entrevista con una paciente.*)

| | |
|---|---|
| DOCTOR(A) | Buenos días, Señora Sánchez. Soy el (Me llamo) doctor Brown. |
| SEÑORA | Buenos días, doctor(a). Mucho gusto. |
| DOCTOR(A) | ¿Cómo está Ud.? |
| SEÑORA | Estoy mal. No estoy bien, doctor(a). |
| DOCTOR(A) | ¿Qué molestias tiene, señora? (¿Qué le duele?) (¿Cuál es el motivo de su visita?) |
| SEÑORA | Me duele la cabeza, el estómago, la nariz y todo el cuerpo en general. |
| DOCTOR(A) | ¿Por cuánto tiempo (Hace cuánto tiempo que) tiene estos problemas? |
| SEÑORA | Hace dos días. |
| DOCTOR(A) | ¿Toma medicina o unos remedios ahora, señora? |
| SEÑORA | Sí, doctor(a), tomo un té y unas pastillas. |
| DOCTOR(A) | ¿Cómo se llaman las pastillas y el té? |
| SEÑORA | Bueno, doctor(a), es té de manzanilla y las pastillas son blancas y chicas. |
| DOCTOR(A) | Bueno, señora, necesita llamar a la recepcionista con los nombres de las pastillas. ¿Las pastillas ayudan a Ud., señora?[30] |
| SEÑORA | Pos (Pues), no sé.[31] Alivian las molestias un poco, pero el té siempre ayuda. |
| DOCTOR(A) | Pues, bueno, muy bien, y ahora Ud. necesita un examen físico. Por favor, quítese la ropa y póngase la bata (necesita quitarse la ropa y ponerse la bata). Con permiso, regreso en un momento (Con permiso y ahorita regreso). |
| SEÑORA | Sí, doctor(a). |

---

[30]It is more grammatically correct to add **le**, meaning "to you": **¿Las pastillas le ayudan a Ud., señora?** More on this in Chapter 5.

[31]**no sé** I don't know

### 🖉 Ejercicio 30

Answer the following questions in complete sentences, according to the dialogue. *(Conteste [Favor de contestar] las preguntas con frases completas según el diálogo, por favor.)*

1. ¿Cómo se llama la señora? _____

2. ¿Cómo está la señora? _____

3. ¿Qué molestias tiene o qué le duele? _____

_____

4. ¿Desde cuándo o por cuánto tiempo le duele? _____

_____

5. ¿Qué toma la señora? _____

6. ¿Ayudan los remedios? _____

7. ¿Qué pastillas toma—de qué color y tamaño?[32] _____

_____

8. ¿Cómo se llama el té? _____

9. ¿Qué necesita la señora? _____

Now let's take a look at a very similar dialogue with some additional questions related to symptoms. First, a few more helpful vocabulary words.

### 💿 VOCABULARIO | Basic interview (take II)

| | |
|---|---|
| **pero** | but |
| **generalmente** | generally |
| **también** | too, also |
| **fíjese**[33] | well, it's like this . . . |
| | (*lit.*, fix yourself on this) |
| **como que** | like, as if |
| **em** | um, uh |
| **Con permiso.** | Excuse me. (*when leaving the room*) |
| **mi comadre** | my friend, my child's godmother |

---

[32]**tamaño** size

[33]**Fíjese** is a preliminary expression to any long explanation, excuse, or juicy gossip.

## ●● DIÁLOGO 3.6 | Basic interview (take II)

DOCTOR(A)  ¿Qué molestias tiene? (¿Qué le duele?) (¿Cuál es el motivo de su visita?)

SEÑORA  Me duele la cabeza, el estómago, la nariz y todo el cuerpo en general.

DOCTOR(A)  ¿Hace cuánto tiempo que (Por cuánto tiempo) tiene los problemas?

SEÑORA  Pos (Pues), no sé, doctor(a), hace dos o tres días.

DOCTOR(A)  ¿Toma medicina o (unos) remedios ahora, señora?

SEÑORA  Sí, doctor(a), tomo un té y unas pastillas.

DOCTOR(A)  ¿Cómo se llaman las pastillas y el té?

SEÑORA  Bueno, doctor(a), es té de manzanilla y las pastillas son blancas y chicas. No sé cómo se llaman, son de mi comadre.

DOCTOR(A)  Bueno, señora, Ud. necesita llamar a la recepcionista con los nombres de las pastillas. ¿Las pastillas ayudan a Ud., señora?

SEÑORA  Pos (Pues), no sé. Alivian las molestias un poco, pero el té siempre ayuda.

DOCTOR(A)  Bueno, señora. ¿Tiene Ud. fiebre o calentura, escalofríos o cansancio?

SEÑORA  Sí, tengo fiebre y escalofríos un poco, pero no tengo mucho cansancio. Pero tengo vómitos, también.

DOCTOR(A)  Ah, pero, ¿está Ud. mareada, tiene la nariz suelta o se siente débil?

SEÑORA  Fíjese, doctor(a), pues sí, estoy mareada (tengo mareos) y me siento (estoy) débil. Fíjese, doctor(a), generalmente estoy estreñida pero ahora tengo diarrea. Me siento como que tengo el cuerpo cortado.

DOCTOR(A)  Em... ¿Tiene tos o flemas también?

SEÑORA  Tengo un poco de tos pero no tengo flemas.

DOCTOR(A)  Ah, y hace dos o tres días que Ud. tiene estas molestias. (Bueno, señora,) Ud. necesita un examen físico. Por favor, quítese la ropa y póngase la bata. Con permiso, y regreso en un momento.

SEÑORA  Sí, doctor(a).

**3.7** Qualifying and quantifying pain

Because you need to *clarify, characterize symptoms,* and *quantify the pain,* you may need to, or at least want to, learn some of the following helpful phrases in Spanish:

| | |
|---|---|
| Is there anything that alleviates the pain? | **¿Hay algo que alivia el dolor?/¿Qué alivia el dolor?** |
| Is there anything that makes it feel better/worse? | **¿Con qué se siente mejor/peor?** |
| Does it hurt when I apply pressure? | **¿Le duele cuando pongo/aplico presión?** |
| Does it hurt when I remove the pressure? | **¿Le duele cuando suelto/quito la presión?** |
| Does it radiate? | **¿Baja, sube o se mueve (el dolor)?, ¿Se mueve el dolor, sí o no?** |
| What kind of pain is it? | **¿Qué tipo de dolor es?** |
| sharp | **agudo, punzante** |
| stabbing like a blade or knife (shooting pains) | **punzante como una navaja/ un cuchillo** |
| dull | **sordo,[34] molesto** |
| constant | **constante, siempre, todo el tiempo** |
| pulsating/throbbing | **pulsativo** |
| chronic | **crónico, todo el tiempo** |
| intermittent, it comes and goes | **intermitente, va y viene** |
| a little, a little bit | **un poco** |
| sort of, more or less, medium | **regular, más o menos** |
| a lot/strong | **mucho/fuerte** |

The following three questions will elicit important information about pain:

**¿Es el dolor agudo, sí o no?** = Is the pain sharp or not?

**¿Tiene el dolor todo el tiempo o va y viene?** = Do you have (feel) the pain all the time or does it come and go?

**¿Tiene el dolor un poco, más o menos, o muy fuerte?** = Do you have (feel) the pain slightly, moderately or a great deal?

---

[34]**sordo** also means "deaf," and is more commonly used in this sense. In Mexico, **sordo** means only "deaf" (never "dull"). **Sordo** is used to mean "dull" in Spain and some South American countries.

## 🔊 DIÁLOGO 3.7 | Qualifying and quantifying pain

Now let's look at a very brief dialogue about qualifying and quantifying pain. It's fairly typical in relation to the answers you are likely to receive, albeit a bit more concise and less circuitous.

DOCTORA   Señor, ¿qué tipo de dolor es? ¿Es agudo como agujas, punzante como una navaja o un cuchillo, o no?

SEÑOR   No, doctora, fíjese que nada más va y viene.

DOCTORA   ¿Es el dolor poco, regular (más o menos) o fuerte (mucho)?

SEÑOR   No, pues, doctora, fíjese, que es muy fuerte cuando viene.

## CULTURAL NOTE

Rating things on a scale of 1 to 10 is not a concept common to people in Latin America, unless the patient has been more assimilated in the United States. Instead, the following terms are used: **poco** or **leve** (a little), **regular** or **más o menos** (sort of), and **mucho** or **fuerte** (a lot). The Latino patient probably would not be visiting you, the healthcare professional, however, if the pain were less than "10." Many patients would first have treated it with mom's or grandma's home remedies or a neighbor's suggestion, or gone to a pharmacy or a folk healer such as a **curandero**,[35] **yerbero**,[36] **espiritista**,[37] or **santero**[38] (depending on the patient's background); only as a last resort would they see you, not wanting to waste your valuable time unless nothing else has worked. However, mothers are likely to come in more often for their children when sick than for adults.

It is important that you ask questions using more than one example, so your patient will not merely agree out of respect and unwillingness to contradict you, the authority on health care. The patient may consider a solitary example, such as "Is it a sharp pain?," as a leading question and respond based on what he or she may believe you want

---

[35]**el curandero** is a traditional healer who tends to use herbs, rituals, and the laying on of hands.

[36]**el yerbero (hierbero)** is also a traditional healer who generally tends to use herbs and teas; **curanderos** and **yerberos** are generally found in Mexico, Central America, and South America.

[37]**el espiritista** generally summons the spirits of the dead to help in a healing, often using rituals and herbs.

[38]**el santero** generally combines African gods and Catholic saints who are each considered to possess specific powers that are often used for healing. **Santerismo**, or **Santería**, is recognized as an organized religion in many countries, including parts of the United States. **Yerberos, espiritistas,** and **santeros** are generally found in the Caribbean area.

to hear. Therefore, offer two or three possibilities when attempting to clarify or quantify; this allows the patient to know that it is perfectly fine to answer your question in his or her own way.

 ## Ejercicio 3P

Whew! It's time to lighten up a bit. Relax and try to enjoy the crossword puzzle: **un crucigrama**.

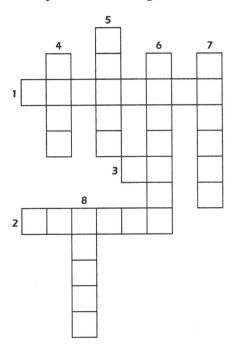

### Horizontales

1
2
3

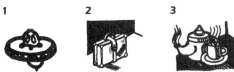

### Verticales

4
5
6
7
8

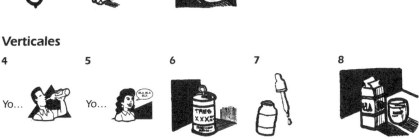

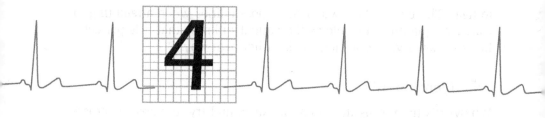

**4**

## What you will learn in this lesson:

- vocabulary related to linens, smoking, reading material
- to conjugate and use the verb **ser**—the other verb meaning "to be"
- to tell time
- colors and other adjectives
- the word **hay** (there is, there are, is there?, are there?)
- to conjugate and use regular -**er** verbs in the present tense
- to conjugate and use regular -**ir** verbs in the present tense
- vocabulary related to a pediatric visit
- to form, conjugate, and use the future tense
- the essentials of basic grammar/structure
- the correct use of **ser** and **estar**

The goal of this lesson is to be able to conjugate -**er** and -**ir** verbs in the present tense, and to be able to use them in sentences and questions to ask a parent or adult what brings the baby or child patient in (chief complaint), to talk about what needs to be done next (talking about the future), to talk about nationality and the time of day, to describe things, and to be able to conduct a pediatric consultation.

**Household items**

If you work in a hospital or certain medical facilities, your patients may request some of the following items (though you would not agree to some of the items shown here!).

**VOCABULARIO**

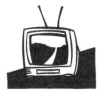 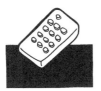 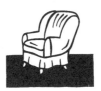 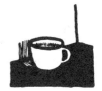

| la televisión / el televisor | el control remoto | el sillón | la taza |

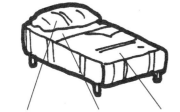  

la almohada   la sábana   la cobija /      la revista          el periódico
(*pillow*)    (*sheet*)   la frazada /
                          la manta
                          (*blanket*)

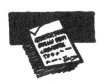 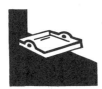 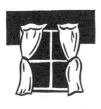 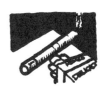

el papel      la charola /     la cortina     el cigarro
              la bandeja                      (el cigarrillo)

#  "Ser"

You may have noticed that there are two verbs (**ser** and **estar**) which both mean "to be." **Ser** is often used to denote a characteristic or a more permanent state of being. It is conjugated in the following manner:

| **ser** (to be) | | | |
| --- | --- | --- | --- |
| (yo) **soy** | I am | (nosotros) **somos** | we are |
| (tú) **eres** | you are (*familiar*) | —[1] | |
| (él, ella) **es** | he/she/it is | (ellos/ellas) **son** | they are |
| (Ud.) **es** | you are (*formal*) | (Uds.) **son** | you are |

 **Ejercicio 4A**

Escriba (Favor de escribir) la frase con la forma correcta de **ser**. *(Write the sentence using the correct form of the verb ser.)*

EJEMPLO   Yo <u>soy</u> de los Estados Unidos.
                (I am from the United States.)

1. Tú _____.

2. Ellos _____.

3. Los técnicos _____.

4. Tú y yo _____.

5. El turista _____.

6. Nosotros _____.

7. Ella _____.

8. Todos[2] no _____.

9. Todo el mundo[3] no _____.

---

[1]In Spain the **vosotros** form is used here to signify the familiar, plural form of "you." Since none of the Latin American countries use this form (and most of your patients will be Latin Americans), this form has been omitted in this book. You may, however, hear the **vos** form, which is used in place of the familiar **tú** form in many Central American and some South American countries. (It is very much alive today!)

[2]**todos** all (*plural*)

[3]**todo el mundo** everyone (*singular*)

**Ejercicio 4B**

Responda a las preguntas con frases completas. *(Answer the questions in complete sentences. By the way, very soon we will no longer be giving the instructions to exercises in English. But not to worry—you will undoubtedly find this an easy task by now!)*

1. ¿Es ella de los Estados Unidos?

   _____

2. ¿De dónde es Ud.?

   _____

3. ¿Son los mexicanos de Brasil o de México?

   _____

4. ¿De dónde es su compadre?

   _____

5. ¿De dónde son los italianos—de Francia o de Italia?

   _____

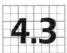 **Telling time**

| Las horas | The time |
|-----------|----------|
| ¿Qué hora es? | What time is it? |
| ¿Qué horas son? | What time is it? |
| temprano | early |
| siempre | always |
| tarde | late |
| nunca | never |

Es la una.  Son las dos.  Son las cuatro y diez.

Son las diez y veinte.     Es la una y quince.[4]     Son las siete y media.

*Note:* **Es la una** ("It is one o'clock"). There is no word for "o'clock" in Spanish. Therefore, the feminine form (**la una**) refers to the feminine noun **la hora** ("the hour"), which is implied.

**Son las dos/tres** ("It is two/three o'clock" [literally, "They are the two/three," implying "hours" or o'clock]).

Fifteen after or before the hour can be expressed as **quince** ("fifteen") or **cuarto** ("quarter").

 **Ejercicio 4C**

Favor de completar las frases.

| | | |
|---|---|---|
| EJEMPLO  ¿Qué hora es? | Es la <u>una</u>. | 1:00 |
| 1. ¿Qué hora es? | Son las _____ . | 2:00 |
| 2. ¿Qué hora es? | _____. | 4:15 |
| 3. ¿Qué hora es? | _____. | 7:30 |
| 4. ¿Qué _____ es? | _____. | 5:10 |
| 5. ¿Qué hora _____? | _____. | 3:05 |
| 6. ¿Qué _____ es? | _____. | 2:20 |
| 7. ¿_____ hora es? | _____. | 9:07 |

**Son las ocho y cuarenta y cinco.**        It is 8:45.
**Son quince para las nueve.** (*Mexico*)   It is fifteen to nine.
**Son las nueve menos quince.**             It is nine (hours) minus fifteen
   (*Spain, P.R., Cuba*)                        (minutes).

_____
[4]Also, **Es la una y cuarto.**

| | |
|---|---|
| **Son las diez y cincuenta.** | It is 10:50. |
| **Son diez para las once.** (*Mexico*) | It is ten (minutes) to eleven. |
| **Son las once menos diez.** | It is eleven (hours) minus ten |
| (*Spain, P.R., Cuba*) | (minutes). |

Since digital watches and clocks are so commonly used, it is very acceptable in all countries to simply say "It is ten twenty" (**Son las diez y veinte**) or "It is five forty" (**Son las cinco y cuarenta**). The only drawback, if you consider it as such, is that you must learn your numbers up to 59 (to indicate the minutes). However, you'll need to know these and more in order to be able to talk about blood pressure, cholesterol level, and so on!

 **Ejercicio 4D**

Conteste la pregunta: ¿Qué hora es?[5]

1. _____

2. _____

3. _____

4. _____

5. _____

6. _____

---

[5]**¿Qué hora es?** and **¿Qué horas son?** both mean "What time is it?"

*Note:* ¿Qué hora es?

**pero *(but):*** ¿**A** qué hora estudias?     Estudio **a** las cinco.
               (At) what time do you study?    I study at five o'clock.

Asking the time is straightforward, but asking about specific times requires a slightly different construction:

| | |
|---|---|
| At what time . . . ?/What time . . . ? | **¿A qué hora...?** |
| What time is the appointment? | **¿A qué hora es la cita?** |
| The appointment is at ten. | **La cita es a las diez.** |
| What time do you study? | **¿A qué hora estudias?** |
| I study at five. | **Estudio a las cinco.** |
| What time do you take your pills? | **¿A qué hora toma Ud. las pastillas?** |
| At eight-thirty. | **A las ocho y media.** |

To be more specific, you may add the following expressions:

| | |
|---|---|
| A.M.; in the morning | **de la mañana** |
| P.M.; in the afternoon/evening | **de la tarde** |
| P.M.; at night | **de la noche** |
| on the dot; sharp | **en punto** |

Study these examples:

**Tomo café a las cinco de la mañana.**
**Siempre estoy en la clínica a las ocho y media en punto.**
**Generalmente tomo mi medicina a las nueve de la noche.**

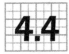 **4.4   Adjectives**

Adjectives are words that describe or modify nouns or pronouns. There are two types of adjectives: quantitative and qualitative. Adjectives must agree in number and gender with the noun they describe. In Spanish the quantitative adjectives are placed before the noun; all other adjectives are generally placed after the noun.

In Spanish, where there are two or more qualitative adjectives, they can appear in any order, unlike in English. For example, in English, "two small, round white pills" is the acceptable order of adjectival placement. However, in Spanish, one can place the descriptive adjectives in any order; for example: **dos píldoras blancas, chicas y redondas**[6] is as acceptable as **dos píldoras redondas, chicas y blancas** or **dos píldoras blancas, redondas y chicas.**

---

[6]**redondo(-a)** round

> **Adjectives agree with the noun in gender (masculine and feminine).**
>
> Ramona toma *vino bueno* y *frío*. (*masculine*)
> Ramón toma *medicina buena* y *fría*. (*feminine*)
>
> **Adjectives agree with the noun in number (singular and plural).**
>
> Nacho compra *medicinas frescas* y *económicas*.
>   (*feminine plural*)
> María necesita *medicamentos buenos* y *económicos*.
>   (*masculine plural*)

## QUANTIFYING ADJECTIVES

Quantitative adjectives are generally placed before the noun. These adjectives usually express number or amount.

| | | |
|---|---|---|
| • *numbers* | | Tengo cinco pastillas. |
| | | Necesito tres recetas. |
| • **más/suficiente** | more/enough | Necesito más medicina. |
| | | No tengo suficientes pastillas. |
| • **mucho(-a)** | many, a lot of | Necesito mucha medicina. |
| | | Tengo muchos problemas.[7] |
| • **poco(-a)** | few, a little | Tengo poco dinero, muchas recetas y pocas medicinas. |

## QUALIFYING ADJECTIVES

| **Los colores** | Colors | | |
|---|---|---|---|
| **rojo(-a)** | red | **blanco(-a)** | white |
| **negro(-a)** | black | **gris** | gray |
| **naranja**[8] | orange | **verde** | green |
| **amarillo(-a)** | yellow | **morado(-a)** | purple |
| **azul** | blue | **café**[10] | brown |
| **rosa**[9] | pink | | |

---

[7]If a noun ends with an **-a** it is generally feminine. If it ends in **-ma** it is most likely of Greek origin and is generally masculine: **el programa**, **el sistema**, **el diafragma**, **el diagrama**.

[8]usually expressed **de color naranja** and often as **anaranjado**

[9]usually expressed **de color rosa** and often as **rosado**

[10]usually expressed **de color café**

El ojo está[11] rojo.          La lengua está roja.
El ojo está amarillo.     La cara está amarilla.

Adjectives that end in **-o** change their ending to **-a** to agree with the feminine noun. In other words, if the noun is feminine, the color or descriptive word takes a feminine ending. Colors (adjectives) that do not end in **-o** do not change their ending in the singular: **café**, **rosa**, **gris**, **azul**. They do, however, have plural forms: **cafés**, **rosas**, **grises**, **verdes**, **azules**.

---

 **Ejercicio 4E**

Favor de completar las frases con las palabras correctas.

EJEMPLO    ¿De qué color es el libro?
           *Red*:  El libro es rojo.

1. ¿De qué color es _____?

   *Black*: _____

2. ¿_____ qué _____?

   *White*: _____

3. ¿De _____ color _____?

   *Green*: _____

4. ¿De _____ la máquina?[12]

   *Gray*: _____

---

[11]Remember: **está** is, it is
[12]**máquina** machine, engine

5. ¿_____ qué _____ es la _____?

   *Brown*: _____

6. ¿_____ color es la _____?

   *Blue*: _____

7. ¿De _____ es la _____?

   *Brown*: _____

8. ¿De qué _____?

   *Yellow*: _____

9. ¿_____ color _____?

   *Red*: _____

**Ejercicio 4F**

Favor de completar las frases con las palabras correctas.

EJEMPLO    ¿De qué color son[13] las plumas?
           *White*: Las plumas son blancas.

1. ¿De qué color son los libros?

   *Red*: _____

2. ¿De qué color _____ relojes?[14]

   *White*: _____

---

[13]**son** are, they are
[14]**los relojes** clocks, watches

3. ¿De qué color _____?

   *Green*: _____

4. ¿De qué color _____?

   *Black*: _____

5. ¿De qué color _____?

   *Brown*: _____

6. ¿De qué color _____?

   *Blue*: _____

7. ¿De qué color _____?

   *Pink*: _____

8. ¿De qué color _____?

   *Orange*: _____

9. ¿De qué color _____?

   *Red*: _____

## MORE QUALIFYING ADJECTIVES

| | | | |
|---|---|---|---|
| **alto(-a)** | high, tall | **largo(-a)** | long (length) |
| **bajo(-a)** | low, short | **corto(-a)** | short (length) |
| **rápido(-a)** | fast | **rubio(-a)** | blond, light |
| **lento(-a)** | slow | **güero(-a)** | blond/light (hair |
| **irregular** | irregular | (*Mex.*) | or skin) |
| **normal** | normal, regular | **chele** (*El Salv.*, | light (hair or skin) |
| **así así** | regular, so-so, | *Nic.*) | |
| | moderate | **moreno(-a)** | dark skin color |
| **gordo(-a)** | fat | **claro(-a)** | light |
| **delgado(-a)** | thin, slim | **oscuro(-a)** | dark |
| **flaco(-a)/** | skinny, svelte | **pequeño(-a)/** | little, small |
| **esbelto(-a)** | | **chico(-a)** | |
| **raquítico(-a)** | scrawny | **grande** | big, large |

#  4.5 "Hay"

One of the most useful words in Spanish is **hay**, which means "there is" and "there are," "is there?" and "are there?". You don't have to learn any endings or make any changes.

| | | | |
|---|---|---|---|
| **Hay** | There is | **Hay una tableta.** | There is one tablet. |
| | There are | **Hay tres tabletas.** | There are three tablets. |
| **¿Hay?** | Is there? | **¿Hay una tableta?** | Is there a tablet? |
| | Are there? | **¿Hay tabletas?** | Are there tablets? |

¿Cuántos sombreros hay?
Hay tres sombreros.

| | |
|---|---|
| **¿Cuánto? ¿Cuánta?** | How much? |
| **¿Cuántos? ¿Cuántas?** | How many? |

 **Ejercicio 4G**

¿Cuántos sombreros hay?

EJEMPLO   Hay dos sombreros.

1. _____

2.

3. _____

 **Conjugation of -er verbs**

Here is an example of a regular -er verb conjugation in the present tense.

| comer (to eat) | | | |
|---|---|---|---|
| (yo) **como** | I eat | (nosotros) **comemos** | we eat |
| (tú) **comes** | you eat | | |
| (él/ella) **come** | he/she eats | (ellos/ellas) **comen** | they eat |
| (Ud.) **come** | you eat | (Uds.) **comen** | you eat |

*Note:* The **yo** form ends in **-o,** just as it does with the regular -ar verbs. The **usted/Ud.** (formal, singular) form ends with an **-e**. Once again, just drop the infinitive ending (in this case, -er) and add **-o**, then, **-es**, **-e**, **-emos**, and **-en**.

    **¡Muy bien! ¡Eso es!** Very good! Now you've got it!

    (**Eso es** literally means "That's it!" and is pronounced like "S.O.S." in English.)

To form the present tense of regular -er verbs, use these endings:

| | |
|---|---|
| **-o** | **-emos** |
| **-es** | |
| **-e** | **-en** |

## ✏️ Ejercicio 4H

Escriba (Favor de escribir) la frase con la forma correcta de **comer**.

EJEMPLO   Yo <u>como</u> muchos tacos. (I eat a lot of tacos.)

1. Tú _____.

2. Nosotros _____.

3. Él _____.

4. Ellos _____.

5. Vicente _____.

6. Octavio y Eugenia _____.

7. Tú y yo _____.

8. Todos *("All")* _____.

9. Todo el mundo *(Everyone [singular])* _____

_____.

## ✏️ Ejercicio 4I

Conteste las preguntas con frases completas.

1. ¿Comemos muchos tacos?

_____

2. ¿Qué come Ud.—tacos, enchiladas,[15] pupusas[16] o tostones?[17]

_____

3. ¿Comen Uds. enchiladas por la mañana?

_____

4. ¿Cuándo comen Uds. enchiladas?

_____

5. ¿Quién come chiles?

_____

---

[15]**tacos** and **enchiladas** are typical Mexican foods.

[16]**pupusas** are a typical Salvadoran dish.

[17]**tostones** (fried round slices of banana or plantain) are typical foods in the Caribbean, referred to as such in Puerto Rico and Venezuela, as **patacones** in Colombia, and either **tostones** or **plátanos al puñetazo** in Cuba.

6. ¿Comes chiles con salsa picante?

_____

7. ¿Comen Carreras, Domingo y Pavarotti tortillas en el restaurante o en la ópera?

_____

_____

8. ¿Come Ud. mucha grasa?[18]

_____

9. ¿A qué horas comes por la mañana, por la tarde, y por la noche?

_____

10. ¿Come el niño cereal a las siete de la mañana o a las tres de la tarde?

_____

_____

## A FEW MORE REGULAR -ER VERBS — MÁS VERBOS REGULARES QUE TERMINAN CON -ER

| | | | |
|---|---|---|---|
| **leer** | to read | **responder** | to answer |
| **aprender** | to learn | **creer** | to believe |
| **beber** | to drink | **vender** | to sell |
| **comprender** | to understand | **ver** | to see |
| **toser** | to cough | **deber** | to owe; must/should |
| **correr** | to run | | |

_Notes:_

- Don't be thrown by the double **ee** in **leer** and **creer**: **leo, lees, lee, leemos, leen; creo, crees, cree, creemos, creen**. In these verb forms, the vowels that are together are pronounced separately: **leo** = lay-oh; **cree** = kray-ay.
- Technically, **ver** is irregular in the **yo** form: **veo, ves, ve, vemos, ven.** (Instead of adding just the **-o** ending, you add **-eo**.)
- When **deber** is used to mean "to owe," it is usually followed by a noun or a pronoun: **Debo dinero** ("I owe money.") When **deber** is used for "should" or "ought," it is usually followed by an infinitive: **Debo comer frutas.** ("I should eat fruit.")

_____

[18]**grasa** fat; grease

## ✏️ Ejercicio 4J

Conteste las preguntas con frases completas.

1. (leer) ¿Lee Ud. la revista *People* o *Geográfica Nacional* u[19] otras

    revistas? _____

2. (aprender) ¿Aprendes muy rápido el español?

    _____

3. (beber) ¿Qué bebe Ud. a las seis de la mañana?

    _____

4. (comprender) ¿Comprendemos bien el inglés?

    _____

5. (correr) ¿Corres en el parque[20] cada día?

    _____

6. (creer) ¿Cree Pedro que está enfermo?

    _____

7. (responder) ¿Respondes a todas las preguntas?

    _____

8. (vender) ¿Vendemos carros usados en el hospital?

    _____

9. (ver) ¿Qué vemos en la sala de emergencias?

    _____

10. (comer) ¿Come chiles el paciente que sufre de úlceras?

    _____

11. (correr) ¿Es difícil[21] correr si un paciente sufre de enfisema?

    _____

12. (deber) ¿Debe dinero al hospital el paciente en el cuarto #110?[22]

    _____

---

[19]**o** (or) changes to **u** when it comes before another word that begins with an "o."
[20]**el parque** the park
[21]**difícil** difficult; **fácil** easy
[22]This means "Does the patient in room 110 owe money to the hospital?"

13. (leer) ¿Es difícil leer la receta del doctor?

_____

14. (tener) ¿Tienen muchos pacientes dolor de cabeza, por[23] el estrés?[24] _____

 **Conjugation of -ir verbs**

Here is an example of a regular -ir verb conjugated in the present tense.

| vivir (to live) | | | |
|---|---|---|---|
| (yo) **vivo** | I live | (nosotros) **vivimos** | we live |
| (tú) **vives** | you live | | |
| (él/ella) **vive** | he/she lives | (ellos/ellas) **viven** | they live |
| (Ud.) **vive** | you live | (Uds.) **viven** | you live |

*Note:* The endings are exactly the same as they are for the regular -er verb conjugations, except in the **nosotros** form, where the ending is -imos. Once again, just drop the -ir ending and add -o, then -es, -e, -imos, and -en.

¡**Muy bien**! ¡**Eso es**! (Remember: **Eso es** is literally "That's it!") Now we can become even more daring and add **Órale**, '**mano**, Mexican Spanish for "You got it, bro!"

Regular -ir verbs take these endings in the present tense:

| | |
|---|---|
| -o | -imos |
| -es | |
| -e | -en |

---

[23]**por** due to, because of, for
[24]**estrés, tensión** stress

### ✏️ Ejercicio 4K

Escriba (Favor de escribir) la frase con la forma correcta de **vivir**.

EJEMPLO    Yo <u>vivo</u> en los Estados Unidos.
(I live in the United States.)

1. Ellos _____ .

2. Mi esposo[25] _____ .

3. Los gringuitos _____ .

4. Nosotros _____ .

5. Julia Roberts _____ .

6. Mi gato[26] y mi perro[27] _____ .

7. Pilar _____ .

### ✏️ Ejercicio 4L

¡Responda a las preguntas con frases completas!

1. ¿Dónde vive Macho Camacho? ¿Quién es Macho Camacho?

_____

2. ¿Dónde vive Ud.? _____

3. ¿Dónde viven los norteamericanos?

_____

4. ¿Vive Vanessa Williams en los Estados Unidos o en México, D.F.?[28]

_____

5. ¿Quién vive en Cuba—Antonio Banderas o Fidel Castro?

_____

6. ¿Quién vive en Francia—los franceses o los ingleses?

_____

---

[25]**Mi esposo** My husband; **Mi esposa** My wife

[26]**gato** cat; **perro** dog

[27]**gringuito** has an -**ito** ending that softens and makes the term **gringo** sound more affectionate. Note that the **g** is followed by a **ui** instead of an **i** to keep the **g** sound hard.

[28]**México, D.F.** Mexico, Federal District—the most common way to refer to Mexico City (the capital)

7. ¿Dónde viven los italianos? _____

8. ¿Quién vive en México—Octavio Paz, Sammy Sosa o Isabel

Allende? _____

---

**!**

---

Here is another regular **-ir** verb in the present tense:

**abrir** (to open)

| | |
|---|---|
| abr<u>o</u> | abr<u>imos</u> |
| abr<u>es</u> | |
| abr<u>e</u> | abr<u>en</u> |

---

### ✎ Ejercicio 4M

¡Escriba (Favor de escribir) la frase con la forma correcta de **abrir**!

EJEMPLO   Yo <u>abro</u> la puerta para el paciente.
                 (I open the door for the patient.)

1. Tú _____.

2. El enfermero _____.

3. Nosotros _____.

4. Ellos _____.

5. Pilar _____.

### ✎ Ejercicio 4N

¡Favor de llenar los espacios (*fill in the blanks*) según los dibujos usando la forma correcta del verbo **abrir**!

1. Yo _____
   en el hospital.

2. Tú _____
   en la clase.

3. Uds. _____
   en la cantina.

4. Ellos _____
   en el hotel.

5. Nosotros _____
   de la casa.

6. Ramón _____ la cuenta[29]
   en el restaurante.

### ✐ Ejercicio 40

¡Conteste las preguntas con frases completas!

1. ¿Abren Uds. los libros de español mucho o poco?

_____

2. ¿Dónde viven los chilenos—en Francia o en Chile?

_____

3. ¿Abre Ud. los libros de español durante[30] "Monday Night Football"
   (fútbol americano de los lunes por la noche)?

_____

4. ¿Cuántas personas en la clase viven en Chihuahua? ¿Cuántas
   personas en la clase tienen un chihuahua?

_____

5. ¿Quién abre la ventana en la clase?

_____

_____

[29]**la cuenta** bill, account
[30]**durante** during

## MORE -IR VERBS —
## MÁS VERBOS QUE TERMINAN CON -IR

| | | | |
|---|---|---|---|
| **subir de peso** | to gain weight | **sufrir** | to suffer |
| **subir** | to go up, to get on, to ascend | **escupir** | to spit |
| | | **cubrir** | to cover |
| **sentirse** | to feel ("oneself"; **-se** makes it reflexive) | **escribir** | to write |
| | | **existir** | to exist |
| | | **medir** | to measure |
| **asistir a** | to attend (an event) | | |

*Notes:*

• The verb **sentirse** is included in this list because of its frequent use. However, **sentirse** is not exactly regular—it is a reflexive verb and involves spelling changes in all forms, except the **nosotros** form: **me siento, te sientes, se siente, nos sentimos, se sienten.** You will learn about reflexive verbs in Chapter 9 and about verbs with spelling changes in Chapter 6. For the time being, the following are the most important forms for you to know:

| | |
|---|---|
| **¿Cómo se siente?** | How do you/does he, she, it feel? |
| **Me siento...** | I feel . . . |

• The verb **medir** requires spelling changes in the present tense: **mido, mides, mide, medimos, miden.** (See Chapter 6 for verbs with orthographic changes.)

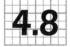

# 4.8   Pediatrics
## La pediatría

🔘 **VOCABULARIO**

| | |
|---|---|
| **mi hijo(-a)** | my son; my daughter |
| **¡Qué niño más fuerte!** | What a strong child! |
| **Es que...** | It's that . . . , Em, um . . . |
| **guapo(-a)** | handsome, good-looking |
| **el guapo** | tough guy (*Puerto Rico, Cuba*) |
| **varonil** | manly |
| **una sonrisa** | a smile |
| **Voy a quitarle la (su) ropa.** | I am going to take off his/her clothing. |
| **No sé.** | I don't know. |
| **¿Por (Hace) cuánto tiempo?** | For how long? |
| **los nombres** | names |
| **ayudar, aliviar** | to help, to relieve |

| | |
|---|---|
| **estos síntomas (problemas)** | these symptoms (problems) |
| **pobrecito(-a)** | poor little one |
| **remedios caseros** | home remedies |
| **el (la) pequeñito(-a)** | the little one |

### 🔘 DIÁLOGO 4.8 | A pediatric visit

In this dialogue, we accompany Señora Sánchez and her son, José Manuel, during a visit to Dr. Brown.

DOCTOR(A)  Buenos días, Señora Sánchez. Soy el doctor (la doctora) Brown.

SEÑORA  Buenos días, doctor(a). Mucho gusto.

DOCTOR(A)  ¿Cómo está Ud.?

SEÑORA  Estoy bien, doctor(a). Es (que) mi hijo, Joselito Manuel, está enfermo.

DOCTOR(A)  ¡Ay, pobrecito! ¿Qué molestias tiene el pequeñito? (¿Qué le duele?)
*(El doctor toca al niño con una sonrisa.)*
¡Qué niño más fuerte y varonil!

SEÑORA  Gracias, doctor(a). Pues, le duele la cabeza, el estómago, la garganta y todo el cuerpo en general.

DOCTOR(A)  ¿Por cuánto tiempo (Hace cuánto tiempo que) tiene estos problemas?

SEÑORA  No sé, doctor(a), hace dos o tres días.

DOCTOR(A)  ¿Toma medicina, té o unos remedios caseros ahora, señora?

SEÑORA  Sí, doctor(a), toma un té y unas pastillas para niños.

DOCTOR(A)  ¿Cómo se llaman las pastillas y el té?

SEÑORA  Bueno, doctor(a), es té de manzanilla y las pastillas son blancas y chicas. No sé cómo se llaman. Son de mi comadre.

DOCTOR(A)  Bueno, señora, necesita llamar a la recepcionista con los nombres de las pastillas. ¿Las pastillas ayudan a Joselito, señora?

SEÑORA  Pues (Pos), no sé. Alivian las molestias un poco, pero el té siempre ayuda.

DOCTOR(A)  Bueno, señora. ¿Tiene Joselito fiebre o calentura o escalofríos? ¿Come bien?

SEÑORA  Sí, tiene fiebre y escalofríos, pero no tiene apetito.

DOCTOR(A)  ¿Qué tan alta (Cuánto) es la fiebre, señora?

SEÑORA  Pues, fíjese, doctor(a), no sé. No tengo termómetro en casa.

| DOCTOR(A) | ¡No se preocupe! Vamos a tomar su temperatura ahora. Em… ¿Tiene tos? |
| SEÑORA | Sí, doctor(a), tiene un poco de tos y también tiene flema. |
| DOCTOR(A) | ¿De qué color es la flema? |
| SEÑORA | No tiene color, doctor(a), es clara (transparente). |
| DOCTOR(A) | Pues, bueno, ahora Joselito necesita un examen físico. Necesito quitarle la ropa a su hijito y examinarle. |
| SEÑORA | Bueno, sí, doctor(a). |

 **Ejercicio 4P**

Favor de responder a las preguntas según el diálogo.

1. ¿Quién está enfermo? _____

2. ¿Qué molestias tiene Joselito? _____

_____

3. ¿Qué remedios caseros toma? _____

_____

4. ¿Tiene tos Joselito? _____

5. ¿Qué necesita hacer el doctor? _____

_____

 **4.9 Expressing destination and future actions**

One of the most useful verbs to know is **ir**, which means "to go." Not only does it express action and destination, but also it can be used to tell what you will do in the future. This verb, however, is irregular. If we drop **-ir**, there's nothing left! Observe the following conjugation:

| ir (to go) | | | |
| --- | --- | --- | --- |
| (yo) | **voy** | (nosotros) | **vamos** |
| (tú) | **vas** | | |
| (él, ella, Ud.) | **va** | (ellos, ellas, Uds.) | **van** |

Destination: **ir** + **a** + noun (to go + to + noun)

| **Voy a la tienda.** | I go (am going, do go) to the store. |
| **Vas a la casa.** | You go (are going, do go) to the house. |

| Va al laboratorio. | He/She goes (is going, does go) to the lab./ You go (are going, do go) to the lab. |
| Vamos a la clínica. | We go (are going, do go) to (the) clinic. |
| Van al hospital. | They/You go (are going, do go) to (the) hospital. |
| ¿Adónde va Ud.? | Where are you going? |
| Voy al consultorio. | I'm going to the doctor's office. |
| ¿Adónde van las enfermeras? | Where are the nurses going? |
| Van a la sala de emergencia. | They are going to the ER. |

*Notes:*

• There are only two contractions in Spanish: **del** and **al**.

**de + el = del**   of/from + the = of/from the
**a + el = al**    to + the = to the

**El doctor camina del hospital al consultorio.**
The doctor walks from the hospital to the doctor's office.

• The question word most commonly used with questions about destination is **¿adónde?**, which means "where?" or "to where?" **¿Adónde?** implies movement. Compare:

**¿Dónde está Ud.?**   Where are you? (*no movement*)
**¿Adónde va Ud.?**   Where are you going? (*movement*)

Future action/intention: **ir** + **a** + infinitive
(to be going to + infinitive)

| Voy a hablar con el paciente. | I'm going to talk with the patient. |
| ¿Vas a tomar estas pastillas? | Are you going to take these pills? |
| Va a caminar a la clínica. | You are going to walk to the clinic. |
| ¿Va a tomar más café? | Is he/she going to drink more coffee? |
| Vamos a trabajar en el hospital. | We are going to work in the hospital. |
| Van a escribir una receta. | They are going to write a prescription. |

## VOCABULARIO

The following are common words and phrases that signal intention or future action:

| mañana | tomorrow |
| pasado mañana | the day after tomorrow |
| la semana próxima | next week |
| la semana siguiente | next week |
| la semana que viene | next week |
| el mes (año) próximo | next month (year) |
| el mes (año) siguiente | next month (year) |

| | |
|---|---|
| **el mes (año) entrante** | next month (year) |
| **en una quincena** | in two weeks, in fifteen days |
| **de hoy en ocho** | a week from today |
| **después** | later; after |
| **un día de estos** | one of these days |
| **un día de estos voy a ir a París.** | One of these days, I'm going to go to Paris. |
| **vamos a visitar la clínica de hoy en ocho.** | We're going to visit the clinic a week from today. |

**Destination:**      **ir + a + noun**

    **Voy a la tienda.**
    **Vamos al pueblo.**

**Future/intention:**    **ir + a + infinitive**

    **Ud. va a toser mucho.**
    **Vamos a comer después.**

 **Ejercicio 4Q**

Favor de escribir la forma correcta en el tiempo futuro: **ir a +** infinitivo.

EJEMPLO    Yo <u>voy a tomar</u> su pulso.

1. Tú _____ su pulso.

2. Petra y Pita _____ su pulso.

3. Ud. y yo _____ su pulso.

4. Los enfermeros _____ su pulso.

5. El asistente médico _____ su pulso.

6. Todos[31] _____ su pulso.

7. Todo el mundo[32] _____ su pulso.

8. El técnico _____ su pulso.

9. La doctora _____ su pulso.

### ✎ Ejercicio 4R

Llene los espacios con la forma correcta del verbo **ir**.

1. (yo) _____ a recetar medicina.

2. (tú) _____ a tomar el pulso.

3. (él, ella, Ud.) _____ a estudiar español.

4. (nosotros) _____ a trabajar en la clínica.

5. (Uds., ellos, ellas) _____ a escribir la receta.

## INTERROGATIVES

| | |
|---|---|
| **Emilio va a la clínica, ¿verdad?** | Emilio is going to the clinic, right? |
| **Emilio va a la clínica, ¿no?** | Emilio is going to the clinic, isn't he? |
| **¿Va Emilio a la clínica?** | Is Emilio going to the clinic? |

**Note:** To form a question, **¿verdad?** or **¿no?** can be added to the end of a statement (spoken with the appropriate questioning intonation), or the subject and verb can be inverted.

## NEGATIVES

| | |
|---|---|
| **Don Diego[33] <u>no</u> va a vender jeringas ahora.** | Don Diego is not going to sell syringes now. |
| **María y Jaime <u>no</u> tienen medicinas.** | María and Jaime do not have medicine. |
| **Pilar <u>no</u> tiene seguro médico.** | Pilar does not have medical insurance. |
| **Nacho <u>no</u> va a tener dinero para comprar medicinas.** | Nacho is not going to have money to buy medicine. |

*Note:* **No** is placed before the verb; it doesn't matter what tense or person is involved. Unlike the English "I didn't, she doesn't, they don't," etc., simply place the word **no** before the conjugated verb to form the negative.

---

[31]**todos** all (*plural*)

[32]**todo el mundo** everyone (*singular*)

[33]**Don Diego.** The titles **don** for men and **doña** for women have no equivalent in English. They are used before a person's first name to express respect, affection, or social standing.

### Ejercicio 4S

Favor de contestar con frases completas.

1. ¿Adónde va Pedro mañana?

   _____

2. ¿Cuándo van Uds. al cine?[34]

   _____

3. ¿Qué va a comer Ud. a las 8:00 de la noche?

   _____

4. ¿Quién va a ir al hospital mañana para visitar a María?

   _____

5. ¿Cuántas personas van a la clínica para trabajar mañana?

   _____

6. ¿Vas a comer tacos de burro con mucho colesterol en la noche?

   _____

7. ¿Vamos a aprender español en la clase?

   _____

8. ¿Van a traer una cobija o una aguja si un paciente tiene frío?

   _____

9. Vas a hablar español con los pacientes mexicanos, ¿verdad?

   _____

10. Los pacientes van a mirar la televisión cuando dan sangre[35] en la Cruz Roja, ¿no?

    _____

    _____

---

[34]**al cine** to the movies

[35]**dar sangre/donar sangre** to give/donate blood; **cuando dan sangre** when they give blood

**Recuerde**[36]/**Acuérdese;**[37] **ir** + **a** + infinitivo = futuro

Voy a pesarle.            Vamos a tomar medicina.
Vas a inyectarle.
Va a recetar.            Van a tomar su presión.

 **Ejercicio 4T**

Favor de contestar con frases completas.

1. ¿Qué va a hacer[38] (Ud.) después de la clase?

_____

2. ¿Qué va a recetar Ud. para el niño con la infección?

_____

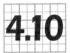 ## Emergency room
## La sala de emergencia (urgencias)

### UN BEBÉ CON DIFICULTAD AL RESPIRAR

 **VOCABULARIO** | **Emergency room—difficulty breathing**

| | |
|---|---|
| todos los inviernos | every winter |
| cuando lo acuesto | when I put him to bed |
| cuando se acuesta | when he goes to bed (*lit.*, puts himself to bed) |
| ¿Cómo suena? | What does it sound like? How does it sound? |
| ¿Es una tos seca y ronca o con flemas? | Is it a dry and hoarse cough, or a wet cough? |
| Sí, es como tos de perro. | Yes, it's like a dog's cough ( "a seal's bark" in English). |

---

[36]**Recuerde** is the command form of **recordar** ("to remember, to recollect, to remind").

[37]**Acuérdese** is the command form of **acordarse** ("to remember, to recall, to agree").

[38]**Hacer** to do or to make. As in English, the answer to this question does not require the verb **hacer**, e.g., **Voy a estudiar el español** ("I am going to study Spanish").

| ¡Ah! | Oh! |
|---|---|
| ¿Cuándo comenzó? | When did it begin? |
| hace tres días | three days ago |
| entonces | and so, and then, therefore |
| en/por la mañana | in the morning |
| en/por la noche | at night |
| tiene dificultad al respirar | he has difficulty breathing |
| al rato | in a little while |
| nada más que... | it's just that . . . |

## DIÁLOGO 4.10 | Emergency room—difficulty breathing

In this dialogue, we will now hear a conversation in an ER concerning a child who is having difficulty breathing.

DOCTOR(A)  Buenos días, Señora Valdez. ¿Cómo está Ud.? ¿Y su esposo y sus otros hijos?

SEÑORA  Muy bien, doctor(a), todos estamos muy bien, excepto José Manuelito aquí. Tiene un resfriado y tos.

DOCTOR(A)  Ah, comprendo,[39] señora, entonces ahorita necesito examinar a José Manuelito. Voy a mirar los oídos, la garganta, y también voy a escuchar sus pulmones y el corazón.

SEÑORA  ¿Hay un problema, doctor(a)?

DOCTOR(A)  ¿Cuándo comenzó la tos? (¿Por cuánto tiempo[40] tiene la tos?)

SEÑORA  Pues, más o menos hace tres días.

DOCTOR(A)  ¿Es la primera vez que sufre de estos síntomas? ¿Sufre mucho de resfriados y tos?

SEÑORA  Sí, doctor(a), todos los inviernos.

DOCTOR(A)  Ah, comprendo. ¿Tose más en la mañana o por la noche?

SEÑORA  Pues, doctor(a), tose más por la noche cuando se acuesta (lo acuesto). Pero, a veces tose por la mañana también.

DOCTOR(A)  ¿Cómo es la tos? ¿Cómo suena? ¿Es una tos seca y ronca o húmeda (con flemas)?

SEÑORA  Es una tos muy fuerte, como tos de perro. Tiene mucha dificultad al respirar cuando tose también.

---

[39]**Ah, comprendo** means "Oh, I understand" in the sense of relating to or empathizing with a person or situation. **Entiendo** (from **entender**) means "I understand facts or concepts."

[40]also used: **¿Cuánto tiempo hace que...?**

| | |
|---|---|
| DOCTOR(A) | ¿Hay otra gente enferma en su casa (hogar) ahora? |
| SEÑORA | Pues, todos estamos bien, nada más que todos mis hijos tienen gripa.[41] |
| DOCTOR(A) | Entonces, sí están enfermos. |
| SEÑORA | Pues, sí, doctor(a). ¿Pero, qué necesita mi hijo... necesita suero, inyecciones, amoxicilina...? |
| DOCTOR(A) | ¡No se preocupe, señora! Al rato, voy a recetarle medicina. |

 **Ejercicio 4U**

Preguntas sobre el diálogo:

1. ¿Cómo está José Manuelito?

_____

2. ¿Cómo están los hermanos de José?

_____

3. ¿Cuándo comenzó la tos y cuándo tose más José?

_____

4. ¿Cómo es la tos? ¿Cómo suena?

_____

## DIÁLOGO 4.10 | A well-baby visit

Sorry, but there is no dialogue here! Basically, there are no well-baby visits in Latin America. The concept simply does not translate. Why would parents take their baby to the doctor's office if he or she is not sick? It simply makes no sense! One suggestion for avoiding this problem is simply to schedule the "well-baby visit" around a vaccination time. So, not to worry. We will present vocabulary and a well-baby visit further on, once you've persuaded mom that she needs to bring in her baby for vaccinations!

---

[41]**gripa** (*Mex.*) = **gripe** flu

#  "Ser" v. "estar"

Here we can compare both forms of the verb "to be" (**ser** and **estar**). Note their conjugations in the examples and the differences in their usage.

*Estar*

Indicates temporary states or conditions

1. Position or location:
   **¿Dónde *está* la blusa?**
   **La blusa *está* en la silla.**
2. Health (emotional and physical):
   **¿Cómo *están* Juan y María?**
   **Están enfermos.**

*Ser*

Indicates constant or permanent identifiers and characteristics

1. Color:
   **¿De qué color *es* la mesa?**
   **Es roja.**
2. Size:
   **Las tazas *son* chicas.**
3. Possession:
   **El dinero *es* de Donald Trump.**
4. Origin and nationality:
   **Raúl *es* de México.**
   **Tú y yo *somos* mexicanos.**
5. Religion:
   **La familia Sánchez *es* católica.**
6. Profession:
   **Elisa *es* doctora.**
7. Time:
   **¿Qué hora *es*?**
   **Son las seis.**

 **Ejercicio 4V**

¡Escriba la forma correcta de **ser** o **estar**!

1. Santa Claus _____ gordo.

2. Rosa _____ católica.

3. La aguja _____ en la mesa.

4. Pedro _____ enfermo.

5. Las revistas _____ chicas.

6. La bolsa _____ roja.

7. Elena _____ contenta.

8. Marcela _____ de la Argentina.

9. Yo _____ de buen humor.[42]

10. El señor Ruiz _____ médico.[43]

---

[42]**de buen (mal) humor** in a good (bad) mood
[43]**médico** doctor

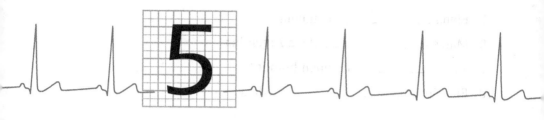

## What you will learn in this lesson:

- vocabulary related to family members
- to form, conjugate, and use the present perfect tense ("Have you had . . . ?" "Have you ever had . . . ?")
- vocabulary related to medical records, patient history, review of systems, etc.
- to take a patient history
- vocabulary related to foods that are high or low in proteins, fats, salt, etc. This allows you to recommend foods for certain diets.
- to form, conjugate, and use some irregular -er and -ir verbs in the present tense

The goal of this lesson is to be able to refer to and talk about family members, take a medical history, and discuss eating habits.

# The family
# La familia

la mamá — **Los esposos** — el papá

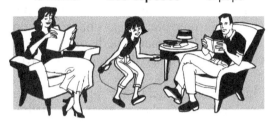

la hija — **Los hermanos** — el hijo

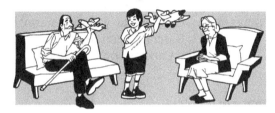

el abuelo — **Los abuelos** — la abuela

## VOCABULARIO | The family

| | | | |
|---|---|---|---|
| la mujer | woman | el niño, la niña | boy, girl |
| el hombre | man | el muchacho, | boy, girl; kid |
| la madre | mother | la muchacha | |
| el padre | father | el/la joven | young, youth |
| los padres | parents | el hermano, | brother, sister |
| el esposo, la esposa | husband, wife | la hermana | |
| el hijo, la hija | son, daughter | los hermanos | siblings |
| los hijos | children | (las hermanas) | |

## MONÓLOGO 5.1 | The family

In this series of monologues, let's meet the García family. *(Vamos a hablar [platicar] con la familia García.)*

MUJER      Me llamo Carmen Romero de García[1] y soy mujer. Soy madre y esposa también. Tengo un esposo y él se llama Carlos García.

---

[1]Women retain their maiden names and add **de** (of) + husband's surname. Carmen's maiden name is **Romero**.

HOMBRE          Me llamo Carlos García Flores[2] y soy hombre. Soy padre
                y esposo también. Tengo una esposa y ella se llama Car-
                men Romero de García.

NARRADORA       La madre y el padre son los padres. Los padres tienen
                dos hijos.

NIÑA            ¡Hola! Soy la hija de los García. Soy una niña o mucha-
                cha joven. Me llamo Carmencita. Tengo una madre, un
                padre y un hermano. Mi hermano se llama Carlitos.
                Tiene ocho años de edad. Yo tengo diez años. Soy mayor
                y él es menor.[3]

NIÑO            ¡Hola! Soy el hijo de los García. Soy un niño o un
                muchacho joven. Me llamo Carlitos. Tengo una madre,
                un padre y una hermana. Mi hermana se llama Carmen-
                cita. Tiene diez años de edad. Yo tengo ocho años.

NARRADORA       Carmencita y Carlitos son los hijos de los García. Los
                García (la señora y el señor) son los padres. Carmencita
                y Carlitos son hermanos.


## VOCABULARIO

| | |
|---|---|
| **las madres** | mothers (*in general*) |
| **los padres de familia** | fathers (*in general*) |
| **los esposos**[4] | spouses |
| **el abuelo, la abuela**[5] | grandfather, grandmother |
| **el nieto, la nieta** | grandson, granddaughter |
| **una tía** | aunt |
| **un tío** | uncle |
| **los tíos** | an aunt and uncle (*as a unit*)[6] |
| **un sobrino, una sobrina**[7] | nephew, niece |

---

[2]Men usually retain their mother's maiden name, although their wives do not use this name. Men place their mother's maiden name after their father's surname. **Flores** is Carlos's mother's maiden name.

[3]**mayor** older; **menor** younger

[4]Interestingly, and perhaps rather shockingly, the feminine plural **las esposas** means "handcuffs"; this is not slang, merely an indication of how language reflects culture, and culture is reflected in the language.

[5]In some countries, **nana** is used for "grandmother," and **tata** for "grandfather." **Abue** and **abuelita(-o)** are affectionate terms.

[6]Remember, the masculine takes preference in plural situations when the unit consists of male and female members.

[7]adding an -s to any of the relations implies plural; **primos/primas** cousins; **sobrinos/sobrinas** nephews, nieces, etc.

| | |
|---|---|
| un primo, una prima | cousin |
| un suegro | father-in-law |
| una suegra | mother-in-law |
| una nuera | daughter-in-law |
| un yerno | son-in-law |
| un cuñado, una cuñada | brother-in-law, sister-in-law |
| un novio, una novia | boyfriend, girlfriend |
| un prometido, una prometida | fiancé, fiancée |

 **Ejercicio 5A**

¿Cuántas personas hay en su familia? ¿Quiénes son?

EJEMPLO    En mi familia somos[8] cuatro personas: mi hija, mi hijo, mi esposo y yo.

_____

_____

 **Ejercicio 5B**

Llene los espacios.

1. La mamá de mi mamá es mi _____.

2. El hijo de mi hermano es mi _____.

3. Mi tío es el _____ de mi papá.

4. Mi hermana es la _____ de mi tía.

5. Mi papá es el _____ de mi esposa.

6. Mi hija es la _____ de mi mamá.

7. Mi papá es el _____ de mi hijo.

8. Los hermanos de mi mamá son mis _____.

9. La esposa de mi hermano es mi _____.

10. El gran amor de mi vida es _____

_____.

---

[8]**Somos** ("we are") is used when the speaker is stating how many people there are in his or her family, a group, etc.

## NAMES

This would be a good place to clarify how the "name thing" works in Latin America. The difference with standard practice in the United States causes many problems and confusions, which is problematic for both your records and how patients identify themselves on subsequent visits. The result is often that you are unable to find their records or the records of the rest of their family with their newly acquired, often "assigned," American names, as in the following scenario.

When a baby is born in Latin America, he or she is given one or more **nombres** ("first names"), for example, Juan Carlos—he may use one (**Juan** or **Carlos**) or both as one: **Juan Carlos**. The baby also has two **apellidos** ("surnames"), the first surname is his father's first surname, and his second is his mother's maiden name: for example, **Pérez** (paternal last name) and **García** (maternal maiden name). There are *no middle names*—the concept is completely foreign and lost on Latin Americans, and "NMI" doesn't exist either. Instead, there are only **nombres**, which translates as "first names," and there may well be three of these; for example, **Juan Carlos Manuel**.

Thus, a baby boy, **Juan Carlos Pérez García**, is born. He grows into an outstanding young man, meets a wonderful young lady, **Ana Sánchez Araiza**, courts her for an appropriate period of time, and subsequently marries her (after properly asking her father for her hand). She then becomes **Ana Sánchez de Pérez** (using her husband's paternal surname and dropping her mother's maiden name).[9]

After some time passes, Juan Carlos and Ana have two children: a boy named Juan Carlos (but everyone calls him **Carlitos**) like his father and grandfather, and a daughter named Ana María. Their names (**nombres y apellidos**)[10] are **Juan Carlos Pérez Sánchez** and **Ana María Pérez Sánchez**. Note that all children (of the same parents) have the same surnames—in this case, **Pérez Sánchez** (**Pérez**, their father's surname, and **Sánchez**, their mother's maiden name).

Our happy family is now composed of:

| | |
|---|---|
| Juan Carlos Pérez García | the father |
| Ana Sánchez de Pérez | the mother |

---

[9]Some younger professional women, however, are beginning to drop the **de** before the second surname.

[10]**Nombre** means "first name" only; if you want to know someone's "full name," you must ask for **nombres y apellidos**.

| Juan Carlos (Carlitos) Pérez Sánchez | the son |
| Ana María Pérez Sánchez | the daughter |

They are known as the **Pérez** family (**la familia Pérez**).

When **Mr. Pérez** comes to the clinic, he states, "My name is Juan Pérez García"; so he is promptly filed under *G* for **Garcia** as "Juan P. Garcia." (Note that the "file clerk" has eliminated the accent mark!)

When Mrs. Pérez comes to the clinic, she says, "My name is Ana Sánchez de Pérez," trying to be recognized as a member of the Pérez family. She is filed under *D* for "**de Perez**" and renamed **Ana S. DePerez** (pronounced *duh-peh-rezz* in English).

When Carlitos comes to the clinic, he says, "My name is Carlitos Pérez," since he has been going to school and knows that in the United States people have only one last name. Of course, he is filed under *P* for **Perez** and named **Juan C. Perez**, since his records had shown the name **Juan Carlos** and he just *must* have a "middle name."

When Mrs. Pérez brings Ana María to the clinic, she informs the receptionist that her name is "Ana María Pérez Sánchez" and, of course, the girl is filed under *S* for her new full name, **Ana Maria P. Sanchez.**

Our new "Americanized" family is now composed of

| Juan P. Garcia | the father | filed under *G* |
| Ana S. DePerez | the mother | filed under *D* |
| Juan C. Perez | the son | filed under *P* |
| Ana Maria P. Sanchez | the daughter | filed under *S* |

This is obviously a dysfunctional family, but at least they all now have middle names or initials and *no* accents!

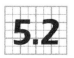 **5.2** **More verb tenses**

### THE PRESENT PERFECT

The present perfect verb tense is immeasurably useful when taking a medical history. It is the equivalent of "have you or has s/he us**ed**, suffer**ed**, shar**ed** . . ." in English. With this tense, you can now ask "Have you ever had . . . ?" (insert the name of the illness you are querying). The verb tense has the exact same meaning in English as in Spanish. It is formed by using the appropriate present-tense form of **haber** and the past participle.

| **haber** (to have)[11] | | | | + past participle | |
|---|---|---|---|---|---|
| he | I have | **hemos** | we have | **tomado** | taken |
| has | you have | | | **comido** | eaten |
| ha | s/he has, you have | **han** | they, you all have | **sufrido** | suffered |

The use of **-ado** (for **-ar** verbs) and **-ido** (for **-er**, **-ir** verbs) endings matches the use of "-ed", "-en", or "-d" endings in English.

| | |
|---|---|
| **ha tomADO/usADO...?** | have you takEN/usED . . . ? |
| **ha tenIDO...?** | have you haD . . . ? |
| **ha sufrIDO de...?** | have you haD (sufferED from) . . . ? |

Note that to express *ever* in Spanish, use **alguna vez** ("at any time").

| | |
|---|---|
| **¿Alguna vez ha tomado/usado...?** | Have you ever taken/used . . . ? |
| **¿Alguna vez ha tenido...?** | Have you ever had . . . ? |
| **¿Alguna vez ha sufrido de...?** | Have you ever had (suffered from) . . . ? |

## THE PRESENT OR CONTINUOUS PROGRESSIVE

The present progressive or continuous progressive is another verb tense that can be useful when taking a medical history. It has the same meaning in Spanish as in English ("I am ____ing, you are ____ing," etc.) and can be used when inquiring if someone is eating well, taking medicine, or exercising regularly. It is formed by using the present tense of the verb **estar** with the present participle.

| **estar** (to be) | | | | + present participle | |
|---|---|---|---|---|---|
| estoy | I am | **estamos** | we are | **tomando** | taking |
| estás | you are | | | **comiendo** | eating |
| está | s/he is, you are | **están** | they, you all are | **sufriendo** | suffering |

The present participle is formed by replacing the infinitive ending with **-ando** for the "-ing" ending for **-ar** verbs and **-iendo** for the "-ing" ending for **-er** and **-ir** verbs. In Spanish, the present progressive is used to convey immediacy, in the sense of "at this time," "at this moment," or "now."

---

[11]**Haber** is almost exclusively used as an auxiliary verb, never to express possession. To express possession, **tener** is used.

| | |
|---|---|
| ¿Está tom**ando** medicina? | Are you tak**ing** any medicine (at this time)? |
| ¿Está Ud. com**iendo** bien? | Are you eat**ing** well (lately/now)? |
| ¿Está sufr**iendo** de vista borrosa? | Are you suffer**ing** from blurred vision (at this moment)? |

 ## 5.3 Illnesses
## Enfermedades

The following extensive list contains terms that you will find useful when taking a medical history (**una historia médica**). Rather than be discouraged by its length, take heart from the large number of easily recognizable cognates!

## VOCABULARIO | Medical history

| | |
|---|---|
| Have you had . . . ? | **¿Ha tenido...?** |
| ever | **alguna vez** |
| Have you ever had . . . ? | **¿Alguna vez ha tenido (ha sufrido de)...?** |
| measles or rubella | **sarampión** (*m.*) **o rubeola** (*f.*) |
| mumps | **paperas** (*f. pl.*) |
| tonsillitis | **amigdalitis** (*f.*) |
| diphtheria | **difteria** (*f.*) |
| whooping cough, pertussis | **tosferina**(*f.*) **o tos ferina** |
| typhoid | **tifoidea** (*f.*) |
| tuberculosis, TB | **tuberculosis** (*f.*), **tisis** (*f.*) |
| polio | **poliomielitis** (*f.*) |
| smallpox | **viruela** (*f.*) |
| chicken pox | **varicela** (*f.*) |
| shingles | **herpes** (*m. pl.*) **zoster, culebrilla** (*f.*) |
| diabetes | **diabetes** (*f.*) |
| asthma | **asma**[12] (*f.*) |
| bronchitis | **bronquitis** (*f.*) |
| anemia or problems related to the blood | **anemia** (*f.*) **o problemas** (*m. pl.*) **de la sangre** |
| thyroid gland problems | **problemas** (*m. pl.*) **de la glándula tiroides** |
| other hormonal problems | **problemas** (*m. pl.*) **con otras hormonas** |
| hypoglycemia | **hipoglucemia** (*f.*) **(se le baja el azúcar)** |
| hyperglycemia | **hiperglucemia** (*f.*) **(se le sube el azúcar)** |

---

[12]Although **asma** is feminine, the article **el** is used because the first syllable is stressed. You would say: **el asma crónica.**

| | |
|---|---|
| spinal column problems | **problemas** (*m. pl.*) **de la columna vertebral** |
| hepatitis A, B, C, E | **hepatitis** (*f.*) **A, B, C, E** |
| jaundice | **ictericia** (*f.*) |
| pain when you urinate | **dolor** (*m.*) **cuando orina** |
| back problems | **problemas** (*m. pl.*) **de la espalda** |
| cancer or tumors | **cáncer** (*m.*) **o tumores** (*m. pl.*) |
| hay fever | **fiebre** (*f.*) **de heno** |
| scarlet fever | **fiebre** (*f.*) **de escarlatina** |
| rheumatic fever | **fiebre** (*f.*) **reumática** |
| malaria | **malaria** (*f.*), **paludismo** (*m.*) |
| dysentery | **disentería** (*f.*) |
| parasites | **parásitos** (*m. pl.*) |
| amoebas | **amebas** (*f. pl.*), **amibas** (*f. pl.*) |
| intestinal worms | **lombrices** (*f. pl.*) |
| tapeworm | **lombriz** (*f.*) **solitaria** |
| scabies | **sarna** (*f.*) |
| allergies | **alergias** (*f. pl.*) |
| STDs (STIs) | **enfermedades** (*f. pl.*) **venéreas (enfermedades tra(n)smitidas sexualmente)** |
| syphilis | **sífilis** (*f.*) |
| gonorrhea | **gonorrea** (*f.*) |
| herpes | **herpes** (*m.*; *f. pl.*) |
| pubic lice | **piojos** (*m. pl.*) **púbicos**[13] |
| genital warts | **verrugas** (*f. pl.*) **genitales** |
| chlamydia | **clamidia** (*f.*), **chlamydia** (*f.*) |
| AIDS | **SIDA** (*m.*) |
| HIV | **VIH** (*m.*) |
| Others | **Otras** |
| problems with the genitalia | **problemas** (*m. pl.*) **con (en) las partes genitales** |
| yeast infection | **infección** (*f.*) **por hongos** |
| hospitalizations | **hospitalizaciones** (*f. pl.*) |
| operations or surgeries | **operaciones** (*f. pl.*) **o cirugías** (*f. pl.*) |

## History of medicines

## Historia de medicinas

| | |
|---|---|
| Are you taking any medicine? | **¿Está tomando medicina?** |
| Which ones? | **¿Cuáles?** |
| Are you allergic to any medicine? | **¿Tiene reacción alérgica o problemas con alguna medicina?** |
| Do you smoke? | **¿Fuma?** |
| How many per day? | **¿Cuántos por día?** |
| Do you drink alcoholic beverages? | **¿Toma bebidas alcohólicas?** |

---

[13]"Crabs" are **ladillas.**

| | |
|---|---|
| Do you drink beer? | ¿Toma cerveza? |
| Or wine? | ¿O vino?[14] |
| Do you use illicit drugs? | ¿Usa drogas? |
| Which ones? | ¿Cuáles? |
| Do you share needles (straws)? | ¿Comparte agujas o popotes (pajillas)? |

## Family history — Historia clínica de la familia

| | |
|---|---|
| stroke or cerebral infarction | embolia (f.) o derrame (m.) cerebral |
| tuberculosis or lung disease | tuberculosis (f.) o enfermedades (f. pl.) pulmonares |
| fetal alcohol syndrome | síndrome (m.) fetal de alcohol |
| seizures, convulsions | convulsiones (f. pl.), ataques (m. pl.) |
| cataracts | cataratas (f. pl.) |
| glaucoma | glaucoma (f.) |
| high/low blood pressure | alta/baja presión (f.), presión alta/baja |
| hepatitis, type A, B, or C | hepatitis (f.), tipo A, B o C |
| goiter | bocio (m.) |
| Down syndrome | síndrome (m.) de Down |

## Review of systems — Repaso de sistemas/Revisión sistémica

| | |
|---|---|
| nausea | náusea (f.) |
| dizziness, fainting spells | mareos (m. pl.), desmayos (m. pl.) |
| varicose veins | várices (f. pl.), venas (f. pl.) varicosas |
| hemorrhoids, piles | hemorroides (f. pl.), almorranas (f. pl.) |
| leg cramps | calambres (m. pl.) en las piernas |
| hot flashes | bochornos (m. pl.), sofocos (m. pl.), calores (m. pl.) |
| depression | depresión (f.), estar triste |
| sudden mood swings or changes | cambio (m.) de estado de ánimo/humor de repente |
| mild rash | erupción (f.) en la piel, salpullido (m.) |
| blurred vision | vista (f.) borrosa |
| headaches | dolores (m. pl.) de cabeza, jaquecas (f. pl.) |
| migraines | migrañas (f. pl.) |
| infarcts, infarctions | infartos (m. pl.) |
| heart attack | infarto, ataque (m.) al corazón, ataque cardíaco |
| cardiac arrest | paro cardíaco |
| heart failure | insuficiencia cardíaca |
| blood clot | coágulo (m.) de sangre |
| pain, pressure or tightness in the chest | dolor (m.) o presión (f.) en el pecho |
| crushing | aplastante |

[14]It is a good idea to ask about beer and wine separately because they are not necessarily considered to be alcohol.

| | |
|---|---|
| palpitations | **palpitaciones** (*f. pl.*) |
| embolism or cerebral infarction | **embolia** (*f.*)**, infarto** (*m.*)**/derrame** (*m.*) **cerebral** |
| shortness of breath | **falta** (*f.*) **de aire, falta** (*f.*) **de respiración, dificultad** (*f.*) **al respirar** |
| Do you pant when you walk a bit? | **¿Jadea cuando camina un poco?** |
| heart murmur | **soplo** (*m.*) **de corazón, soplo en el corazón** |
| to wheeze | **respirar con un silbido** |
| Do you wheeze? | **¿Respira con un silbido?** |
| blood in the stool | **sangre** (*f.*) **en el excremento** |
| change in frequency of urination | **cambio** (*m.*) **en frecuencia de orinar** |
| discharge from the penis, the vagina | **desecho** (*m.*) **del pene, desecho/flujo de la vagina** |
| change in color of your urine | **cambio** (*m.*) **de color de la orina** |
| change in stool color | **cambio** (*m.*) **de color del excremento** |
| tenderness in the breasts | **senos** (*m. pl.*)**/pechos** (*m. pl.*) **adoloridos** |
| speech or hearing difficulties | **dificultad** (*f.*) **al hablar o al oír** |
| to stutter | **tartamudear** |

| | |
|---|---|
| Menstruation | **Menstruación/la regla/el período** |
| When did you have your first period? | **¿Cuándo tuvo[15] la primera regla?** |
| Do you have irregular periods? | **¿Tiene irregularidades[16] o problemas con su regla o menstruación?/¿Tiene su regla cada mes o no?** |
| Do you bleed . . . ? | **¿Sangra…?** |
| slightly | **poco** |
| moderately | **regular** |
| a lot | **mucho** |
| When was your last period? | **¿Cuándo fue/Cuándo bajó[17] su última regla?** |
| For how many days did you bleed? | **¿Por cuántos días sangró?** |
| Do you have painful periods? | **¿Tiene reglas dolorosas?** |

---

[15]**tuvo** (the irregular past tense form of **tener**) you, he, she had; **¿Tuvo…?** Did you/he/she have . . . ?

[16]Since **regular** in Spanish means "sort of, more or less, moderately or so-so," it is clearer to ask about **irregularidades** (*f. pl.*).

[17]**bajó** (the regular past tense of **bajar**) to come down, as in "My period didn't come down. (I didn't get my period.)"

| When was the first day of your last period? | ¿Cuándo fue el primer día de su última regla? |

## History of pregnancies and birth control methods
## Historia de embarazos y anticonceptivos

| Pregnancies and dates | Embarazos y las fechas |
| Indicate how many: | Indique cuántos: |
| miscarriages | malpartos (*m. pl.*), abortos (*m. pl.*) naturales o abortos espontáneos |
| therapeutic, induced, or elective abortions | abortos (*m. pl.*) provocados, legrados |
| premature | nacidos antes de tiempo, prematuros, sietemesinos |
| stillborn | nacidos muertos |
| (full) term | nacidos a tiempo, nacido a los nueve meses |
| How many children do you have? | ¿Cuántos hijos tiene? |
| males | varones[18] (*m. pl.*), niños |
| females | hembras[19] (*f. pl.*), niñas |
| Did you have problems with your pregnancy? | ¿Tuvo problemas con su embarazo? |
| Did you ever have diabetes during a pregnancy? | ¿Alguna vez ha tenido diabetes durante un embarazo? |
| Did you have problems with your delivery? | ¿Tuvo problemas con el parto? |
| Were the deliveries: vaginal or cesarean? | ¿Fueron[20] los partos: normales[21] (vaginales) o cesáreas? |
| Your due date is (more or less) . . . | La fecha de su parto es (más o menos)... |

## Birth control methods
## Métodos anticonceptivos

| the birth control pill | la píldora, las pastillas anticonceptivas |
| the diaphragm | el diafragma |

---

[18]**Varones** is commonly used to refer to males, sometimes to mean "manly."

[19]**Hembras** is used to refer to females in most countries, but some (like Mexico) consider it to be used only for female animals, not humans.

[20]**Fueron** (the plural of **fue**, the irregular past-tense form of **ser**) They/you were, Were you/they . . . ?

[21]**Partos normales**, which implies "vaginally," is used more frequently than **partos vaginales**.

| | |
|---|---|
| the sponge | **la esponja** |
| foam | **la espuma** |
| condoms, prophylactics | **los condones, los preservativos** |
| IUD | **el dispositivo, el aparato, el IUD, el DUI** |
| Depo® | **inyecciones** (*f. pl.*), **Depo** |
| Norplant® | **implantes** (*m. pl.*), **Norplan** |
| Implanon™ | **el chip, Implanón** |
| the patch | **el parche** |
| cervical cap | **el capuchón cervical** |
| vaginal ring | **el anillo vaginal** |
| the rhythm method | **el método del ritmo** |
| withdrawal, coitus interruptus, "my husband takes care of me"[22] | **"mi esposo me cuida"** |
| Others | **Otros** |
| Did you have any problems with these methods? | **¿Tuvo problemas con estos métodos?** |
| Explain. | **Explique.** |
| Have you had a hysterectomy? | **¿Ha tenido Ud. la histerectomía?** |
| Have you had your tubes tied? | **¿Le amarraron[23] los tubos?** |
| Have you had your tubes tied? | **¿Le han amarrado los tubos? (¿Ha tenido la ligadura de trompas?)** |
| Has your partner had a vasectomy? | **¿Ha tenido la vasectomía su pareja?** |

🔊 **VOCABULARIO** | *Additional useful phrases and words*

| | |
|---|---|
| Do you have blood loss? | **¿Tiene pérdida de sangre?** |
| Have you lost blood/weight? | **¿Ha perdido sangre/peso?** |
| What are your home activities? | **¿Qué actividades hace en la casa?** |
| Do you have any special problems that you would like to mention? | **¿Tiene problemas especiales que quisiera mencionar?** |

---

[22]This is a common answer, referring to withdrawal or to coitus interruptus.
[23]**amarrar** to tie; **amarraron** is the past-tense form.

| | |
|---|---|
| Would you like to speak with the social worker/nutritionist, dietician? | ¿Quisiera hablar con el trabajador social/nutriólogo (nutricionista)? |
| How much does the medicine cost? | ¿Cuánto cuesta la medicina? |
| How much (What) are your fees? | ¿Cuántos son sus honorarios? |
| I do not have insurance. | No tengo seguro[24]/aseguranza.[25] |
| a cyst | un quiste |
| a twist or sprain | una torcedura |
| stitches | puntos (*m. pl.*) o puntadas (*f. pl.*) |
| a pulled muscle or torn ligament | un desgarre |
| What should I do? | ¿Qué debo hacer? |
| Do you have any change in color or texture of a mole? | ¿Tiene algún cambio de color o textura en un lunar? |
| I am going to examine you for kidney stones. | Voy a examinarle por cálculos/piedras en los riñones. |
| You need to strain your urine for stones. | Necesita colar su orina por cálculos/piedras. |
| to move one's bowels | obrar, defecar,[26] hacer popó, hacer caca, hacer número dos |
| MRI | resonancia (*f.*) / resonancia magnética |
| CT scan | tomografía (*f.*) / tomografía axial computarizada |
| AFib | fibrilación (*f.*) auricular |
| sleep apnea | apnea (*f.*) del sueño (*pronounced*: ahp-<u>nay</u>-uh) |
| A1C | A1C (*pronounced*: ah-<u>oono</u>-say) |
| wheelchair | silla (*f.*) de ruedas |
| walker | andador (*m.*) / andadera (*f.*) (*Mex.*) |
| cane | bastón (*m.*) |

 **Ejercicio 5C**

Llene el formulario[27] según su propia historia médica. (*Fill out the form on pp. 118–119 according to your own medical history.*)

---

[24]**seguro** insurance in all of Latin America

[25]**aseguranza** insurance (in Southwest U.S. and parts of northern Mexico)

[26]**obrar** and **defecar** are the preferred terms; only resort to **hacer caca** or **hacer popó** for children, or if the patient looks bewildered.

[27]**Formulario** is used in some countries; whereas **la forma** or **la planilla** is used in others.

# HISTORIAL O EXPEDIENTE MÉDICO
## Historia del Paciente y Repaso de Sistemas

### I. HISTORIA MÉDICA

*Alguna vez ha sufrido de (ha tenido):*
*Favor de marcar los problemas que sufre*
*o que ha sufrido.*

sarampión o rubéola ☐
paperas ☐
amigdalitis ☐
difteria ☐
tifoidea ☐
tuberculosis, tisis ☐
poliomielitis ☐
viruela ☐
viruela loca o varicela ☐
diabetes ☐
asma ☐
bronquitis ☐
anemia o problemas de la sangre ☐
problemas de la glándula Tiroides ☐
problemas con otras hormonas ☐
hipoglucemia (Se le baja el azúcar) ☐
hiperglucemia (Se le sube el azúcar) ☐
problemas de la columna vertebral ☐
hepatitis o ictericia ☐
dolor cuando orina ☐
problemas de la espalda ☐
cáncer o tumores ☐
fiebre de escarlatina ☐
fiebre reumática ☐
malaria (paludismo) ☐
disentería ☐
alergias (coriza): _____ ☐
enfermedades venéreas y genitales ☐
sífilis ☐ gonorrea ☐ herpes ☐
piojos públicos ☐ verrugas genitales ☐
clamidia ☐ SIDA ☐ VIH ☐
Otras: _____ ☐
problemas con las partes genitales ☐
hospitalizaciones: _____ ☐
operaciones o cirugías: _____ ☐

### II. REPASO DE SISTEMAS

*Si sufre de algunos de estos problemas,*
*o ha sufrido de algunos recientemente, favor*
*de marcarlos y mencionar cuándo sufrió y*
*por cuánto tiempo duró el problema.*

náusea ☐
mareos, desmayos ☐
venas varicosas (várices) ☐
almorranas o hemorroides ☐
calambres en las piernas ☐
bochornos ☐
depresión ☐
erupción en la piel, o salpullido ☐
cambio de humor de repente ☐
vista borrosa ☐
dolores de cabeza ☐
infartos ☐
dolor o presión en el pecho ☐
palpitaciones ☐
embolia, infarto (derrame) cerebral ☐
falta de respiración o dificultad al respirar ☐
jadea cuando camina un poco ☐
soplo de corazón ☐
respira con un silbido ☐
sangre en el excremento ☐
cambio en frecuencia de orinar ☐
desecho del pene o de la vagina ☐
cambio de color de la orina ☐
cambio de color del excremento ☐
senos (pechos) adoloridos ☐
infección por hongos ☐
sarna ☐

### III. HISTORIA DE MEDICINAS                         SÍ

¿Está tomando medicina? ☐
Cuál(es): _____
¿Tiene reacción alérgica o problemas
con alguna medicina? _____ ☐
¿Fuma? Cuántos por día: _____ ☐
¿Toma bebidas alcohólicas? ☐
¿Toma cerveza ☐ o vino ☐?*
¿Usa drogas? Cuáles: _____ ☐
¿Comparte agujas o popotes (pajillas)? ☐

### IV. HISTORIA CLÍNICA DE LA FAMILIA

*Incluye a sus padres, abuelos y hermanos.*

enfermedades del corazón ☐
retardación (retraso o atraso) mental ☐
diabetes ☐
cáncer ☐
problemas (p)siquiátricos ☐
embolia o derrame cerebral ☐
tuberculosis o enfermedades
  pulmonares ☐
síndrome fetal de alcohol ☐

convulsiones ☐
cataratas ☐
glaucoma ☐
alta/baja presión ☐
hepatitis, tipo A, B, C ☐
bocio ☐
síndrome de Down ☐
Otros: _____ ☐

## V. MENSTRUACIÓN

¿Cuándo tuvo (bajó) su primera regla? _____

¿Tiene irregularidades o problemas con su regla? _____

¿Sangra?   Poco ☐   Regular ☐   Mucho ☐

¿Cuándo fue (bajó) su última regla? _____

¿Por cuántos días sangró? _____

¿Tiene reglas dolorosas? _____

¿Cuándo fue el primer día de su última regla? _____

## VI. HISTORIA DE EMBARAZOS Y ANTICONCEPTIVOS

Embarazos y las fechas _____

Indique cuántos:   malpartos (abortos naturales o espontáneos)   _____

               abortos inducidos, legrados   _____

               nacidos antes de tiempo, prematuros   _____

               nacidos muertos   _____

               nacidos a tiempo (a los nueve meses)   _____

¿Cuántos niños tiene? _____ varones (niños) _____ hembras (niñas) _____

¿Tuvo problemas con el embarazo?   sí ☐   no ☐ _____

¿Tuvo problemas con el parto?   sí ☐   no ☐ _____

¿Fueron los partos: normales** (vaginales) _____ o cesáreas _____?

La fecha de su parto es (más o menos): _____

| Métodos anticonceptivos | ¿Usando ahora? | ¿Qué ha usado? |
|---|---|---|
| la píldora (las pastillas) | ☐ | ☐ |
| el diafragma | ☐ | ☐ |
| la esponja | ☐ | ☐ |
| la espuma | ☐ | ☐ |
| los condones, preservativos, hules | ☐ | ☐ |
| el espiral, dispositivo, aparato | ☐ | ☐ |
| inyecciones (La Dosis) | ☐ | ☐ |
| implantes (Norplant) | ☐ | ☐ |
| el método del ritmo | ☐ | ☐ |
| "Mi esposo me cuida" | ☐ | ☐ |
| Otros: _____ | ☐ | ☐ |

¿Tuvo problemas con estos métodos? Explique: _____

_____

¿Ha tenido Ud. la histerectomía?   sí ☐   no ☐

¿Ha tenido Ud. ligadura de trompas? (¿Le amarraron*** los tubos?)   sí ☐   no ☐

¿Ha tenido la vasectomía su pareja?   sí ☐   no ☐

## AUTORIZACIÓN

*Doy mi permiso para recibir tratamiento médico y los servicios de consulta que ofrece la clínica.*

| | | |
|---|---|---|
| Firma del paciente | Fecha | Firma del testigo |

---

    *It's a good idea to ask about beer and wine separately as they are not always considered to be alcohol.

    **partos normales implies vaginally and is used more frequently than partos vaginales.

    ***amarrar to tie

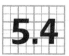

# 5.4

## Types of food
## Tipos de comidas

We are going to assume you did extremely well on the last exercise and are now ready to forge ahead by learning some names of foods. This, of course, will allow you to determine the type of diet your patient has and what you may want to suggest for creating healthier eating habits.

## BASIC FOODS — COMIDAS BÁSICAS

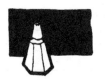

la sal

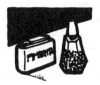

la pimienta

el pan

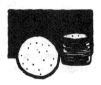

la tortilla (Mex.)

la mantequilla

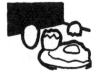

los huevos,
los blanquillos
(Northern Mex.)

la sopa, el caldo

el queso

| | |
|---|---|
| bajo[28] en colesterol | low in cholesterol |
| bajo en sodio | low in sodium |
| alto en potasio | high in potassium |
| bajo en azúcar | low in sugar |
| bajo en grasas | low in fats |
| alto en fibra | high in fiber |
| alto en proteínas | high in proteins |
| alto en calcio | high in calcium |
| bajo en carbohidratos | low in carbohydrates |
| mucha acidez | a lot of acidity |
| muchas vitaminas | many vitamins |
| cuidado con... | careful with . . . |

---

[28]**bajo** or **alto** can change to be feminine or plural depending on the noun.

**La comida en latas (enlatadas), en paquetes (empaquetadas)
o congelados contiene muchos conservantes y sal.**
Canned, packaged, or frozen foods contain a great many preservatives
and salt.

## FRUITS — LAS FRUTAS

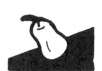

la piña,            la pera            la fresa            el plátano (Mex.),
el ananás (Arg.)                                          la banana, el banano,
                                                          el guineo (C. Am.,
                                                          Carib.)

| | |
|---|---|
| **la naranja, la china** (*P.R.*) | orange |
| **la manzana** | apple |
| **la sandía** | watermelon |
| **el limón** | lemon |
| **el plátano macho** (*Mex.*), **el plátano** (*C. Am., Carib.*) | plantain |
| **la toronja, el pomelo** (*Arg., Spain*) | grapefruit |
| **las uvas** | grapes |
| **el durazno, el melocotón** | peach |
| **la lima** | lime |
| **el albaricoque, la chabacana** (*Mex.*) | apricot |

## MEXICAN FOOD — COMIDAS MEXICANAS

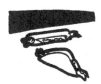
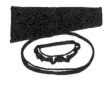

la torta            la quesadilla            la enchilada            el chile, el ají
                    y el taco                                        (Carib.)

| | |
|---|---|
| **el arroz** | rice |
| **los frijoles, las habas, las habichuelas** (*Carib.*) | beans |
| **la salsa picante** | hot sauce |

| | |
|---|---|
| **la cebolla** | onion |
| **el ajo** | garlic |
| **el mole** (*Mex.*) | dark brown sauce prepared with chocolate, peanuts, and chiles |
| **los cacahuates, el maní** (*Carib.*) | peanuts |
| **el jugo, el zumo** | fruit juice |

## VEGETABLES — *LOS VEGETALES, LAS VERDURAS, LAS LEGUMBRES*

 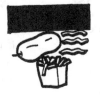  

el tomate, el jitomate[29]    las papas    la calabaza    el maíz, el elote (Mex.), la mazorca

| | |
|---|---|
| **los ejotes** (*Mex.*), **las judías verdes** (*Spain*), **las habichuelas verdes** (*Cuba*) | string beans |
| **la coliflor** | cauliflower |
| **las espinacas** | spinach |
| **la lechuga** | lettuce |
| **los chícharos, los petit pois** (*Carib., C. Am.*), **los guisantes, las arvejas** | peas |
| **la zanahoria** | carrot |

## MEAT — *LA CARNE*

| | | | |
|---|---|---|---|
| **el puerco** | pork | **la hamburguesa** | hamburger |
| **la chuleta** | chop (pork chop) | **el bistec** | steak, minute steak |
| **el lomo** | loin (pork loin) | **las costillas** | ribs |
| **el jamón** | ham | **la milanesa** | breaded veal |
| **el tocino** | bacon | **el guisado** | stew |

---

[29]**jitomate** = red tomato, from Mexico City southward (in Mexico). **Tomate** (in Mexico City) = **tomatillo** or small green tomatoes in northern Mexico and other Latin American countries.

## POULTRY — **AVES**

| | |
|---|---|
| **el pollo**, **la gallina** | chicken |
| **el pavo**, **el guajolote** (*Mex.*), **el guanajo** (*Cuba*) | turkey |
| **el pato** | duck |

## BEVERAGES — **BEBIDAS**

| | |
|---|---|
| **la soda**, **el refresco**, **los frescos** (*C. Am.*) | soft drink |
| **las aguas frescas** | natural fruit drinks made with water |
| **el jugo** | juice |
| **la leche** | milk |
| **el licuado** (*Mex.*), **la batida** (*Carib.*), **el batido** (*C. Am.*) | a smoothie (natural fruit drinks made with milk) |
| **el té** | tea (teas are generally used for medicinal purposes) |

## SHELLFISH AND FISH — **MARISCOS Y PESCADOS**

| | |
|---|---|
| **las almejas** | clams |
| **las ostras**, **los ostiones** | oysters |
| **la langosta** | lobster |
| **los camarones** | shrimp |
| **el pulpo** | octopus |
| **el tiburón** | shark |
| **el huachinango**, **el pargo** | red snapper |
| **el ceviche** | raw fish cocktail in a tomato base, "cooked" in lime juice in the sun |
| **el lenguado** | sole fish |

## DESSERTS — **LOS POSTRES**

 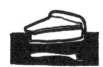  

| la gelatina | el pay (Mex.), la tarta | las galletas | el pan dulce |

| | |
|---|---|
| **el flan** | custard-like dessert |
| **el arroz con leche** | rice pudding |
| **el pastel** (*Mex.*), **el bizcocho,** | cake |
| **la torta, el queque** (*Carib.*) | |
| **el helado, la nieve** (*Mex.*), | ice cream, sherbet |
| **el mantecado** (*Carib.*) | |

## TABLEWARE — *LOS CUBIERTOS*

      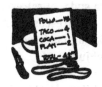

la cuchara          el tenedor          el cuchillo          la cuenta

| | | | |
|---|---|---|---|
| **la taza** | cup | **el tazón** | bowl |
| **la servilleta** | napkin | **el mantel** | tablecloth |
| **el plato** | plate | **la propina** | tip |

 **Ejercicio 5D**

¡Conteste con frases completas!

1. ¿Qué usamos para tomar sopa? _____

   _____

2. ¿Qué cubiertos usamos para cortar la carne? _____

   _____

3. ¿Comemos chícharos con un cuchillo? _____

   _____

4. ¿Tomas café en un plato o en una taza? _____

   _____

5. ¿A quién dejas una propina—a un mesero[30] o a un doctor?

   _____

---

[30]**un mesero(-a)** waiter, server; **una mesera** waitress, server

6. ¿A qué hora tomamos el almuerzo?[31] _____

_____

7. ¿El tenedor va al lado derecho o izquierdo[32] del plato?

_____

8. ¿Le gusta[33] cuándo su hijo limpia su boca con la mano o la servilleta? _____

## MÁS VOCABULARIO

| | | | |
|---|---|---|---|
| **es rico(-a)**[34] | it's delicious | **es o está seco(-a)** | it's dry or stale |
| **es sabroso(-a)** | it's delicious | **está (un poco)** | it's (a little) raw |
| **es delicioso(-a)** | it's delicious | **crudo(-a)** | |
| **es dulce** | it's sweet | **está maduro(-a)** | it's ripe |
| **es amargo(-a)** | it's bitter | **está quemado(-a)** | it's burned |
| **es agrio(-a)** | it's sour | **traigo** | I bring |
| **es fresco(-a)** | it's fresh | **lo siento mucho** | I'm very sorry |

**5.5**

## Diet
## La dieta

## VOCABULARIO

| | | | |
|---|---|---|---|
| **los resultados** | results | **cuidar** | to take care of |
| **las pruebas** | tests | **la dieta** | diet |
| **evitar** | to avoid | **puede** | you (he, she, it) can |
| **los análisis** | analyses | **controlar** | to control |
| **indicar** | to indicate | **a continuación** | following |
| **cierto(-a)** | certain | **según** | according to |

---

[31]**almuerzo** lunch
[32]**derecho(-a)** right; **izquierdo(-a)** left; **lado** side
[33]**¿Le gusta?** Do you like? (Is it pleasing to you?)
[34]In this and some of the following expressions **es** and **está** can be used interchangeably.

**Ejercicio 5E**

Favor de llenar el siguiente párrafo[35] con una enfermedad que requiere una dieta especial y de llenar los espacios según esa dieta.

DOCTOR(A)   Los resultados de sus pruebas (análisis) indican que tiene

_____. Necesita evitar ciertas comidas.

Si cuida su dieta, puede controlar el problema.

Necesita evitar comidas con _____.

Trate de evitar las siguientes comidas: _____,

_____, _____, _____,

_____, _____, _____.

Pero las siguientes comidas son muy buenas para esta

dieta: _____, _____, _____,

_____.

 **Indirect object pronouns**

After an extensive section on foods, one more simple concept is required: **gustar**, "to like." With this verb, you can discuss your likes and dislikes of certain foods and also invite your Latino friends over for dinner . . . or at least go out to a good Latino restaurant.

First, let's quickly review the constructions with **doler** (see Chapter 1, section 1.8, "Chief complaint").

**¿Le duele?**   Does it hurt you? Is it painful to you?
**Me duele.**    It hurts me. It is painful to me.

**Gustar** follows the same principles as **doler**.

| doler (ue) (to hurt, to be painful) | | gustar (to like, to be pleasing) | |
|---|---|---|---|
| me duele(n) | nos duele(n) | me gusta(n) | nos gusta(n) |
| te duele(n) | | te gusta(n) | |
| le duele(n) | les duele(n) | le gusta(n) | les gusta(n) |

---

[35]**párrafo** = paragraph

Study the following statements with **gustar** and their English equivalents.

| 1 | 2 | 3 | | 3 | 2 | 1 |
|---|---|---|---|---|---|---|
| Me | gusta | el pastel | = | The cake | is pleasing | to me |
| Me | gusta | la fruta | = | Fruit | is pleasing | to me |
| No me | gusta | la iguana | = | The iguana | is not pleasing | to me |

We do not conjugate **gustar** like other verbs. Think of it as:

"It is pleasing to me." = *I like.*

Now look at these statements in the plural form.

| 1 | 2 | 3 | | 3 | 2 | 1 |
|---|---|---|---|---|---|---|
| Me | gustan | los dulces | = | Sweets | are pleasing | to me |
| No me | gustan | las uvas | = | Grapes | are not pleasing | to me |

 **Ejercicio 5F**

¡Conteste con frases completas!

1. ¿Le gusta el pastel? Sí, _____ el pastel.

2. ¿Le gusta el pollo? Sí, _____ el pollo.

3. ¿Le gusta el flan con chiles? No, no _____.

4. ¿Le gustan las almejas? _____

5. ¿Le gustan las uvas? _____

6. ¿Le gustan las zanahorias? _____

7. ¿Qué comidas le gustan que son saludables (*healthy*)?

    _____

8. ¿Qué comidas le gustan que son dañinas (*harmful*) o que no son

    saludables? _____

    _____

**Ejercicio 5G**

¡Conteste con frases completas! (In this exercise, note the use of **Le gusta**, singular form, when followed by the infinitive of a verb. It does not matter if the things referred to after the infinitive are plural form.)

1. ¿Le gusta comer los frijoles? _____

_____

2. ¿Dónde le gusta comer, en la casa o en el restaurante?

_____

3. ¿Le gusta tomar sopa caliente y picante en el desierto?

_____

4. ¿Qué le gusta comer en la mañana? _____

_____

5. ¿Le gusta beber cervezas mexicanas? _____

_____

6. ¿Le gusta comer chícharos con las manos? _____

_____

Just as you would not say, "My eyes are painful to I," you do not say, **Los ojos yo duelen**. You need a different pronoun. Verbs such as **gustar** and **doler** use indirect object pronouns to express "to me, to you, to him, to her," etc. Examine the following indirect object pronouns:

| Singular | | Plural | |
|---|---|---|---|
| **me** | to me | **nos** | to us |
| **te** | to you (*familiar*) | | |
| **le** | to him, to her | **les** | to them |
| **le** | to you (*formal*) | **les** | to you (*formal*) |

| | |
|---|---|
| **¿Le gusta...?** | Do you like . . . ? (Is . . . pleasing *to you?*) |
| **¿Te gustan...?** | Do you like . . . ? (Are . . . pleasing *to you?*) |
| **Me gusta la salsa picante.** | I like the hot sauce. (The hot sauce is pleasing *to me.*) |
| **Nos gusta caminar.** | We like to walk. (Walking is pleasing *to us.*) |
| **Le duelen los oídos.** | His ears hurt. (His ears are painful *to him.*) |

**5.7** Irregular **-er** and **-ir** verbs

## THREE IRREGULAR VERBS: **TENER, VENIR, PONER**

You've already been using the verb **tener**, so it will be quite easy to learn the conjugation of **venir**. You've seen **poner** in its command form; **Póngase la bata, Póngase su ropa,** as well as **¿Le duele cuando pongo presión?** Now, here they are in full in the present tense.

| **tener** (to have) | | **venir** (to come) | | **poner** (to put) | |
|---|---|---|---|---|---|
| tengo | tenemos | vengo | venimos | pongo | ponemos |
| tienes | | vienes | | pones | |
| tiene | tienen | viene | vienen | pone | ponen |

If you have noticed a puzzling change in the stem of these verbs and feel you really need to know the reason, check the footnotes.[36] However, it is not necessary at this point. Just concentrate on the **yo** and **usted** forms.

 **Ejercicio 5H**

Escriba (Favor de escribir) la frase con la forma correcta de **tener**.

EJEMPLO    Yo <u>tengo</u> una aguja grande.

1. Tú _____.

2. La enfermera _____.

3. Ud. _____.

4. El paciente _____.

5. Nosotros _____.

6. Ella y Ud. _____.

7. Elián y yo _____.

8. Ella _____.

---

[36]All three verbs end in **-go** in the **yo** form: **tengo, vengo, pongo.**

Both **tener** and **venir** change the **e** to **ie** in their stem in the **tú, él, ella, Ud., ellos, Uds.,** forms.

Except for the **yo** form, **poner** is conjugated like a regular **-er** verb.

## ✏️ Ejercicio 5I

¡Conteste (Favor de contestar) con frases completas!

1. ¿Tiene Ud. una aguja grande?

   _____

2. ¿Quién tiene la aguja grande?

   _____

3. ¿Tiene Ud. dos Tylenol™?

   _____

4. ¿Dónde tiene Ud. el Valium™?

   _____

5. ¿Tenemos anestesia para el dolor hoy?

   _____

6. ¿Tienen los pacientes náusea a veces?[37]

   _____

7. ¿Tiene el doctor alta presión?

   _____

## ✏️ Ejercicio 5J

¡Complete usando la forma correcta del verbo **tener**!

EJEMPLO   Yo <u>tengo</u> frío y náusea.

1. Tú _____.
2. Ella _____.
3. El paciente _____.
4. Nosotros _____.
5. Ellos _____.
6. Uds. _____.
7. Elena y Juana _____.

---

[37]**a veces** at times, sometimes

## ✐ Ejercicio 5K

Complete la frase con la forma correcta de **venir** y **poner**.

EJEMPLO    Nosotros <u>venimos</u> aquí al hospital y <u>ponemos</u> las almohadas en la cama.

1. Los enfermeros _____ y _____.

2. Usted _____ y _____.

3. Tú y yo _____ y _____.

4. Javier y Margarita _____ y _____.

5. Yo _____ y _____.

6. Tú _____ y _____.

7. Ustedes _____ y _____.

## ✐ Ejercicio 5L

Conteste (Favor de contestar) con la forma correcta de **tener**.

1. ¿Tiene Ud. frío? _____

2. ¿Dónde tiene Ud. comezón? _____

3. ¿Quién tiene calambres? _____

4. ¿Tienen Uds. miedo de las agujas? _____

   _____

5. ¿Le duele el brazo después de dar tantas[38] inyecciones?

   _____

6. ¿Tiene náuscas después de comer tripas?[39] _____

   _____

7. ¿Tiene la medicina que está tomando (que toma)? _____

   _____

8. ¿Tiene algo para la náusea? _____

   _____

---

[38]**tantas** so many
[39]**tripas** tripe or stuffed intestine casings

**Ejercicio 5M**

## UN CRUCIGRAMA

This crossword provides an opportunity to test how well you remember basic parts of the body in Spanish.

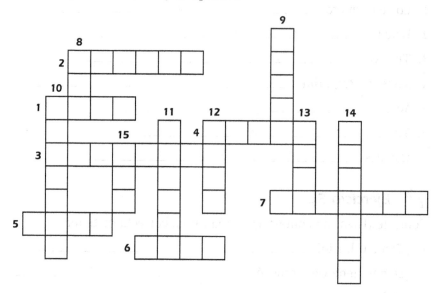

**Horizontales**

1   2   3   4   5   6   7

**Verticales**

8   9   10   11   12   13   14   15

# 6

**What you will learn in this lesson:**

- to conjugate and use more irregular verbs in the present tense
- days, months, and dates
- to form the imperative (command forms)
- vocabulary related to a physical exam
- to conduct a physical exam in Spanish
- vocabulary related to a neurological exam (in the ER)
- to conduct a neurological exam in Spanish

The goal of this lesson is to be able to use the command form and thus give instructions and conduct a general physical and neurological exam.

#  6.1 Irregular verbs in the present tense

Before learning the fairly simple principles that enable you to form commands (called the imperative mood), let's just be totally certain that the stems, roots, or bases of the regular verbs in the present tense are deeply ingrained in your **cerebro**. From there, we will move on to the irregular verbs in the present tense, which will, in turn, directly lead to the formation of the imperative. From this, you will be able to instruct your patients with ease during any physical exam.

**Recuerden** *(Remember)*: regular verb endings in the present tense

| **tomar** (to drink, to take) | | **comer** (to eat) | | **vivir** (to live) | |
|---|---|---|---|---|---|
| tomo | tomamos | como | comemos | vivo | vivimos |
| tomas | | comes | | vives | |
| toma | toman | come | comen | vive | viven |

Now let's review two commonly used irregular verbs:

| **estar** (to be) | | **ser** (to be) | |
|---|---|---|---|
| estoy | estamos | soy | somos |
| estás | | eres | |
| está | están | es | son |

*Estar*

**Location**
La mesa está en el piso.
Juan está en Arizona.

**Temporary state or condition**
José está enfermo.
Yo estoy contenta.
La sopa está caliente.

*Ser*

**Permanent condition, characteristic, or identifier**
Yo soy doctor.
Santa Claus es gordo.
Ella es americana.
José es de México.

There are some irregular verbs that are quite simple: they only change in the **yo** form. The conjugation is actually quite regular within its irregularity. Just note the letter "**g**" in the **yo** conjugation. Fortunately, the rest of the verb is conjugated exactly as if it were regular (except in **oír** and **decir, tener** and **venir**, which are only slightly different). Note the following infinitives and their first-person singular or **yo** forms.

Also, once you have learned the forms of some basic irregular verbs, you actually have learned many other verbs as well (for example, **poner**: **componer, reponer, suponer**; **decir**: **contradecir, maldecir**; **traer**: **contraer, distraer**). Examine the following infinitives and their irregularities in the present tense, especially in the **yo** or first-person singular form.

| **hacer** (to make, to do) | | **poner** (to put) | | **salir** (to exit, to leave) | |
|---|---|---|---|---|---|
| hago | hacemos | pongo | ponemos | salgo | salimos |
| haces | | pones | | sales | |
| hace | hacen | pone | ponen | sale | salen |

| **tener** (to have) | | **venir** (to come) | |
|---|---|---|---|
| tengo | tenemos | vengo | venimos |
| tienes | | vienes | |
| tiene | tienen | viene | vienen |

| **traer** (to bring) | | **caer** (to fall) | |
|---|---|---|---|
| traigo | traemos | caigo | caemos |
| traes | | caes | |
| trae | traen | cae | caen |

| **decir** (to say, to tell) | | **oír** (to hear) | |
|---|---|---|---|
| digo | decimos | oigo | oímos |
| dices | | oyes | |
| dice | dicen | oye | oyen |

| **ir** (to go) | | **dar** (to give) | |
|---|---|---|---|
| voy | vamos | doy | damos |
| vas | | das | |
| va | van | da | dan |

### Ejercicio 6A

Complete las frases con la forma correcta de **poner**, **hacer** y **salir**.

1. Yo (poner) _____ la loción en la cara; (hacer)

   _____ la cama y (salir) _____ de la casa.

2. Tú _____

   _____.

3. Su esposo _____

_____ .

4. Los niños _____

_____ .

5. La enfermera _____

_____ .

6. Ud. _____

_____ .

### ✎ Ejercicio 6B

Complete las frases con la forma correcta de **traer** y **caer**.

1. Yo (traer) _____ la receta a la farmacia, pero (caer)

_____ porque no camino bien con las muletas.[1]

2. Pepe _____

_____ .

3. Tú _____

_____ .

4. Los accidentados _____

_____ .

5. El enfermo _____

_____ .

6. Ud. _____

_____ .

7. Yo y tú _____

_____ .

8. Ellos _____

_____ .

---

[1]**las muletas** crutches

9. María y Rosita _____

_____ .

10. Uds. _____

_____ .

## ✎ Ejercicio 6C

Complete las frases con la forma correcta de **ir** y **dar**.

1. Yo (ir) _____ al hospital y yo (dar) _____
   el regalo[2] al paciente.

2. El personal[3] del hospital _____

_____ .

3. La familia _____

_____ .

4. Ud. _____

_____ .

5. Los abuelos _____

_____ .

6. Uds. _____

_____ .

7. Nosotros _____

_____ .

8. Los doctores _____

_____ .

9. Emilio _____

_____ .

10. La enfermera _____

_____ .

---

[2]**el regalo** gift
[3]**el personal** personnel, staff

## STEM-CHANGING VERBS

The stem of a verb is what is left after the infinitive ending has been removed. You have already discovered that some verbs (**tener, venir, doler [duele]**) have changes in their stems in the present tense. Many verbs have a consistent pattern of changes and are often referred to as "shoe" or "boot" verbs. You will see why soon.

The most common changes are from an **o** in the stem to **ue** or from an **e** in the stem to **ie** in all forms, except the **nosotros** form. When a line is drawn around the forms with stem changes, it forms a shoe or boot, hence its name. And fortunately, "to boot," the **nosotros** form keeps the same vowel as in the infinitive form!

¡**Ay, Dios mío, me duele la cabeza!** Enough of this, I have a headache! Just examine the following verbs, and the patterns will make sense. Then, if need be, refer back to this explanation.

| **poder** (to be able) (o → ue) | | **querer** (to want) (e → ie) | |
|---|---|---|---|
| puedo | podemos | quiero | queremos |
| puedes | | quieres | |
| puede | pueden | quiere | quieren |

Other **o → ue** verbs

| **probar** | to try on, to test |
|---|---|
| **mover** | to move |
| **dormir** | to sleep |
| **contar** | to count, to tell |
| **doler**[4] | to hurt |
| **encontrar** | to find |
| **volver** | to return |

Other **e → ie** verbs

| **cerrar** | to close |
|---|---|
| **pensar** | to think |
| **perder** | to lose |
| **encender** | to light, to turn on |
| **extender** | to extend |
| **sentarse** | to sit down |
| **sentirse** | to feel |

*Note:* **Sentarse** and **sentirse** are reflexive verbs, which means that the action of the verb reflects back to the individual. Reflexive verbs are discussed in Chapter 9, but for the time being, the following **yo** and **Ud.** forms are useful:

**sentarse**  **me siento** (I sit, am sitting, do sit)
**se senta** (you sit/he, she sits, etc.)

**sentirse**  **me siento** (I feel, am feeling, do feel)
**se siente** (you feel/he, she feels, etc.)

---
[4]**me duele** it is painful to me, it hurts (from **doler**); **el dolor** is the noun meaning "pain."

## ✐ Ejercicio 6D

Llene los espacios con la forma correcta de **querer**.

1. El Señor Gómez _____ tomar su temperatura.

2. El paciente _____ tomar dos Tylenol™.

3. Yo no _____ pesarme.[5]

4. Ud. _____ sentarse.

5. Las pacientes _____ desconectarse de la máquina.[6]

6. Ellas _____ comer el lonche.[7]


## ✐ Ejercicio 6E

¡Complete las frases usando la forma correcta del verbo **querer**!

EJEMPLO   Yo quiero comer...

1. Tú _____.

2. Ella _____.

3. Nosotros _____.

4. Los pacientes _____.

5. Ud. _____.


## ✐ Ejercicio 6F

Llene los espacios con la forma correcta del verbo **poder**.

EJEMPLO   ¿Dónde (yo) puedo comprar medicinas?

1. ¿Dónde (yo) _____ tomar el peso?

2. ¿Dónde (él) _____ tomar su temperatura?

3. ¿Dónde (nosotros) _____ tomar raspados?

4. ¿Cuándo (yo) _____ desconectar la máquina?

5. ¿Cuándo (ellos) _____ escuchar el pulso?

---

[5]**pesarme** to weigh myself; **pesarse** to weigh oneself (a reflexive verb)
[6]**desconectarse de la máquina** to disconnect themselves from the machine
[7]**lonche** lunch (slang expression)

## Ejercicio 6G

Conteste las preguntas con la forma correcta de **poder**.

1. ¿Qué puede hacer el paciente?

_____

2. ¿Dónde puedes comprar tacos y enchiladas?

_____

3. ¿Cuándo pueden venir Uds. a la clínica?

_____

4. ¿Quién puede hablar español?

_____

5. ¿Adónde podemos ir mañana?

_____


## OTHER EXAMPLES

Let's look at some of the other verbs that follow the same pattern. Remember that stem changes occur in all forms, except the **nosotros** form.

**e → ie**

| **cerrar** (to close) | | **pensar** (to think) | |
|---|---|---|---|
| cierro | cerramos | pienso | pensamos |
| cierras | | piensas | |
| cierra | cierran | piensa | piensan |

**o → ue**

| **volver** (to return) | | **dormir** (to sleep) | |
|---|---|---|---|
| vuelvo | volvemos | duermo | dormimos |
| vuelves | | duermes | |
| vuelve | vuelven | duerme | duermen |

## ✐ Ejercicio 6H

Complete las frases con la forma correcta de **volver**, **cerrar** y **dormir**.

1. Yo (volver) _____ al hospital, (cerrar)

   _____ la puerta y (dormir) _____.

2. El paciente _____

   _____.

3. Los doctores _____

   _____.

4. El enfermero _____

   _____.

5. Las enfermeras _____

   _____.

6. El lesionado _____

   _____.

## COMMON -ER VERBS (REGULAR AND IRREGULAR)

| Present | |
|---|---|
| -o | -emos |
| -es | |
| -e | -en |

| | | | |
|---|---|---|---|
| **aprender** | to learn | **leer** | to read |
| **caer (g)** | to fall (*yo caigo*) | **padecer (zc)** | to suffer from |
| **comer** | to eat | | (*yo padezco*) |
| **comprender** | to understand | **parecer (zc)** | to appear, to seem |
| **correr** | to run | | (*yo parezco*) |
| **creer** | to believe | **perder (ie)** | to lose |
| **deber** | to owe, should | **poner (g)** | to put (*yo pongo*) |
| **doler (ue)** | to hurt | **prender** | to pin, to turn on |
| | (*me duele*) | **proteger (j)** | to protect |
| **extender (ie)** | to extend | | (*yo protejo*) |
| | (*yo extiendo*) | **querer (ie)** | to want (*yo quiero*) |
| **entender (ie)** | to understand | **responder** | to respond |
| | (*yo entiendo*) | **saber** | to know (*yo sé*) |

| | | | |
|---|---|---|---|
| **ser** | to be (*yo soy*) | **torcer (ue)(z)** | to twist, turn |
| **hacer (g)** | to make, to do | | (*yo tuerzo*) |
| | (*yo hago*) | **vender** | to sell |
| **tener (ie)(g)** | to have (*yo tengo*) | **ver** | to see |

*Notes:*

- Some verbs have spelling changes in the **yo** form, but their other forms are conjugated the same as regular verbs or the same as stem-changing verbs.

  (zc)

  padecer: pade<u>zc</u>o, padeces, padece, padecemos, padecen

  parecer: pare<u>zc</u>o, pareces, parece, parecemos, parecen

  (j)

  proteger: prote<u>j</u>o, proteges, protege, protegemos, protegen

  (z)

  torcer: tuer<u>z</u>o, tuerces, tuerce, torcemos, tuercen

- **Saber** has an irregular **yo** form in the present tense but the other forms are conjugated like a regular -er verb: **sé, sabes, sabe, sabemos, saben.**

- Recall that **ver** is very slightly irregular: **veo, ves, ve, vemos, ven.**

## COMMON -IR VERBS (REGULAR AND IRREGULAR)

| Present | |
|---|---|
| -o | -imos |
| -es | |
| -e | -en |

| | | | |
|---|---|---|---|
| **abrir** | to open | **morir (ue)** | to die (*yo muero*) |
| **dormir (ue)** | to sleep | **producir (zc)** | to produce |
| | (*yo duermo*) | | (*yo produzco*) |
| **escribir** | to write | **subir** | to go up, ascend; |
| **insistir** | to insist | | get on |
| **introducir (zc)** | to introduce | **sufrir** | to suffer |
| | (*yo introduzco*) | **venir (ie)(g)** | to come (*yo vengo*) |
| **ir** | to go (*yo voy*) | **vivir** | to live |
| **medir (i)** | to measure | | |
| | (*yo mido*) | | |

*Notes:*

- Some verbs have spelling changes in the **yo** form, but their other forms are conjugated the same as regular verbs.

**(zc)**

**introducir**: introdu<u>zc</u>o, introduces, introduce, introducimos, introducen

**producir**: produ<u>zc</u>o, produces, produce, producimos, producen

- **Medir** is an **e → i** stem-changing verb: **mido, mides, mide, medimos, miden**.

Now let's take a look at these irregular present tense verbs in action with examples:

| **tener** (to have) | |
| --- | --- |
| tengo | tenemos |
| tienes | |
| tiene | tienen |

Tengo muchos amigos.
Tengo frío, calor, etc.

**tener que** + infinitive          *to have to*

| | |
| --- | --- |
| Tengo que comer. | I have to eat. |
| Tiene que descansar. | You have to rest. |

Remember: **hacer, poner, salir, venir, traer, oír, decir** are conjugated like the verb **tener**.

| **ir** (to go) | |
| --- | --- |
| voy | vamos |
| vas | |
| va | van |

**ir** + **a** + noun          *destination*

Voy a la clínica.          I'm going to the clinic.

**ir** + **a** + infinitive          *the future tense*

Voy a tomar 2 aspirinas.          I'm going to take 2 aspirins.

Remember: **dar** is conjugated like **ir**.

## STEM-CHANGING VERBS WITH SAMPLE SENTENCES

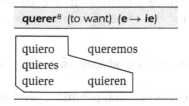

**querer**[8] (to want) (e → ie)

| quiero | queremos |
| quieres | |
| quiere | quieren |

**querer** + noun

| | |
|---|---|
| Quiero mucho arroz. | I want a lot of rice. |
| Quiero más información. | I want more information. |
| Quiero una muestra de orina. | I want a urine sample. |

**querer** + infinitive — to want + infinitive

| | |
|---|---|
| Quiero comer. | I want to eat. |
| Quiero descansar. | I want to rest. |

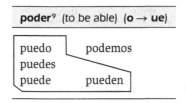

**poder**[9] (to be able) (o → ue)

| puedo | podemos |
| puedes | |
| puede | pueden |

| | |
|---|---|
| puedo | I can |
| no puedo | I can't |

**poder** + infinitive — to be able + infinitive

| | |
|---|---|
| Puedo comer. | I can (am able to) eat. |
| Puedo mover el brazo. | I can (am able to) move my arm. |
| No puede respirar. | He can't (is not able to) breathe. |

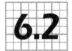

# 6.2 Days of the week
## Los días de la semana

You have mastered how to courteously greet a Latino patient in Spanish; determine his or her chief complaint; qualify, quantify, and char-

---

[8]Other **e → ie** verbs: **pensar, perder, extender, entender, encender, sentarse, sentirse**.

[9]Other **o → ue** verbs: **dormir, volver, recordar, mostrar, torcer, encontrar, contar**.

acterize the pain or symptoms; and take a patient history. Now it's time to learn the days of the week and months so you can specify exactly which days your patient should take the medicine or when to return for another office visit.

Please also remember that in Spanish, the date is listed first, then the month, followed by the year. For example: 4/3/2005 in most of the world indicates March 4, 2005, while in the United States it is seen as April 3, 2005. Thus, unless you are familiar with this system, it may be best to write out the actual month: **el 3 de abril**.

| lunes | martes | miércoles | jueves | viernes | sábado | domingo |
|-------|--------|-----------|--------|---------|--------|---------|
| **1** | **2** | **3** | **4** | **5** | **6** |  |
| **7** | **8** | **9** | **10** | **11** | **12** | **13** |
| **14** | **15** | **16** | **17** | **18** | **19** | **20** |
| **21** | **22** | **23** | **24** | **25** | **26** | **27** |
| **28** | **29** | **30** | **31** |  |  |  |

Important points to remember about days in Spanish:

- Days of the week are never capitalized.
- The days of the week are masculine words.
- **El lunes** is the first day of the week.
- Always use **el** or **los** before the day except with **Hoy es...** and **Mañana es...**

Examine the following sentences with days of the week:

| | |
|---|---|
| **Hoy es lunes.** | Today is Monday. |
| **Mañana es martes.** | Tomorrow is Tuesday. |
| **Pasado mañana es miércoles.** | The day after tomorrow is Wednesday. |
| **Ayer fue domingo.** | Yesterday was Sunday. |
| **Antier fue sábado.** | The day before yesterday was Saturday. |
| **Voy el lunes.** | I'm going on Monday. |
| **Salgo el martes.** | I leave on Tuesday. |
| **Regreso el jueves.** | I return on Thursday. |
| **Trabajo los viernes.** | I work Fridays (on Fridays). |
| **No canto los domingos.** | I don't sing on Sundays. |

*Notes:*

- When the name of the day ends in **s**, the word does not change from singular to plural: **el jueves, los jueves**.
- Whereas in English we say, "I run on Wednesdays," in Spanish we say **Corro los miércoles**, with no equivalent for the word *on*.

 **Ejercicio 61**

Favor de contestar con frases completas.

1. ¿Qué día es hoy?

   _____

2. ¿Qué día es mañana?

   _____

3. ¿Qué día es pasado mañana?

   _____

4. Hoy es lunes. ¿Qué día es mañana?

   _____

5. Hoy es lunes. ¿Qué día es pasado mañana?

   _____

6. Hoy es jueves. ¿Qué día es mañana?

   _____

7. Hoy es jueves. ¿Qué día es pasado mañana?

   _____

8. ¿En qué día hay clases de español?

   _____

9. ¿En qué días hay trabajo?

   _____

10. ¿Cuándo vamos a la iglesia?[10]

    _____

---

[10]**iglesia** church

---

**antes de/después de**

Las 7:00 de la mañana es antes de las 8:00.
El número uno es antes del número dos.
El lunes es antes del martes.

Las 10:00 de la noche es después de las 9:00.
El número 4 es después del número 3.
El domingo es después del sábado.

---

 **Ejercicio 6J**

Favor de contestar con frases completas.

1. ¿Qué día es después del sábado?

_____

2. ¿Qué día es antes del sábado?

_____

3. ¿Qué día es después del domingo?

_____

4. ¿Qué día es antes del domingo?

_____

5. ¿Qué número es después del número 95?

_____

6. ¿Qué número es antes del número 101?

_____

7. ¿Qué horas son después de las tres de la tarde?

_____

8. ¿Qué horas son antes de las dos de la tarde?

_____

## Months of the year
## Los meses del año

| | | | |
|---|---|---|---|
| enero | abril | julio | octubre |
| febrero | mayo | agosto | noviembre |
| marzo | junio | septiembre | diciembre |

- Months are never capitalized in Spanish.
- Occasionally, you may find **septiembre** spelled as **setiembre**.

 **Ejercicio 6K**

Favor de contestar con frases completas.

1. ¿Qué mes es antes de febrero? _____

2. ¿Qué mes es antes de mayo? _____

3. ¿Qué mes es antes de agosto? _____

4. ¿Qué mes es antes de noviembre? _____

5. ¿Qué mes es antes de abril? _____

6. ¿Qué mes es antes de julio? _____

7. ¿Qué mes es antes de octubre? _____

8. ¿Qué mes es antes de enero? _____

El cumpleaños[11] de Abrahán Lincoln es el 12 de febrero.
El cumpleaños de Benito Juárez es el 21 de marzo.
Mi cumpleaños es el 17 de octubre.

 **Ejercicio 6L**

Favor de contestar con frases completas.

1. ¿Cuándo es su[12] cumpleaños?

_____

---
[11]**el cumpleaños** birthday
[12]**su** your

2. ¿Cuándo es el cumpleaños de su madre?

_____

3. ¿Cuándo es el cumpleaños de su padre?

_____

4. ¿En qué mes es el Día de las Madres?

_____

5. ¿En qué mes es el Día de los Padres?

_____

6. ¿En qué mes es el Día de la Independencia de los Estados Unidos?

_____

7. ¿En qué mes es el Día de la Independencia mexicana?

_____

8. ¿En qué mes es el Día de Dar Gracias?[13]

_____

9. ¿En qué mes es el Día de los Novios?[14]

_____

10. ¿En qué mes es el Día de la Raza?[15]

_____

11. ¿En qué mes es el Día de los Muertos?[16]

_____

12. ¿En qué mes es Navidad? _____

| El mes: | Mi cumpleaños es en mayo. |
| La fecha: | Mi cumpleaños es el 17 de mayo. |
| Fecha de nacimiento: | Nací el 17 de mayo de 1975. |
| | *or* 17/5/75 |

---

[13]In Puerto Rico, Thanksgiving is known as **El Día de Acción (de Dar) Gracias.**
[14]**Día de los Novios** Valentine's Day (literally, the Day of the Sweethearts)
[15]**Día de la Raza** Columbus Day (literally, the Day of the Race)
[16]**Día de los Muertos** All Souls' Day (literally, the Day of the Dead)

#  6.4 Authority figures and home remedies

In Latin America, generally speaking, priests, doctors, teachers, and other professionals are looked upon as authority figures. From the time one is young, a Latino is taught *not* to question authority, because this is rude and impertinent. This concept often extends into other aspects of life. In Latin America, the doctor still tends to make the decisions that he or she feels are best for the patient, and the patient would rarely presume to ask too many questions, if any. From the doctor's standpoint, such questions would be seen as disrespectful and even as a brazen challenge ("I'm the doctor, who are you to question my superior knowledge?"). Thus, the concept of including patients in on their course of treatment, which is encouraged in the United States, is bewildering to many Latin Americans. If a healthcare professional asks a Spanish-speaking patient, "What do you feel about . . . ?" or "What would you rather do about . . . ?", the patient is likely to smile politely, look a bit quizzical, and think to himself, "Well, you're the doctor, that's why I'm here. You tell me." However, the patient may well say aloud, **Lo que Ud. diga, doctor(a)** ("Whatever you say, doctor"). Note that in some Latin American countries with a large indigenous population, prolonged eye contact may be considered rude or challenging, particularly when directed toward authority figures.

Many times Latin American patients may have already tried several "remedies" on their own; therefore, asking them to participate will cause them to think "I tried everything I knew already, why are you asking me?" A probable sequence of home remedies could be as follows:

- Call mom or grandma. She probably will recommend **té de manzanilla** (chamomile tea) or **té de yerbabuena** (mint tea), or a variety of other teas. These teas are nearly always staples in the home.
- Try something from the medicine cabinet left over from last time one had similar symptoms (and don't be surprised if it's those leftover **antibióticos**).
- Try something from the neighbor's, cousin's, or other helpful person's medicine cabinet.
- Go to the drugstore and ask the pharmacist, "What are people taking for these symptoms?"
- Start a series of antibiotic injections or pills.

- See an herbalist (**un yerbero**)[17] and drink different teas consisting of herbs or roots one does not always have in the home.
- See a **curandero** or **santero**.

If nothing has worked thus far, the patient may now go to the clinic or the doctor's office.

A notable exception to this course of events is if the patient is a child. With children, Latinos do not like to take chances and seem to go for the "whole enchilada" right away. This process seems to hold true for all socioeconomic levels. As an aside, it is worth mentioning that in Latin America there is little discrimination in regard to color or country of origin; however, there is a definite separation between the socioeconomic classes.

 ## 6.5 The imperative mood or command form

It's time to take a look at (or better yet to learn) the imperative or command form. The imperative mood is a helpful tool for giving instructions, whether for exams, follow-up explanations, or prescriptions, giving directions, or simply informing your patient what you want him or her to do.

In English the same form of the verb is used in the present tense as is used in the command form. For example:

| *Present tense* | *Command* |
| --- | --- |
| I **walk** on my heels. | **Walk** on your heels! |
| I **take** pills every day. | **Take** your pills! |

In Spanish, for regular verbs, the last letter is different in the present tense **yo** form and in the command form. (There are a few other letter changes in irregular verbs and the **g**-changing verbs in the **yo** form that you will see a bit later; but, for now, not to worry!)

Study the pictures and the command forms on the next page.

---

[17]**yerbero**, also spelled **hierbero**

# COMMANDS — **EL IMPERATIVO O LOS MANDATOS**

### Tomar

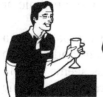 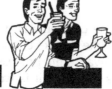 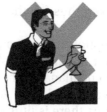 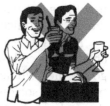

¡Tome Ud.!       ¡Tomen Uds.!       ¡No tome Ud.!       ¡No tomen Uds.!

### Comer

 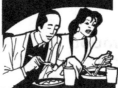  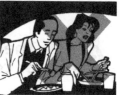

¡Coma Ud.!       ¡Coman Uds.!       ¡No coma Ud.!       ¡No coman Uds.!

### Abrir

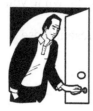  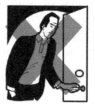 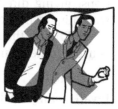

¡Abra Ud.!       ¡Abran Uds.!       ¡No abra Ud.!       ¡No abran Uds.!

To make a command

| If a verb ends in **-ar** | drop **-ar** and add **e** | hablar | hable Ud. |
| If a verb ends in **-er** | drop **-er** and add **a** | comer | coma Ud. |
| If a verb ends in **-ir** | drop **-ir** and add **a** | abrir | abra Ud. |

Remember, in the command form:

- **-ar** verbs end in **-e** (*singular*) or **-en** (*plural*)
- **-er** and **-ir** verbs end in **-a** (*singular*) or **-an** (*plural*)

## Verbos de -**ar**

| Infinitive | Command (**Ud.**) Add -**e** | Command (**Uds.**) Add -**en** |
|---|---|---|
| tomar | tom**e** | tom**en** |
| caminar | camin**e** | camin**en** |
| fumar | fum**e** | fum**en** |
| exhalar | exhal**e** | exhal**en** |
| inyectar | inyect**e** | inyect**en** |
| examinar | examin**e** | examin**en** |

## Verbos de -**er** e -**ir**

| Infinitive | Command (**Ud.**) Add -**a** | Command (**Uds.**) Add -**an** |
|---|---|---|
| comer | com**a** | com**an** |
| abrir | abr**a** | abr**an** |
| beber | beb**a** | beb**an** |
| toser | tos**a** | tos**an** |
| vivir | viv**a** | viv**an** |
| escupir | escup**a** | escup**an** |

 **Ejercicio 6M**

Escriba un mandato según el dibujo[18] usando **Ud.** y **Uds.**

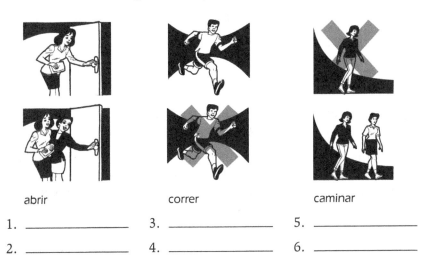

| abrir | correr | caminar |
|---|---|---|

1. _____   3. _____   5. _____

2. _____   4. _____   6. _____

_____

[18]**dibujo** drawing

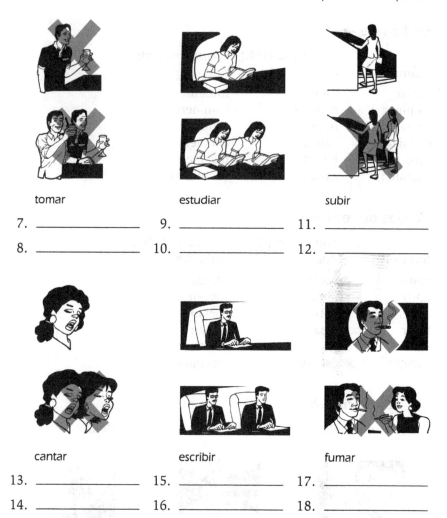

tomar                    estudiar                    subir

7. _____        9. _____        11. _____

8. _____        10. _____        12. _____

cantar                    escribir                    fumar

13. _____        15. _____        17. _____

14. _____        16. _____        18. _____

## COMMANDS WITH IRREGULAR VERBS — MANDATOS DE VERBOS IRREGULARES

Look at the pictures and read the commands below. Try to determine a pattern, and then go on to read the explanation below the drawings. In many cases with languages, that old axiom, "A picture is worth a thousand words" actually makes a great deal of sense.

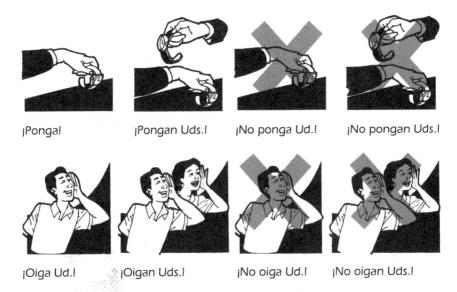

¡Ponga!    ¡Pongan Uds.!    ¡No ponga Ud.!    ¡No pongan Uds.!

¡Oiga Ud.!    ¡Oigan Uds.!    ¡No oiga Ud.!    ¡No oigan Uds.!

How to make a command with an irregular verb:

1. Find the **yo** form.    EJEMPLO: decir  (yo) digo
2. Remove the **-o** ending.    EJEMPLO: dig
3. Add the correct ending.    EJEMPLO: dig + a → Diga Ud.

*Note:* With these verbs, as with regular verbs, add **-e, -en** to **-ar** verbs and add **-a, -an** to **-er** and **-ir** verbs.

## COMMON COMMANDS

The following is a list of typical commands or structures that you will use frequently. We highly suggest memorizing the ones in the left-hand column that you use repeatedly. You may find the ones in the right-hand column (**Favor de** + infinitive—the shortcut!) to be easier to use, particularly if you draw a blank or if you only refer to them from time to time. Memorize the ones that you handle with the most ease. But, at least now, you can understand how they are formed and can deduce how to do so with other verbs not included here.

| | | |
|---|---|---|
| **Siéntese** | Sit down, sit up | **Favor de sentarse** |
| **Relájese/aflójese** | Relax | **Favor de relajarse/ aflojarse** |
| **Acuéstese** | Lie down | **Favor de acostarse** |
| **Acuéstese boca arriba** | Lie down on your back | **Favor de acostarse boca arriba** |

| | | |
|---|---|---|
| **Acuéstese boca abajo** | Lie down on your stomach | **Favor de acostarse boca abajo** |
| **Levántese** | Stand up/get up | **Favor de levantarse** |
| **Respire profundo** | Breathe deeply | **Favor de respirar profundo** |
| **Detenga la respiración** | Hold your breath | **Favor de detener (mantener) la respiración** |
| **No respire** | Don't breathe | **Favor de no respirar** |
| **Ya**[19] | Okay, That's enough, You can breathe now[20] | |
| **Tosa** | Cough | **Favor de toser** |
| **Abra la boca** | Open your mouth | **Favor de abrir la boca** |
| **Saque**[21] **la lengua** | Stick out your tongue | **Favor de sacar la lengua** |
| **Diga "ah"** | Say "ah" | **Favor de decir "ah"** |
| **Escupa** | Spit | **Favor de escupir** |
| **Extienda el brazo** | Extend your arm | **Favor de extender el brazo** |
| **Doble el brazo** | Bend your arm | **Favor de doblar el brazo** |
| **Cierre los ojos** | Close your eyes | **Favor de cerrar los ojos** |
| **Haga un puño** | Make a fist | **Favor de hacer un puño** |
| **Lávese las manos** | Wash your hands | **Favor de lavarse las manos** |
| **Muévase/No se mueva**[22] | Move/Don't move, Hold still | **Favor de moverse/ no moverse** |
| **Póngase en cuclillas** | Squat down | **Favor de ponerse en cuclillas** |
| **Agáchese** | Bend over/Duck down | **Favor de agacharse** |
| **Doble la cintura** | Bend over | **Favor de doblar la cintura** |
| **Tome dos pastillas** | Take two pills | **Favor de (Necesita) tomar dos pastillas** |
| **Descanse** | Rest | **Favor de descansar** |
| **Observe la reacción** | Observe the reaction | **Favor de observar la reacción** |
| **Venga aquí** | Come here | **Favor de venir aquí** |

---

[19]**Ya** has many meanings: "all right already," "that's fine," "that's enough," "that's all," "okay" . . . ¡**Ya!**

[20]You can also say **Respire normal** ("Breathe normally now").

[21]Verbs that end in -**car** have a spelling change in the command form in order to retain the hard **c** sound. In the **Ud./Uds.** commands, the **c** changes to **qu**: sacar— **saque, saquen;** indicar—**indique, indiquen;** tocar—**toque, toquen.**

[22]from **moverse**; note the spelling change

| Regrese mañana | Come back tomorrow | Favor de regresar mañana |
| Traiga la muestra | Bring the sample | Favor de traer la muestra |
| No tema | Don't be afraid | Favor de no temer |
| No tenga miedo | Don't be afraid | Favor de no tener miedo |
| ¡Indique (señale) dónde le duele! | Indicate where it hurts! | ¡Favor de indicar (señalar) dónde le duele! |
| ¡Indique cuándo le duele! | Indicate when it hurts! | ¡Favor de indicar (señalar) cuándo le duele! |

In addition, the following simple phrase can be used frequently, as you demonstrate something for the patient to imitate:

| ¡Haga esto! | Do this! | ¡Favor de hacer esto! |

**Favor de** + infinitive is often used in written form; when spoken, it is a polite way to ask a patient to do something during a physical exam. However, for a firmer command, it is best to say **Necesita / Tiene que / Es muy importante**, for example, **Necesita tomar su medicina.**

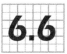

## 6.6 A physical exam
## Un examen físico

Let's see how well you do using the imperative form while ordering your patient about in the following physical exam.

### 🔊 VOCABULARIO | A physical exam

| saque la lengua | stick out your tongue |
| trague/pase saliva, por favor | swallow, please |
| tosa, por favor | cough, please |
| acuéstese, por favor | lie down, please |
| por favor, doble... | please bend . . . |
| aflójese, por favor | relax/loosen up |
| mire este punto | look at this dot/point |
| mire esta luz | look at this light |
| otra vez | again |
| póngase la ropa | put your clothes on |

| | |
|---|---|
| **puede vestirse ahora,**[23] | you can get dressed now |
| **puede ponerse la ropa** | |
| **abra** | open |
| **diga** | say (*command*) |
| **palpar** | to palpate |

 ## MONÓLOGO 6.6 | A physical exam

In this monologue, listen to how the doctor uses the imperative form to give the patient instruction during a physical exam.

DOCTORA    Buenas tardes, señora... Hoy necesito examinarle. ¿Okey?
Primero, voy a examinar sus ojos.[24] Por favor, mire la luz (este punto).
Bueno, saque la lengua, por favor.
Gracias. Por favor, abra la boca y diga "Ah."
Pase saliva, por favor. (Trague, por favor.)
Gracias. Ahora, quiero escuchar sus pulmones.
Respire profundo por la boca, por favor.
Otra vez... otra vez.
Tosa, por favor.
¡Acuéstese!
Doble las rodillas, por favor.
Relájese, necesito palpar (examinar) su estómago.
Gracias. Siéntese otra vez.
Afloje la pierna... gracias.
Bueno, es todo.
Puede vestirse ahora (Puede ponerse la ropa), y regreso en un momento (ahorita regreso).

## Ejercicio 6N

Favor de contestar las siguientes preguntas con frases completas.

1. ¿Qué va a examinar el doctor primero?

_____

2. ¿Qué dice el doctor de la luz?

_____

---

[23]This form is gentler and less harsh, especially when used by a male to a female.

[24]**Examinar sus ojos** may be used in Spanish, but the Royal Academy of Spain would prefer **examinarle los ojos**. The words **mi(s)** and **su(s)** are considered unnecessary with body parts. **El, los, la,** or **las** is generally used, but it is easier to use **mi(s)** and **su(s)** when one is just learning Spanish and thinking from English to Spanish.

3. Favor de escribir cinco cosas[25] que el doctor dice al paciente.

_____

_____

_____

_____

## 6.7  A neurological exam
## Un examen neurológico

At times a neurological exam may follow or be more appropriate for your needs, so here is a sample of one. Remember, you each have your own routine, so just note the structures and replace the order with your own. If you need to add instructions not included here, you now have enough knowledge and background to be able to do so.

### VOCABULARIO | A neurological exam

| | | | |
|---|---|---|---|
| **hacerle un examen** | to examine you | **las cejas** | eyebrows |
| | | **cierre** | close |
| **examinarle**[26] | to examine you | **abra** | open |
| **haga esto** | do this | **toque** | touch (from _tocar_) |
| **mire** | look | **las puntas del pie** | tiptoes |
| **así** | like this | **muerda** | bite (from _morder_ [o → ue]) |
| **empuje contra** | push against | | |
| **jale (hale)** | pull (from _jalar_) | **infle** | inflate |
| **empuje** | push (from _empujar_) | **suba** | shrug, lift, go up (from _subir_) |
| **resista** | resist (from _resistir_) | **una sonrisa** | a smile |
| | | **¿Siente más aquí o acá[28]?** | Do you feel more here or here? |
| **siga**[27] | follow (from _seguir_) | **dé vuelta**[29] | turn (from _dar_) |

_____

[25]**cosas** things

[26]**Necesito examinarle** is a little easier to remember and say than **Necesito hacerle un examen**.

[27]**Siga** comes from **seguir**, an e → i stem-changing verb: **sigo, sigues, sigue, seguimos, siguen**.

[28]**Aquí o acá** means "here or here," as opposed to **aquí o allí/allá** meaning "here or there."

[29]**Dar vuelta** is an idiomatic expression that means "to turn." The **Ud.** command form of **dar** is **dé**; the **Uds.** command form is **den**.

| | | | |
|---|---|---|---|
| **¿Puede oír esto?** | Can you hear this? | **extienda las** | hold out your |
| **¿Oye esto?** | Do you hear this? | **manos** | hands |
| **apriete** | squeeze (from | **palmas hacia** | palms up/down |
| | *apretar* [e → ie]) | **arriba/abajo** | |
| **levante** | raise, lift | | |

## ⊙ MONÓLOGO 6.7 | A neurological exam

At times a neurological exam may be necessary, and this monologue provides an example.

DOCTORA     Buenas tardes… Pase, por favor… Siéntese aquí.

Voy a hacerle un examen neurológico. (Necesito examinarle.)

Por favor, mire aquí.

Siga mi dedo con los ojos, pero no mueva la cabeza.

¿Oye esto? (¿Puede oír esto?)

Levante las cejas. Baje las cejas.

Cierre los ojos. Abra los ojos.

Una sonrisa grande, por favor.

Haga esto. Infle las mejillas (los cachetes).

Empuje contra mi mano con su cabeza. (Resista.)

Ahora contra la otra mano. (Resista.)

Muerda muy fuerte. Así. Suba los hombros.

Apriete mis dedos—fuerte.

Empuje contra mis manos. (Resista.) Jale mis manos. (Resista.)

¡Levántese! Cierre los ojos. Abra los ojos. Camine derecho.

Dé vuelta y camine en los talones.

Dé vuelta y camine en las puntas de los pies.

Toque mi dedo con su dedo. Toque su nariz con su dedo. Otra vez. Otra vez.

Levante los brazos enfrente de Ud., palmas hacia arriba. Ahora, palmas hacia abajo, palmas hacia arriba, palmas hacia abajo,… más rápido, muy bien. Gracias.

Siéntese, por favor, y extienda las piernas (los pies). ¿Siente esto?

¿Siente más aquí o acá?

Muchas gracias. Espere aquí, un momento.

## ✎ Ejercicio 60

Write all of the command forms you find in the preceding dialogue and also list the infinitive form of their verbs.

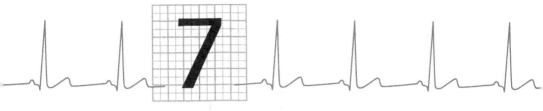

## What you will learn in this lesson:

- to use the "key power verbs" with infinitives
- to use key power verbs in sentences concerning treatment instructions and procedures
- to give prescription and follow-up instructions
- to give directions for how to get to the laboratory, restroom, etc.
- vocabulary related to a pelvic exam and a pap smear
- to conduct a culturally sensitive pap smear
- to form, conjugate, and use the present progressive (continuous) tense
- to perform and run lab tests

The goal of this lesson is to be able to use a shortcut for forming grammatically correct questions and answers in their simplest possible form; give follow-up and prescription instructions, and directions; conduct a culturally sensitive pelvic exam and pap smear; and perform and run lab tests in Spanish.

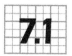 **7.1**   **Key Power Verbs/Power Punch Verbs**

The following "key power verbs" or conjugated basic verbs can be used with any infinitive to form a statement, a question, or a command. If you use only **necesito** or **necesita** *with any infinitive,* you will be able to express the majority of what you need to convey—and the best aspect is that the structures will be easy to form and grammatically correct. Just remember to keep it simple!

The verbs in bold letters in the middle column are your power verbs. You may wish to interchange them for variety; for example, **Necesito tomar su pulso,** <u>**Voy a**</u> **tomar su pulso,** or **Quiero tomar su pulso.**

Also, remember that the **él/ella/Ud.** form (called the third-person singular) will help you cover a lot of ground:

| | |
|---|---|
| **El técnico va a sacarle sangre.** | The lab tech is going to draw your blood. |
| **Su hijo necesita antibióticos.** | Your son needs antibiotics. |

Therefore, in the power-verb column, you'll find the "power persons": first-person singular (**yo**) and third-person singular (**él, ella, Ud.**), which are the most important forms in the health profession.

The left-hand column consists of "question words" that are placed before a verb to form a question: *¿Cuándo* **necesito (yo) tomar las pastillas, doctor?,** or *¿Qué* **quiere (Ud.) tomar—pastillas o cápsulas?**

In the right-hand column, the **-le** connected to the end of the infinitive means "(to) you, (to) her, (to) him." For example:

**Necesito inyectar<u>le</u>.**     I need to inject <u>you</u>./I need to give a shot <u>to you</u>.

To indicate "(to) me," connect **-me** to the infinitive. For example:

**¿Va a inyectar<u>me</u>?**     Are you going to give <u>me</u> a shot/to give a shot <u>to me</u>?

## HOW TO USE THE CHART

You may choose any power verb followed by any infinitive to form a sentence:

| | |
|---|---|
| **Necesito inyectarle.** | I need to inject you. |

or you may choose any question word followed by any power verb + any infinitive to pose a question:

| | |
|---|---|
| **Qué necesita tomar?** | What do you need to take? |

or, to be more specific, you may insert an appropriate noun:

| | |
|---|---|
| **¿Qué medicina necesita tomar?** | What medicine do you need to take? |

| Question words | Power Punch verbs | Infinitive |
|---|---|---|
| **¿Quién?** (Who?) <br> **¿Qué?** (What?) <br> **¿Cuándo?** (When?) <br> **¿Cuánto(-a)?** (How much?) <br> **¿Cuántos(-as)?** (How many?) <br> **¿Dónde?** (Where?) <br> **¿Cómo?** (How?) <br> **¿Por qué?** (Why?) <br> **¿Cuál?/¿Cuáles?** (Which?) <br> **¿Cada cuándo?** (How often?) <br> **¿Cuántas veces?** (How many times?) | **Necesito**[1] (I need) <br> **Necesita**[1] (You need, he/she needs) <br><br> **Quiero** (I want) <br> **Quiere** (You want) <br> **Quisiera** (I would like, you would like, would you like?) <br><br> **Voy a** (I am going [to]) <br> **Va a** (You are going [to]) <br><br> **Favor de** (Please) <br><br> **Puedo** (I am able [to]) <br> **Puede** (You are able [to]) <br><br> **Es necesario** (It is necessary) <br><br> **Permítame** (Allow me) <br> **¿Me permite...?** (May I . . . ?) <br><br> **Tengo que** (I have to) <br> **Tiene que** (You have to) <br><br> **Debo** (I must) <br> **Debe** (You must) | inyectarle <br> tomar <br> enyesar[2] <br> pesarle <br> examinarle <br> sacar sangre <br> sacar rayos X <br> ponerle o aplicarle un suero <br> traerme sus medicinas <br> decir "ah" <br> extender el brazo <br> hacer una cita <br> medirle <br> comer frutas <br> lavarse las manos <br> consultar <br> descansar mucho <br> hacer ejercicio <br> hacerle una prueba |

Using the structures in the chart, you can say nearly everything you require while interviewing patients, taking histories, conducting exams, and giving instructions. If you need an infinitive not listed here, just remember that the dictionary is your friend.

The following phrases can also be used with the infinitive. They enable you to avoid the use of the subjunctive, which greatly simplifies matters.

**Antes de** (Before)      **Al** (Upon)
**Después de** (After)      **Hasta** (Until)

---

[1]**Necesito** and **Necesita** are the most important and versatile power verbs, particularly if you need to limit your selection. They can be used for nearly everything and are truly the main key power verbs.

**Necesito** can replace **quiero, quisiera, voy a, puedo, es necesario, tengo que,** and **debo.**

**Necesita** can replace **quiere, quisiera, va a, favor de, puede, es necesario, tiene que,** and **debe.**

[2]**enyesarle** to put your . . . in a plaster cast

**Ejercicio 7A**

Favor de escribir diez frases o preguntas que Ud. utiliza con los *"power verbs."*

## TREATMENT PROCEDURES — PROCEDIMIENTOS CURATIVOS

Some phrases for describing treatment procedures use key power verbs and the infinitive. Others use a key power verb followed by a thing (noun): **Quisiera una bolsa de hielo.** ("I would like an ice-pack.")

| | |
|---|---|
| **Necesito** | **desinfectar** (to disinfect) |
| **Quiero** | **curar** (to cure) |
| **Favor de** | **aislar** (to isolate) |
| **Voy a** | **bajar** (to lower) |
| **Puedo** | **operar** (to operate) |
| **Quisiera**[3] | **inmunizar** (to immunize) |
| (etc.) | **lavar** (to wash) |
| | **limpiar** (to clean) |
| **Necesita** | **observar** (to observe) |
| **Quiere** | **preparar** (to prepare) |
| **Tiene que** | **entablillar** (to put on a splint) |
| **Va a** | **enyesar** (to put in/on a cast) |
| **Debe** | **poner** (to put) |
| **Puede** | **secar** (to dry) |
| **Quisiera**[3] | **mover** (to move) |
| (etc.) | **tomar** (to drink, to take) |
| | **descansar** (to rest) |
| | **frotar/sobar** (to rub, massage) |
| | **guardar (estar en) cama** (to be/stay in bed) |
| | **ingresarse/internarse** (to admit/to hospitalize) |
| | **consultar con un especialista** (to visit a specialist) |
| | **alimentación intravenosa, suero** (intravenous feeding) |
| | **baño de asiento** (sitz bath) |
| | **bolsa de agua caliente** (hot water bottle) |
| | **bolsa de hielo** (ice pack) |
| | **duchas/lavados** (douches) |

---

[3]Since **quisiera** is derived from the verb **querer**, but is a different tense, the endings are unlike those of the present tense. It is actually easier to use, since the endings in first- and third-person singular are the same, and it is also more polite. However, there are occasions when you need to be firmer with your patient and **necesita** or **debe** work better.

**enemas/lavativas** (enemas)
**fomentos de agua caliente** (hot water compresses)
**rayos X/radiografías/placas** (X rays)
**quimioterapia** (chemotherapy)
**radiaciones** (radiation treatment)
**receta médica** (medical prescription)
**sonda/catéter** (catheter)
**terapia** (therapy)
**transfusión de sangre** (blood transfusion)
**tratamiento hormonal** (hormone treatment)
**mucho descanso/muchos líquidos** (plenty of rest/fluids)

# 7.2 Prescription and diet instructions

In order to give specific instructions to your patients regarding prescriptions and dosages, the following list will be of great help. To form an instruction, begin with the command form of the verb and the type of medication. Much, but not all, of the medicine is taken internally; thus, the instruction should start with **Tome** ("Drink" or "Take," in the command form). The next part is to specify "what." Most medications taken internally come in the following formats:

| | | | |
|---|---|---|---|
| **la píldora** | pill | **la cápsula** | capsule |
| **la tableta** | tablet | **el jarabe** | syrup |
| **la pastilla** | pill | **el líquido** | liquid |
| **el trocito** | lozenge | **la medicina** | medicine |
| **la gragea** | coated pill | **el medicamento** | medication |

You learned earlier that nearly all qualitative adjectives follow the noun, for example, **la píldora azul** ("the blue pill"); while all quantitative adjectives precede the noun, for example, **dos píldoras azules** ("two blue pills"). Again, remember that the nouns and adjectives must agree in number and gender.

**Tome <u>dos</u> píldoras azul<u>es</u>.**    Take two blue pills.
**Tome <u>una</u> pastilla blanc<u>a</u>.**    Take one white pill.

On the subject of quantities, the metric system is most commonly used in Latin America, and you can be reasonably sure that your patients are familiar with **mililitros, gramos,** and so on.

## SPOONS

A common measurement for liquid medicine is "spoons." In Spanish a spoon is **una cuchara**.

- A tablespoon for measuring is **una cucharada**.
- A teaspoon is referred to in the diminutive as **una cucharadita** or **una cucharita**.

*Notes:*

- "Tablespoonful" adds the **-ada** ending to **cucharada** "spoon"; a "teaspoonful" adds the **-ita** ending, giving **cucharadita** or **cucharita**.
- To avoid potential confusion, it may be helpful to simply specify **una cuchara grande** or **una cuchara chica**.

**Tome dos cucharadas del jarabe para la tos.**
Take two tablespoonsful of the cough syrup.

**Tome una cucharadita del líquido.**
Take a teaspoonful of the liquid.

## INSERTION AND APPLICATION

There are other methods of using medicine besides taking it internally. The following list consists of some of the formats and appropriate verbs that may be used:

For inserting[4] into a body cavity, use the verb:

**introduzca** (from *introducir*)      insert

Things that may be inserted include:

**el supositorio**              the suppository
**el aplicador**               the applicator
**el dedo**                    the/your finger

Avoid using verbs such as **ponga** (from **poner**) or **meta** (from **meter**) because they have a harsh connotation, similar to "stick in" or "stuff in" in English.

---

[4]The verb **insertar** in Spanish is less harsh than **poner** or **meter**, but not as "polite" as **introducir**.

**Introduzca el supositorio con cuidado.**
Insert the suppository carefully.

**Introduzca el aplicador en la vagina.**
Insert the applicator in the vagina.

For medication applied topically, use:

| | |
|---|---|
| **frote** (from *frotar*) | rub |
| **sobe** (from *sobar*) | massage |
| **ponga** (from *poner*) | put |
| **aplique** (from *aplicar*) | apply |

Things that are applied topically are:

| | | | |
|---|---|---|---|
| **la loción** | lotion | **el ungüento**[5] | ointment |
| **la crema** | cream | **la solución** | solution |
| **la pomada** | ointment, salve | | |

| | |
|---|---|
| **Frote la pomada...** | Rub the salve/ointment . . . |
| **Sobe la crema...** | Massage the cream . . . |
| **Ponga el ungüento en...** | Put the ointment on . . . |
| **Aplique la solución...** | Apply the solution . . . |
| **Ponga (Aplique) las gotas en los ojos/oídos.** | Put/Apply the drops in the eyes/ears. |

Other methods and the appropriate verbs are listed below.
  For **trocitos** (lozenges), use the following verbs as applicable:

| | |
|---|---|
| **tome** (from *tomar*) | take |
| **mastique** (from *masticar*) | chew |
| **masque** (from *mascar*) | chew |
| **chupe** (from *chupar*) | suck |

For an **inhalador** (inhaler), use:

| | |
|---|---|
| **inhale** (from *inhalar*) | inhale |

---

[5]Whenever you see **ü**, the umlaut signals that the **u** (*oo*) sound is pronounced.

**dé** (from *dar*) **dos bombazos**[6]          take two puffs

For **espray** (spray), use:

**rocíe** (from *rociar*)          spray

For **parches** (patches), use:

**aplique** (from *aplicar*)          apply
**ponga** (from *poner*)          put

## FREQUENCY

The next part of the instruction focuses on when and how often the medicine is used:

| | |
|---|---|
| **3 veces al (por) día** | 3 times a day |
| **cada 8 horas** | every 8 hours |
| **al levantarse** | upon getting up |
| **al acostarse** | when or upon going to bed |
| **con comida** | with food |
| **sin comida** | without food |
| **en ayunas** | fasting, without eating in the morning |
| **antes de**[7]... | before . . . |
| **después de...** | after . . . |

Occasionally the instruction is to take the medicine "every other day." A literal translation of this would be **cada otro día**, which could be misunderstood for "every day." Latin Americans count the first and the last day. In many countries the saying **Hay ocho días en una semana** is taught. The week begins with **el lunes** as day one and ends with **el lunes** again as day eight. If you count today, then tomorrow is the other day.

Most Mexican doctors would instruct the patient to take the medicine **cada tercer día**, or "every third day." (Today, **lunes**, is the first day; tomorrow, **martes**, is the second day; and the day after tomorrow, **miércoles**, is the third day. Thus, the patient would take the medicine on **lunes**, but start counting **miércoles** again as day one, or in other words, on Monday and Wednesday, or every other day.) In Central America, **un día de por medio** means "every other day," while in some other countries, **cada dos días** is used. To resolve the dilemma, use the following: **un día sí, un día no**. This is understood by everyone, everywhere.

---

[6]The noun **bombazo** comes from **bombear**, "to pump, bomb, burst."

[7]**antes de, después de, al**, and **hasta** can be followed by an infinitive (**antes de comer, después de levantarse, al comer, hasta terminar toda la medicina**) or a noun (**después de la cena** [after dinner]).

**Tome 2 pastillas 3 veces por día con comida.**
Take 2 pills 3 times a day with food.

**Introduzca el supositorio en el recto cada noche antes de acostarse.**
Insert the suppository each night before going to bed.

**Ponga un parche en el brazo cada día al levantarse.**
Put a patch on the arm every day upon getting up.

## DURATION

The last part of the instruction deals with how long the medicine should be taken.

| | |
|---|---|
| **por 10 días** | for 10 days |
| **por un período de una semana** | for a period of one week |
| **por el resto de su vida** | for the rest of your life |
| **como sea necesario** | as needed |

*Note:* **P.R.N.** is the same abbreviation in Spanish, since it is derived from Latin. The closest translation is **cuando sea necesario**, which literally means, "whenever it may be necessary." Perhaps the concept of "if one is good, two or four are even better" is cross-cultural. But just to be sure, it's best to qualify instructions in Spanish by stating something to the effect of:

**Tome entre 1 y 2 pastillas cada 4 a 6 horas, pero sólo si le duele (arde, pica, molesta) mucho, pero máximo 8 pastillas al día.**[8]

---

[8]"Take 1 to 2 pills every 4 to 6 hours, but only if it hurts (burns, itches, bothers you) a lot, but no more than 8 pills per day."

## PRESCRIPTION INSTRUCTIONS — INSTRUCCIONES PARA CÓMO TOMAR LOS MEDICAMENTOS

| Vaya a la farmacia y... | | Go to the pharmacy and . . . |
|---|---|---|
| Tome | 3 tabletas | Take 3 tablets |
| | 2 pastillas | 2 pills |
| | 4 cápsulas | 4 capsules |
| | 1 cucharadita (cuchara chica) | 1 teaspoon (5 ml) |
| | 1 cucharada (cuchara grande) | 1 tablespoon (15 ml) |
| | el jarabe | the syrup |
| | la medicina | the medicine |
| | los medicamentos | the medication |
| Introduzca[9] | el supositorio | Insert the suppository |
| | el dedo | the finger |
| | el aplicador | the applicator |
| Sobe | el ungüento/la pomada | Rub the ointment/balm |
| Aplique | la crema | Apply the cream |
| Masajee | la loción | Massage the lotion |
| Ponga | las gotas, el parche | Put the drops, the patch |
| Dé/Inhale | dos disparos / dos bombazos / dos "espray" (U.S.) | Take two puffs |
| | cada 4 horas | every 4 hours |
| | 2 veces al (por) día | 2 times a (per) day |
| | al[10] levantarse | upon getting up |
| | antes de acostarse | before going to bed |
| | antes de cada comida (antes de comer) | before each meal |
| | después de cada comida (después de comer) | after each meal |
| | un día sí, un día no/ días alternos | every other day |
| | ¿Por cuánto tiempo?[11] | For how long?/For how much time? |
| | por 3 días | for 3 days |
| | por una semana | for one week |
| | P.R.N., cuándo/cómo sea necesario, pero sólo si le duele/arde/ molesta mucho | PRN, as needed, but only if it hurts/burns/ bothers you a lot |

---

[9]**Introduzca** (from **introducir**) sounds gentler and less threatening.
[10]**al** upon + infinitive
[11]**¿Por cuánto tiempo?** = ¿Hace cuánto tiempo?

**Ejercicio 7B**

Escriba estas instrucciones en inglés.

1. Tome dos pastillas tres veces al día por diez días, hasta terminar todas las pastillas. _____

_____

2. Introduzca el supositorio en el recto cada noche antes de acostarse por un período de dos semanas. _____

_____

3. Aplique la crema en las llagas[12] tres veces al día, por una semana.

_____

 **Ejercicio 7C**

Favor de escribir dos conjuntos de instrucciones típicas que Ud. dice muy a menudo a sus pacientes. Seleccione dos síntomas o enfermedades diferentes. *(Write two different sets of instructions that you often give to patients. Choose two different symptoms or illnesses.)*

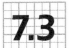 **7.3** *Pap smear*
**El examen de Papanicolaou (citología)**

**Bueno, su paciente se presenta en su consultorio para su examen pélvico o de Papanicolaou.** You may want to ask your patient if she would like you to explain what you're doing as you go along, or before the exam, or if she would rather you just perform it and see if she has any questions afterward. **¿Prefiere una explicación durante el examen, o no?** After the exam, you may ask, **¿Tiene preguntas, Señora López?** "Do you have any questions, Mrs. López?"

Asking beforehand is thoughtful because some women are quite embarrassed about the genitalia, discussing it, or even thinking about it. Others, obviously, are more outspoken. At the risk of generalizing, the indigenous women of Mexico and Central America are often embarrassed, do not necessarily want to hear much explanation, and would rather just "get it over with." Some older women may feel the same. The Caribbean women living in the United States are often more

_____

[12]**llagas** oozing wounds, bedsores

open about the body and ask quite a few questions. Younger women and teenagers may also do so.

Once again, the degree of comfort or discomfort with the subject may depend on the education level, age, socioeconomic level, and/or the patient's level of assimilation into the U.S. culture. Many **latinoamericanas**, perhaps with less education, those from rural areas, or those who are taught not to question authority (in this case, the doctor) may even have had a hysterectomy, but not know exactly what organs were removed. They may have had an IUD inserted by a doctor in their native country and not even be aware of it. Some of you have undoubtedly encountered situations such as these, while others may read this in disbelief. It all depends on your patient populations.

The following monologue is an example of what you may want to say while performing a pap smear. We recommend that you learn and adapt the structures to your own routine and order for conducting exams. The sentence structure and the key expressions (such as "Move down, move down") are what should be focused on.

## ⊙ VOCABULARIO | Pap smear

| | |
|---|---|
| hacia | toward |
| desde el/del cuello hacia abajo | from the neck on down |
| la glándula tiroides | thyroid gland |
| ¿Nota...? | Do you notice . . . ? (from *notar*) |
| vestirse | to dress yourself |
| Muévase más hacia mí./Favor de moverse más hacia mí. | Move more toward me. (*loosely*, Move down, move down.) |
| Muévase más para aquí/acá. | Move more toward here. Move down, move down.[13] |
| Favor de moverse hasta la orilla de la mesa. | Please move down to the edge of the table. |
| Adelante, avance, por favor./ Favor de avanzar. | Please move forward. (*implying down*) |
| Muévase hacia atrás. | Move back. |
| introducir el espéculo/el pato | to insert the speculum |
| algunos | some |
| Separe las rodillas, por favor./ Favor de separar las rodillas. | Please separate your knees. |

---

[13]To make it even easier, just **más acá, más acá** will probably be sufficient. However, do not use **abajo** ("down, below") or **bajar** ("to lower or get off [out]"). **Bajarse de** is used for getting out of a car, or getting off a train, bus, bike, or horse. "Down" literally means "down" and your patient just may get off the exam table. Indeed, many questions or statements are taken more literally in Spanish than in English (see the cultural explanation in Section 7.4 of this chapter).

## 🔘 MONÓLOGO 7.3 | Pap smear

This monologue contains phrases for use with conducting a pap smear or pelvic exam.

DOCTORA  ¿Es su primer examen de Papanicolaou?

Voy a examinarle en general y a examinar sus pechos (senos) y partes genitales también.

Necesito examinar su glándula tiroides. Voy a escuchar el (su)[14] corazón.

Voy a escuchar los (sus) pulmones. Por favor, respire profundo por la boca.

Acuéstese, por favor. (Favor de acostarse.)

Ponga los pies aquí.[15]

Voy a escuchar su corazón otra vez—y ahora su estómago.

Ahora necesito examinar los senos. ¿Examina Ud. sus senos en casa? ¿Nota Ud. algo que le preocupa?

Ahora voy a poner presión en su estómago. ¿Le duele?

Muévase más hacia mí, por favor. (Favor de moverse más para acá.)

Son mis manos... Son mis dedos.

Ahora, voy a introducir(le) el espéculo (pato). Va a sentir un poco de presión ahora.

Aquí están los cultivos y la muestra del examen de Papanicolaou.

Y ahora, voy a introducir(le) mis dedos para examinarla.

Es todo. Puede moverse más hacia atrás y sentarse ahora. (Muévase más hacia atrás y siéntese, por favor.)

En un momento la enfermera va a llevar las muestras al laboratorio. Después, regreso con algunos de los resultados, y vamos a hablar más.

Ahora Ud. puede vestirse.[16] (Favor de vestirse.)

---

[14]Remember to use either **el/la** or **su** with body parts, but not both.

[15]The word **estribos** means "stirrups (for a horse's saddle)." There is no specific word for stirrups on an exam table. It is easier to point to the stirrups and use **aquí** ("here").

[16]**Ahora Ud. puede vestirse** is more polite, less harsh, and less threatening.

**Ejercicio 7D**

Favor de contestar las siguientes preguntas.

1. ¿Cómo se dice[17] en español "Move down, move down"?

   _____

2. What is the politest way to say, "I am going to insert the speculum"?

   _____

3. What is the politest way to say, "You can get dressed now"?

   _____

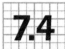 # 7.4 Beware of direct translations

A word of caution is due. As you may have noticed, at times the translation from English to Spanish is not literal. Very often, a native English speaker may use an expression that other English speakers have no problem understanding; however, in Spanish the expression would be interpreted quite differently—often almost literally!

Many English expressions can cause misunderstandings if they are translated directly. For example, if you ask someone in English, "Can you spell your name?", he or she will start spelling the name for you. If you ask someone in Spanish, **¿Puede deletrear su nombre?**, he or she would answer **Sí** and wonder why you asked such a question, because the patient has been writing his or her name correctly from a very early age. Or you may ask your patient, "What brought you here today?", inquiring about symptoms. Asking the literal translation, **¿Qué lo trajo aquí hoy?** might get you the answer **el bus** or **mi tía**.

Whereas English is composed of a great many expressions, especially when asking questions, Spanish is much more literal. One interprets the meaning exactly as it is expressed. Be careful to ask the question for which you want an answer before you make a literal translation.

Following are a few more common English expressions that do not translate literally into Spanish (the answers, of course, are not generally stated aloud, but certainly are often thought):

| | |
|---|---|
| Can I have your name? | ANSWER: No. What is wrong with your own name? |
| Do you have a phone? | ANSWER: Yes, I have three phones. |

---

[17]**¿Cómo se dice...?** How do you say . . . ? (literally, How is . . . said?)

| | |
|---|---|
| I'll give you a ring tomorrow. | ANSWER: Wow, are we getting engaged tomorrow? |
| Smoke-free building. | ANSWER: Am I free to smoke in this building? |
| Watch your head! | ANSWER: That is impossible! |
| There are no makeup exams. | ANSWER: (Male) Why would I wear makeup? That's for women! (Female) Darn, and I can apply makeup in 10 minutes every morning, I've got it down to a science, not to mention that I'm really good at it! |

## 7.5 Giving directions
## Las instrucciones y direcciones

Often after a physical exam, it is necessary to "run some tests."[18] Of course, you must be able to direct your patient to the lab, restroom, or clinic. The following will help you give accurate directions.

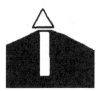
Siga (Camine)
Ud. derecho.

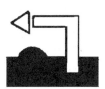
Dé vuelta (Doble)
a la izquierda.

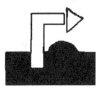
Dé vuelta (Doble)
a la derecha.

### VOCABULARIO

| | | | |
|---|---|---|---|
| **Siga (Camine) Ud.** | Continue (Walk) | **Dé** | Give (command form of *dar*) |
| **derecho** | straight ahead | | |
| **adelante** | forward | **Dé vuelta.** | Turn. |
| **a la derecha** | to the right | **una vuelta** | a turn |
| **Dé vuelta (doble)** | Turn | **Doble** | Turn (command form of *doblar*) |
| **a la izquierda** | to the left | | |
| **una cuadra** | one block | **Vire** | Turn (command form of *virar*) |
| **la calle** | the street | | |
| **Siga** | Continue, Follow (command form of *seguir*) | **cruzar** | to cross |

---

[18]The phrase *run some tests* is a great example of an expression that would create confusion if it were translated literally.

**Ejercicio 7E**

Ud. quiere mandar (*to send*) a un paciente a la clínica, al consultorio de dentistas, a la Cruz Roja, etc. Use el mapa para dar instrucciones.

EJEMPLO **Pregunta**: Está en el hospital. ¿Dónde está el laboratorio?
**Respuesta**: Necesita salir (Salga) de la puerta del hospital y dé vuelta a la derecha. Camine derecho por tres cuadras y dé vuelta a la izquierda. Camine derecho por una cuadra. Necesita cruzar la calle y allí está el laboratorio.

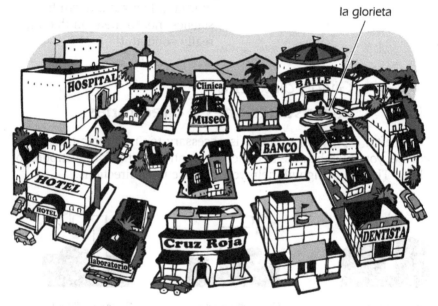

la glorieta

Está en el hospital. ¿Dónde está...?

1. (la clínica) _____

_____

_____

2. (el consultorio de dentistas) _____

_____

_____

3. (la Cruz Roja) _____

_____

_____

4. (el baile) _____

_____

_____

5. (el banco) _____

_____

_____

*Notes:*

- When standing, walking, or driving, use **a la derecha** ("to the right"), **a la izquierda** ("to the left"), and **derecho** "straight ahead."
- However, if *right* and *left* are used as adjectives (descriptive words) to modify a noun (thing), then they must agree in number and gender with that noun.

el braz**o** derech**o**    la piern**a** derech**a**
el braz**o** izquierd**o**    la piern**a** izquierd**a**

## 7.6 Present progressive tense

In Chapter 5, we introduced you to an extremely easy tense to form and use—the "present progressive" or the "continuous progressive" tense. In Spanish this tense can often be interchanged with the present tense, but it signals that the action is being done "as we speak," or that it started a while ago but is still being carried out. For example:

Do you take medicine?          **¿Toma medicina?**
Are you taking any medicine?   **¿Toma medicina?** *or* **¿Está tomando medicina?**

Let's take a closer look at the present progressive tense.

**Ahora/en este momento/ahorita**

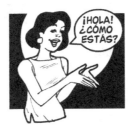
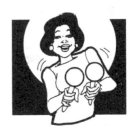

Estoy tomando vino tinto.    Estoy hablando español.    Estoy tocando[19] las maracas.

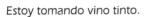

[19]from **tocar** to touch; to play (a musical instrument)

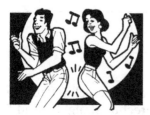

Estamos bailando.

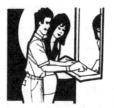

Beto y Alicia están comprando[20] boletos.

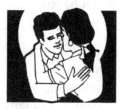

Los novios están besándose.[21]

Los verbos de **-ar**:     **estar** + verb stem + **-ando**

**hablar** (to speak)
estoy + habl + ando  (I am + speak + ing)
Estoy hablando.

| | |
|---|---|
| estoy hablando | estamos hablando |
| estás hablando | |
| está hablando | están hablando |

### Ahora/en este momento/ahorita

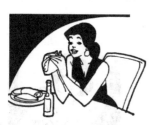

Estoy comiendo un taco con salsa picante.

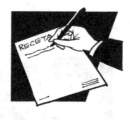

Estás escribiendo una receta.

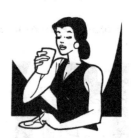

Está bebiendo vitamina C disuelta[22] en agua.

---

[20]from **comprar** to buy, to purchase
[21]from **besar** to kiss; **besarse** to kiss each other
[22]**disuelto(-a)** (from **disolver**) dissolved

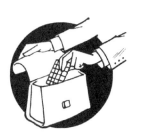
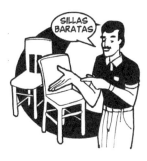
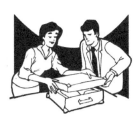

Está poniendo unas          Estoy vendiendo las sillas.        Estamos abriendo la
píldoras en mi bolsa.                                          maleta en el hospital.

---

Los verbos de **-er** e **-ir**:     **estar** + stem + **-iendo**

**Estoy comiendo.**     I am eating.
**Estoy viviendo.**     I am living.

---

| | | | |
|---|---|---|---|
| estoy com**iendo** | estamos com**iendo** | estoy viv**iendo** | estamos viv**iendo** |
| estás com**iendo** | | estás viv**iendo** | |
| está com**iendo** | están com**iendo** | está viv**iendo** | están viv**iendo** |

---

 **Ejercicio 7F**

Complete las frases con la forma correcta de **tomar**.

EJEMPLO    Ahora yo <u>estoy tomando</u> las cápsulas.

1. Tú _____.

2. Mario _____.

3. Los viajeros[23] _____.

4. Mi esposo y yo _____.

5. El paciente _____.

---
[23]**viajeros** travelers

**Ejercicio 7G**

Complete las frases con la forma correcta de **comer**.

EJEMPLO   En este momento yo <u>estoy comiendo</u> un tamal lleno
          de colesterol y sal.

1. _____ tú _____

   _____ .

2. _____ Carmen _____

   _____ .

3. _____ sus hermanos _____

   _____ .

4. _____ tú y yo _____

   _____ .

5. _____ el tío Tomás _____

   _____ .

## UNAS IRREGULARIDADES

The following are present participles of some irregular stem-changing
verbs. Remember that in many situations, the present tense works just
as well as the present or continuous progressive. Therefore, don't
stress over this tense, just be able to recognize it.

| | | | | |
|---|---|---|---|---|
| ser | → | siendo | poder | → | pudiendo |
| pedir | → | pidiendo | sentir | → | sintiendo |
| decir | → | diciendo | ir | → | yendo |
| venir | → | viniendo | leer | → | leyendo |
| seguir | → | siguiendo | caer | → | cayendo |
| medir | → | midiendo | creer | → | creyendo |
| ver | → | viendo | huir | → | huyendo |

*Notes:*

- For the sake of pronunciation, a **y** is added between two vowels in
  this form of **ir**, **leer**, **caer**, **creer**, and **huir**.
- **Huir** means "to flee, run away." Its conjugation in the present tense
  is **huyo, huyes, huye, huímos, huyen.**

  ¡**Bueno!** Enough grammar! Let's have a look at some lab test
instructions.

## 7.7   Blood test
## Muestra—análisis de sangre

### LAB TESTS AND DIAGNOSTIC RESULTS —
### PRUEBAS/ESTUDIOS/ANÁLISIS DEL LABORATORIO
### Y LOS RESULTADOS DIAGNÓSTICOS

### VOCABULARIO │ Blood test

| | |
|---|---|
| Permítame | Allow me |
| Quiero obtener | I want to obtain/get |
| una muestra | a sample |
| Favor de extender/ | Please extend |
| Extienda, por favor | |
| Favor de mantener/ | Please hold |
| Mantenga, por favor | |
| Favor de no moverse/ | Please don't move |
| No se mueva, por favor | |
| Favor de poner/Ponga, por favor | Please put |
| Favor de cerrar/Cierre, por favor | Please close |
| No tenga miedo | Don't be afraid |

### MONÓLOGO 7.7 │ Blood test

El paciente llega al laboratorio y la técnica necesita hacerle unas pruebas.

TÉCNICA    Señora, permítame el brazo derecho. Quiero obtener una muestra de sangre.

Extienda (Favor de extender) el brazo y favor de mantenerlo[24] (manténgalo) derecho. No lo doble. (Favor de no doblarlo.)

No se mueva, por favor. (Favor de no moverse.) Voy a poner el torniquete.

Haga un puño, por favor. (Favor de hacer un puño.)

Primero la aguja duele un poco, pero no por mucho tiempo. No tenga miedo. Es rápido.

Ahora, sí, abra la mano y ponga presión (favor de abrir la mano y poner presión) en el brazo para mantener el algodón.

---

[24]In **mantenerlo** and **manténgalo** (the command form), **lo** means "it," referring to the arm.

### 🖉 Ejercicio 7H

Responda a las siguientes preguntas según el monólogo.

1. ¿Qué quiere obtener la técnica del brazo derecho de la paciente (la señora)? _____

2. ¿Qué tiene que (necesita) hacer con el brazo derecho la señora?

   _____

3. ¿Qué va a poner la técnica? _____

   _____

4. ¿Necesita la paciente cerrar la mano o los ojos? _____

   _____

5. ¿Duele un poco o mucho la aguja? _____

   _____

6. ¿Qué tiene que hacer la señora para mantener el algodón?

   _____


## 7.8 Urine test
## La muestra de la orina

🔘 **VOCABULARIO** | Urine test

| | |
|---|---|
| la toalla | the towel |
| desechable | disposable |
| separar | to separate |
| de frente | from the front |
| hacia atrás | toward the back |
| alrededor | around |
| la tapadera | the cover |
| deje | leave |
| el excusado, el inodoro | the toilet |
| después | after |
| el frasco | jar, container |
| repisa (f.) | shelf |
| gabinete (m.) | cabinet |
| ventanilla (f.) | little window |

## 💿 MONÓLOGO 7.8 | Urine test

EL ENFERMERO   Ahora necesito una prueba (muestra) de su orina.

(*para las mujeres*)
Tome (Favor de tomar) las toallas desechables con Ud. al baño y lávese (y lavarse) las manos. Separe (Necesita separar) los labios vaginales con las toallas desechables. Luego, necesita limpiarse cada labio de frente hacia atrás y entre[25] los labios vaginales.

Comience[26] a orinar (Puede orinar) en el excusado, después orine en el frasco y termine de orinar en el excusado. Ponga (Favor de poner) la tapadera y deje (favor de dejar) el frasco en la ventanilla (la repisa, el gabinete). Y lávese las manos después.

(*para los hombres*)
Necesita limpiarse alrededor del pene.

Comience a orinar (Puede orinar) en el excusado, después orine en el frasco y termine de orinar en el excusado. Ponga (Favor de poner) la tapadera y deje (favor de dejar) el frasco en la repisa (el gabinete, la ventanilla). Y lávese las manos después.

## ✏️ Ejercicio 71

Conteste (Favor de contestar) con frases completas, por favor.

1. ¿Qué necesita el enfermero? _____

2. ¿Qué necesita llevar al baño la señora? _____

   _____

3. ¿Qué tiene que lavar la señora? _____

   _____

4. ¿Dónde tiene que orinar? _____

5. ¿Dónde necesita dejar el frasco la paciente? _____

   _____

---

[25]**entre** between
[26]**comience** (command form) start, begin; **comenzar** to start, begin

**7.9** | Sputum test
## La muestra de esputo

 **VOCABULARIO** | **Sputum test**

| | |
|---|---|
| **mañana por la mañana** | tomorrow morning |
| **lo** (*m.*) | it |
| **la** (*f.*) | it |
| **tosa, favor de toser** | please cough |
| **escupa, favor de escupir** | please spit |
| **vez** | time |
| **veces** | times (*series*) |
| **tráigalo, favor de traerlo** | please bring it |

 **MONÓLOGO 7.9** | **Sputum test**

DOCTOR　Tome (Favor de tomar) este frasco y llévelo (favor de llevarlo) a casa. Mañana por la mañana tosa (favor de toser) profundamente dos o tres veces.

Escupa (favor de escupir) la flema en el frasco.

Después, tráigalo (favor de traerlo) al laboratorio, por favor.

 **7.10** | Skin tests
## Pruebas de la piel

 **VOCABULARIO** | **Skin tests**

| | |
|---|---|
| **la piel** | skin |
| **la fiebre del valle**<br>　**(coccidioidomicosis)** | valley fever<br>　(coccidioidomycosis) |
| **hinchazón** (*f.*) | swelling |
| **enrojecimiento** (*m.*) | redness |
| **algún/alguna** | any |
| **estas reacciones** (*f. pl.*) | these reactions |
| **regresar** | to return |
| **el consultorio** | doctor's office |
| **verle** | to see you |
| **pasado mañana** | day after tomorrow |

## MONÓLOGO 7.10 | Skin tests

DOCTORA   Favor de extender (Extienda, por favor) el brazo y no se mueva (favor de no moverse). El técnico va a sacar unas pruebas de la piel. Una es la tuberculina y la otra es para la fiebre del valle.[27]

La primera está en el brazo derecho. La segunda está en el brazo izquierdo.

Favor de observar (Observe, por favor) la reacción de la piel por hinchazón o enrojecimiento.

Favor de no rascar el área.

Si tiene alguna de estas reacciones después de veinte y cuatro[28] horas, regrese (favor de regresar) al consultorio. Quiero verle en mi consultorio pasado mañana.

## Ejercicio 7J

Conteste (Favor de contestar) con frases completas.

1. ¿Para qué son las pruebas de la piel? _____

_____

2. ¿Sacan las pruebas en las piernas? Si no, ¿dónde? _____

_____

3. ¿Qué reacciones necesita observar o buscar?[29] _____

_____

4. ¿Qué tiene que hacer la paciente si observa algunas de estas reacciones? _____

5. ¿Cuándo quiere la doctora ver a la paciente en el consultorio?

_____

---

[27]**la fiebre del valle** valley fever (coccidioidomycosis)
[28]more commonly spelled **veinticuatro**
[29]**buscar** to look for, search for

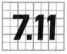 **7.11**  Taking X rays
### Las radiografías

🔘 **VOCABULARIO** | **Taking X rays**

| | |
|---|---|
| **venga** | come |
| **entonces** | then, and so |
| **sacar** | to take out; to take (*as in X rays*) |
| **en ayunas, sin comer** | fasting |
| **tragar, pasar** | to swallow |
| **nos permite** | permit us, allow us |

🔘 **MONÓLOGO 7.11** | **Taking X rays**

DOCTORA    El técnico necesita sacar radiografías (rayos x).
Entonces, venga mañana a las ocho de la mañana. Puede lavarse la boca o los dientes, sin pasar agua.
Después, Ud. necesita tomar un líquido para poder ver[30] sus órganos internos.

 **7.12**  Results and diagnosis
### Resultados y diagnósticos

🔘 **VOCABULARIO** | **Results and diagnosis**

| | |
|---|---|
| **pequeña variante** | a little variation |
| **muestran** | they show |
| **yo sé** | I know |
| **principios** (*m. pl.*) | beginnings |
| **tanto** | so much |
| **descanso** (*m.*) | rest |
| **mejorar** | to better (improve), to get better |
| **faltar** | to miss |
| **aliviar** | to alleviate |
| **mostrar** | to show |
| **por lo menos** | at least |
| **sugerir** | to suggest |

---

[30]**para poder ver** *literally,* "in order to be able to see"

##  DIÁLOGO 7.12 | Results and diagnosis

DOCTORA    Bueno, señor, la sangre, su orina y esputo están normales. Pero el examen de la piel y la radiografía muestran una pequeña variante en el pulmón derecho. Esto indica que Ud. tiene los principios de una enfermedad muy común en esta área y clima que se llama fiebre del valle.

SEÑOR    ¿Qué debo hacer, doctora?

DOCTORA    ¡No se preocupe! Con una dieta alta en proteínas y con mucho descanso, Ud. va a aliviarse (mejorar) en tres meses.

SEÑOR    Por lo menos sé qué (sé lo que) tengo. Me siento un poco más tranquilo. Pero no puedo faltar tanto al trabajo.

DOCTORA    Bueno, señor, Ud. necesita mejorarse. Voy a recetarle unas vitaminas y continúe (siga) con esta dieta por dos meses.

### ✎ Ejercicio 7K

Conteste (Favor de contestar) con frases completas.

1. ¿Cómo están la sangre, la orina y el esputo del señor?

   _____

2. ¿Qué muestran las pruebas de la piel y la radiografía?

   _____

3. ¿Qué enfermedad indican estos resultados? _____

   _____

4. ¿Qué sugiere la doctora? _____

5. ¿Qué da la doctora al señor? _____

**8**

## What you will learn in this lesson:

- to form and use possessive adjectives: *my, your, his, her, its, our, their*
- to form and use the impersonal **se**
- to form and use demonstrative adjectives: *this, that, these, those*
- to form, conjugate, and use regular verbs in the past tense
- to form, conjugate, and use irregular verbs in the past tense
- vocabulary related to a well-baby visit
- to conduct a return pediatric visit for failed treatment
- to treat an asthma attack in the ER

The goal of this lesson is to be able to discuss and understand medical situations in the past tense, to conduct a pediatric visit for failed treatment, and to treat an emergency adult asthma attack.

# 8.1   Possessive adjectives

| **mi**(s) | my | | |
|---|---|---|---|
| **tu**(s) | your (*familiar*) | **nuestro**(s), **nuestra**(s) | our |
| **su**(s) | his, her, your (*formal*) | **su**(s) | their, your (*formal*) |

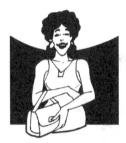

mi bolsa (f.)

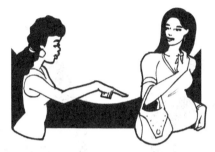

tu bolsa (f.)

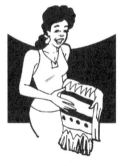

mi rebozo (m.)

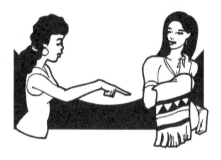

tu rebozo (m.)

| | |
|---|---|
| **la bolsa** | purse, handbag, bag, sack, and sometimes pocket (Pocket is also known as **bolsillo**.) |
| **el rebozo** | colorful Mexican-style shawl often used by indigenous women to carry their infants. **Rebozos** are also sold in markets to tourists for whatever use they deem interesting. |

The possessive adjectives **mi**, **tu**, and **su** do not change, regardless of whether the noun is masculine or feminine.

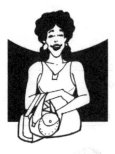

mis bolsas (f.)

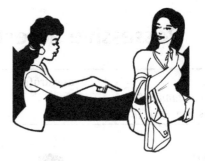

tus bolsas (f.)

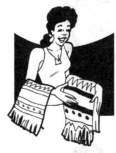

mis rebozos (m.)

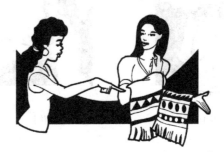

tus rebozos (m.)

**Mi**, **tu**, and **su** change to **mis**, **tus**, and **sus** to agree with a plural noun.

 **Ejercicio 8A**

Llene los espacios con la forma correcta de **mi/mis** o **tu/tus**.

EJEMPLOS   **mi** medicina—**mis** medicinas
           **tu** receta—**tus** recetas

1. (mi/mis)      _____ pulsos          _____ depresor

                 _____ tío             _____ nueras[1]

2. (tu/tus)      _____ suegra[2]       _____ martillos

                 _____ gasa            _____ doctora

---

[1]**nuera** daughter-in-law
[2]**suegra** mother-in-law

3. (mi/mis) _____ vendas _____ primos

_____ llave _____ pacientes

4. (tu/tus) _____ otoscopio _____ cliente

_____ cuñados[3] _____ estetoscopio

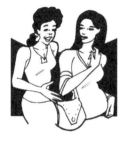

nuestra bolsa (f.)

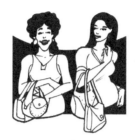

nuestras bolsas (f.)

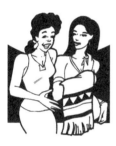

nuestro rebozo (m.)

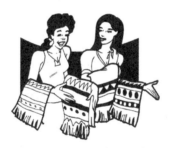

nuestros rebozos (m.)

- If the noun is feminine singular, use **nuestra**.
- If the noun is masculine singular, use **nuestro**.
- If the noun is feminine plural, use **nuestras**.
- If the noun is masculine plural, use **nuestros**.

## ✎ Ejercicio 8B

Llene los espacios con la forma correcta de **nuestro**.

1. _____ almohada _____ venda

_____ inyección _____ pastillas

---

[3]**cuñados** brothers-in-law; brothers- and sisters-in-law

2. _____ otoscopios      _____ martillos

   _____ aguja           _____ lavabo[4]

3. _____ jeringa         _____ cuchara

   _____ curitas         _____ gasa

4. _____ clínicas        _____ goteros

   _____ depresor        _____ termómetros

Remember that **su** ("his, her, their, your [formal]") only has two forms: **su** and **sus**. The important thing is the number of the noun it modifies, regardless of whether it means "his," "her," "your," or "their."

If there is just one: use **su**.

If there are two or more: use **sus**.

| | | |
|---|---|---|
| el doctor de Ana | → | su doctor |
| los doctores de Ana | → | sus doctores |
| la gasa de Tomás | → | su gasa |
| los goteros de Tomás | → | sus goteros |
| el paciente de Ud. | → | su paciente |
| los pacientes de Ud. | → | sus pacientes |
| la gasa de José y Juana | → | su gasa |
| las curitas de José y Juana | → | sus curitas |
| la prueba de Uds. | → | su prueba |
| los exámenes de Uds. | → | sus exámenes |

### ✐ Ejercicio 8C

Cambie la forma a **su** o **sus**.

1. el pato de Mario _____

2. la bata de Juana _____

3. las jeringas de Juan _____

4. el martillo de José y Juan _____

5. las píldoras de María _____

6. los goteros de las clínicas _____

7. el estetoscopio del doctor _____

8. los otoscopios del hospital _____

---

[4]**lavabo** bathroom or restroom sink (Often **el lavamanos** is used for bathroom sink or washbasin.)

9. la aguja de las enfermeras _____

10. la receta de las clínicas _____

11. las vendas de los pacientes _____

12. los libros de Juana y Yolanda _____

# 8.2 "Se impersonal"

Most of you have seen signs that state, "**Se habla español aquí.**" This is literally translated as "One speaks Spanish here." However, in English it is loosely translated as "Spanish is spoken here." This structure in Spanish is the equivalent of the passive voice in English, where the person is not specified. Please note the following examples:

**Singular**                                        **Plural**

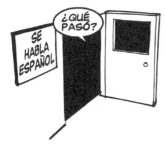        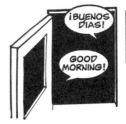

Se <u>habla</u> español aquí.        Se <u>hablan</u> español e inglés aquí.

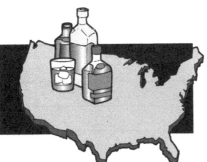        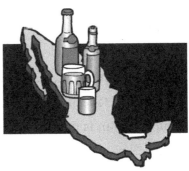

Se <u>toma</u> whisky en los EE.UU.[5]        Se <u>toman</u> tequila y vino en México.

---

[5]**EE.UU.** = **Estados Unidos**

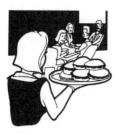

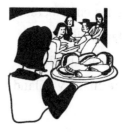

Se come la hamburguesa en casa aquí.

Se comen los tacos en el restaurante aquí.

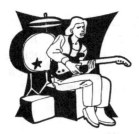

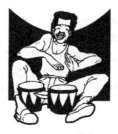

Se toca la guitarra eléctrica para la música de "roc."

Se tocan los bongoes para la música de "salsa."

*Singular*

**Se come pescado cerca del mar.**    One eats fish close to the sea.
Fish is eaten close to the sea.

*Plural*

**Se comen frijoles allí también.**    One eats beans there also.
Beans are eaten there also.

 **Ejercicio 8D**

Cambie la frase para emplear **se**.

1. Aquí fuman pipas. _____

2. Aquí fuman tabaco. _____

3. Aquí preparan la comida mexicana. _____

_____

4. Aquí preparan platos franceses. _____

_____

5. Aquí dan las inyecciones. _____

6. Aquí dan la vacuna. _____

7. Aquí enyesan el brazo. _____

8. Aquí enyesan los dedos. _____

9. Aquí venden aspirina. _____

10. Aquí venden gasa. _____

### 🖉 Ejercicio 8E

Escriba estas frases en español.

1. One speaks Spanish here. _____

2. Medicine is sold here. _____

3. One reads in the doctor's waiting room. _____

_____

4. One buys medicine in the drugstore. _____

_____

5. Bandages are sold here. _____

6. Drugs are sold in the street. _____

7. The clinic opens at 8:00. _____

8. One wears guayaberas[6] there too. _____

_____

_____
⁶**guayaberas** tropical-style shirt

**Demonstrative adjectives**

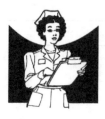           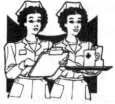 

| **esta enfermera** | **esa enfermera** | **estas enfermeras** | **esas enfermeras** |
| this | that | these | those |

| **esta** aguja | this needle | **esa** aguja | that needle |
| **estas** vendas | these bandages | **esas** vendas | those bandages |

 **Ejercicio 8F**

Llene los espacios con la forma correcta de **esta, estas, esa** o **esas**.

1. (that) _____ medicina es para la tos.

2. (these) _____ pastillas son fáciles de tragar (pasar).

3. (those) _____ enfermeras son muy eficientes.

4. (this) _____ aguja es grande.

5. (that) _____ puerta está cerrada.

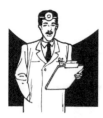           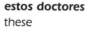 

| **este doctor** | **ese doctor** | **estos doctores** | **esos doctores** |
| this | that | these | those |

| **este** vaso | this glass | **ese** vaso | that glass |
| **estos** goteros | these droppers | **esos** goteros | those droppers |

| Feminine singular | | Masculine singular | |
|---|---|---|---|
| **esta** | this | **este** | this |
| **esa** | that | **ese** | that |

| Feminine plural | | Masculine plural | |
|---|---|---|---|
| **estas** | these | **estos** | these |
| **esas** | those | **esos** | those |

 ## Ejercicio 8G

Llene los espacios con la forma correcta de **este, estos, ese** o **esos**.

1. (these) _____ termómetros son buenos.

2. (those) _____ depresores son usados.

3. (that) _____ libro es muy interesante.

4. (this) _____ martillo es grande.

5. (that) _____ microscopio no funciona.

# 8.4 The preterit tense

You are now ready to embark upon the past tense. Yes, when your patient waxes eloquent about his or her life's story, you will now have the ability to grasp the essence, if not the entire **novela**. The following are some words and phrases that alert you to the oncoming usage of the preterit (past tense), or of an action that has taken place and is now finished.

## VOCABULARIO

| | | | |
|---|---|---|---|
| **ayer** | yesterday | **anteayer (antier)** | the day before yesterday |
| **anoche** | last night | **antenoche** | the night before last |
| **antes** | before | **la semana pasada** | last week |
| **el otro día**[7] | the other day | **hace dos días** | two days ago |

---

[7]**el otro día** the other day. This is commonly used to refer to any time from two days ago to five years ago or even more.

## THE PRETERIT TENSE OF REGULAR VERBS

| -ar<br>tomar | | -er<br>comer | | -ir<br>abrir | |
|---|---|---|---|---|---|
| tomé | tomamos | comí | comimos | abrí | abrimos |
| tomaste | | comiste | | abriste | |
| tomó | tomaron | comió | comieron | abrió | abrieron |

### The preterit endings

| -ar | | -er and -ir | |
|---|---|---|---|
| -é | -amos | -í | -imos |
| -aste | | -iste | |
| -ó | -aron | -ió | -ieron |

**!**

¡Cuidado!

| **hablo** | I speak | **habló** | he/she/you spoke |
|---|---|---|---|
| **hable** | speak! | **hablé** | I spoke |

### Ejercicio 8H

Complete las frases con la forma correcta de **tomar** en el pretérito.

EJEMPLO   (Yo) tomé un vaso de vino ayer.

1. Tú _____.

2. Ana y yo _____.

3. Ud. _____.

4. Los turistas _____.

5. El hombre guapo _____.

6. Nosotros _____.

7. Martín y Graciela _____.

8. Tú y Jorge _____.

### ✏️ Ejercicio 8I

Conteste, por favor.

1. ¿Cuándo tomaron tú y Jorge el vaso de vino? _____

   _____

2. ¿Tomó Juan el agua en México? _____

   _____

3. ¿Qué tomaron ellos en la fiesta anoche? _____

   _____

4. ¿Cuántas tazas de café tomaron Uds. la mañana después de la

   fiesta? _____

5. ¿Quién tomó la limonada en la cantina antier (anteayer)?

   _____

6. ¿Tomaron los turistas mucha agua en el desierto? _____

   _____


### ✏️ Ejercicio 8J

Complete las frases con la forma correcta de comer en el pretérito.

EJEMPLO    Yo <u>comí</u> armadillo anoche.

1. Javier _____.

2. Tú _____.

3. Nosotros _____.

4. Lucía _____.

5. Los viajeros _____.

6. La azafata[8] _____.

7. El banquero y yo _____.

8. El maestro y tú _____.

---

[8]**azafata** airline stewardess, flight attendant (Other terms include **la aeromoza, el aeromozo, el sobrecargo.**)

### 🖉 Ejercicio 8K

Llene los espacios con la forma correcta de **comer** en el pretérito.

1. Anoche el maestro y tú _____ chiles verdes.

2. Ayer él _____ tres platos de arroz con pollo.

3. Antier tú _____ demasiado[9] y necesitaste tomar Alka Seltzer™.

4. La semana pasada nosotros _____ mayonesa en la playa y regresamos enfermos.

5. Anoche ellos _____ iguana en salsa roja.

6. El mes pasado yo no _____ por tres días como protesta.

7. El año pasado los turistas _____ en el mismo restaurante cada noche.

### 🖉 Ejercicio 8L

Llene los espacios con la forma correcta de **abrir** en el pretérito.

1. Anoche Jesús y Celia _____ todas las botellas de medicina.

2. Ayer ella _____ la puerta del cuarto de baño de los caballeros por error.

3. Antenoche tú _____ la ventana y entró mucha nieve.[10]

4. Esta mañana la enfermera _____ la puerta del baño para el paciente.

5. Anoche el paciente _____ la botella de pastillas.

6. Ayer yo _____ mi libro de español pero no estudié nada porque me atacó la flojera.[11]

---

[9]**demasiado** too much
[10]**la nieve** snow
[11]**me atacó la flojera** I had an attack of laziness (literally, laziness attacked me).

**Ejercicio 8M**

Cambie el verbo al pretérito y escriba la frase.

EJEMPLO    (yo/escribir/receta/ayer)  Yo escribí una receta ayer.

1. (tú/recibir/visita/ayer)

   _____

2. (ella/comprar/termómetros/ayer)

   _____

3. (Uds./vender/otoscopios/ayer)

   _____

4. (nosotros/necesitar/vendas/ayer)

   _____

5. (Juan y María/correr/kilómetro/ayer)

   _____

6. (yo/caminar/cuadra/ayer)

   _____

7. (Ud./aprender/verbos/ayer)

   _____

8. (tú/escribir/instrucciones/ayer)

   _____

9. (mis hermanos/limpiar/cuartos/ayer)

   _____

10. (Uds./visitar/el hospital/ayer)

   _____


## THE PRETERIT TENSE OF STEM-CHANGING AND OTHER VERBS

The good news is that many verbs that have changes in the stem in the present tense are completely regular in the preterit. Compare the following stem-changing verbs:

| **encontrar (o → ue)** (to find, encounter) | | | |
| Present tense | | Preterit tense | |
| encuentro | encontramos | encontré | encontramos |
| encuentras | | encontraste | |
| encuentra | encuentran | encontró | encontraron |

| **perder (e → ie)** (to lose) | | | |
| Present tense | | Preterit tense | |
| pierdo | perdemos | perdí | perdimos |
| pierdes | | perdiste | |
| pierde | pierden | perdió | perdieron |

However, -**ir** verbs that have stem changes in the present tense also have stem changes in the preterit. Study the following examples:

| **dormir (o → ue)** (to sleep) | | | |
| Present tense | | Preterit tense | |
| duermo | dormimos | dormí | dormimos |
| duermes | | dormiste | |
| duerme | duermen | durmió* | durmieron* |

*The **o** in the stem changes to **u** in the third-person singular and plural.

| **preferir (e → ie)** (to prefer) | | | |
| Present tense | | Preterit tense | |
| prefiero | preferimos | preferí | preferimos |
| prefieres | | preferiste | |
| prefiere | prefieren | prefirió* | prefirieron* |

*The **e** in the stem changes to **i** in the third-person singular and plural.

| **medir (e → i)** (to measure) | | | |
| Present tense | | Preterit tense | |
| mido | medimos | medí | medimos |
| mides | | mediste | |
| mide | miden | midió* | midieron* |

*The **e** in the stem changes to **i** in the third-person singular and plural.

When a verb ends in **-er** or **-ir** and has a vowel that immediately precedes the preterit ending, the third-person singular ending changes from **-ió** to **-yó**, and the third-person plural ending changes from **-ieron** to **-yeron**. An accent mark is added to the **i** in all the other forms. Compare the following:

| leer (to read) | | caer (to fall) | | oír (to hear; to listen) | |
|---|---|---|---|---|---|
| leí | leímos | caí | caímos | oí | oímos |
| leíste | | caíste | | oíste | |
| leyó | leyeron | cayó | cayeron | oyó | oyeron |

*Notes:*

- Exceptions to this rule are **traer**, which is completely irregular in the preterit tense, and all verbs that end in **-guir** (for example, **distinguir**, **extinguir**).
- Verbs that end in **-uir** follow this rule; however, the only accent added to the **i** in the preterit endings is in the first-person singular: **huir**: **huí, huiste, huyó, huimos, huyeron**.

Verbs that end in **-car**, **-gar**, and **-zar** have a spelling change in the first-person singular of the preterit tense:

**c → qu**     **g → gu**     **z → c**

Study the following examples:

| buscar (to look for) | | llegar (to arrive) | | comenzar (to begin, start) | |
|---|---|---|---|---|---|
| bus**qué** | buscamos | lle**gué** | llegamos | comen**cé** | comenzamos |
| buscaste | | llegaste | | comenzaste | |
| buscó | buscaron | llegó | llegaron | comenzó | comenzaron |

 **Ejercicio 8N**

Escriba las siguientes frases en el pretérito.

EJEMPLO    Yo llego al hospital, leo una revista y comienzo a trabajar.
           Yo llegué al hospital, leí una revista y comencé a trabajar.

1. El técnico pierde la jeringa y no saca muestras de la sangre.

   _____

2. Uds. oyen la música y duermen profundamente.

   _____

3. Yo muestro y explico los resultados a los pacientes.

_____

4. Los niños salen de la clínica pero no cierran la puerta.

_____

5. Yo no alcanzo[12] la repisa alta y pido ayuda.[13]

_____

6. Los farmacéuticos leen la receta pero no entienden las instruccio-

nes. _____

_____

7. La doctora Ríos cae en la nieve y se muerde la lengua.

_____

8. Indico dónde me duele, pero la enfermera no comprende.

_____

9. Yo oigo las noticias[14] y despierto a mis hijos.

_____

10. Yo toco la guitarra y mis hermanos huyen del cuarto.

_____

#  **8.5** Irregular verbs in the preterit

Now that you have absorbed the preterit tense of regular and stem-changing verbs, you will obviously have little problem with irregular verbs! (We are jesting, of course. Simply try to remember what you can of these verbs.) The most commonly used irregular past-tense verbs in medical settings are the following:

**hacer** ¿Qué **hizo** or pasó?
**decir** ¿Qué **dijo** el doctor?
**ser** ¿Cuándo **fue** su primera/última regla?
**tener** ¿Cuándo **tuvo** Ud. el primer síntoma/la primera regla/
el problema por primera vez?

_____

[12]from **alcanzar** to reach
[13]from **pedir ayuda** to ask for help
[14]**las noticias** the news

First, let's tackle the verbs **hacer**, **decir**, **ir**, and **ser**.[15]

| hacer | | decir | | ir/ser | |
|---|---|---|---|---|---|
| hice | hicimos | dije | dijimos | fui | fuimos |
| hiciste | | dijiste | | fuiste | |
| hizo | hicieron | dijo | dijeron | fue | fueron |

 ## Ejercicio 8O

Complete las frases, usando la forma correcta de **hacer** en el pretérito.

EJEMPLO   Yo <u>hice</u> la cama en el cuarto del hospital.

1. Él _____.

2. Ud. _____.

3. Tú _____.

4. Nosotros _____.

5. Cheo y yo _____.

6. Elena y Tadeo _____.

7. Yo _____.

 ## Ejercicio 8P

Llene los espacios con la forma correcta de **hacer** en el pretérito.

EJEMPLO   Ayer yo <u>hice</u> la comida.

1. (Tú) _____ la piña colada.

2. (Mario) _____ una cama.

3. (Ella) _____ una mesa.

4. (Nosotros) _____ un yoyo.

5. (Javier y Alejandro) _____ una silla.

6. (Uds.) _____ un error.

7. (Tú) _____ una blusa.

8. (Yo) _____ una guayabera blanca.

---

[15]Strangely, the preterit forms of the verbs **ir** ("to go") and **ser** ("to be") are the same. There is usually no confusion because the verbs are used in different contexts.

### 🖉 Ejercicio 8Q

¿Qué hizo Ud. ayer? (Use **hacer, decir** e **ir** cuando sea posible.)[16]

_____

_____

_____

### 🖉 Ejercicio 8R

Complete las frases con la forma correcta de **ir** en el pretérito.

EJEMPLO   Yo fui al hospital anoche.

1. Tú _____.
2. Elena _____.
3. Marco y yo _____.
4. Rodolfo y Tadeo _____.
5. Armando _____.
6. Nosotros _____.

Now let's examine two important verbs that are similar in their preterit forms.

| tener | | estar | |
|---|---|---|---|
| tuve | tuvimos | estuve | estuvimos |
| tuviste | | estuviste | |
| tuvo | tuvieron | estuvo | estuvieron |

### 🖉 Ejercicio 8S

Complete las frases con la forma correcta de **tener** en el pretérito.

EJEMPLO   Yo tuve dolor de cabeza.

1. Mi primo _____.
2. Tú _____.
3. Carmen _____.

---

[16]**cuando sea posible** whenever it's possible

4. Tamara y Dolores _____.

5. Marco y yo _____.

6. Alejandro y Rafael _____.

7. Uds. _____.

8. Yo _____.

## Ejercicio 8T

Use la forma correcta de **tener** e **ir** para completar las frases.

EJEMPLO   Yo <u>tuve</u> mareos cuando <u>fui</u> al consultorio.

1. Laura _____.

2. Felipe y yo _____.

3. Tú _____.

4. Los chamacos[17] _____.

5. Mi tía _____.

6. Mis cuñados _____.

7. Uds. _____.

8. Yo _____.

## Ejercicio 8U

Complete las frases con la forma correcta de **estar** en el pretérito.

EJEMPLO   La atención médica <u>estuvo</u> bien.

1. La fiesta _____.

2. Las clases _____.

3. Ellos _____.

4. Yo _____.

5. Tú _____.

6. Nosotros _____.

_____
[17]**chamacos** kids

### ✏️ Ejercicio 8V

Conteste, por favor, con frases completas.

1. ¿Estuvimos bien ayer en la clínica?

_____

2. ¿Estuvieron enfermos durante el examen?

_____

3. ¿Estuvimos contentos en la fiesta?

_____

4. ¿Estuvo bonito el baile[18] folklórico?

_____

5. ¿Estuviste cansado[19] al esperar[20] en el hospital?

_____

 # 8.6   Well-baby visit

#### VOCABULARIO

| | | | |
|---|---|---|---|
| to give | **dar** | to begin to | **comenzar a** |
| to breast-feed | **dar pecho /** | to turn over | **voltear(se)** |
| | **amamantar** | to begin to | **empezar a** |
| food | **el alimento** | to crawl | **gatear** |
| to feed | **alimentar** | to sit | **sentar(se)** |
| to sleep | **dormir** | to stand | **parar(se)** |
| he/she sleeps, | **duerme** | for the first time | **por primera vez** |
| you sleep | | a walker | **una andadera** |
| on one's back | **boca arriba** | pacifier | **un chupón** (*Mex.*) / |
| on one's stomach | **boca abajo** | | **un bobo** (*P.R.*) |
| on one's side | **de lado** | he/she/you said | **dijo** |
| to wean | **destetar** | Did he/she/you | **¿Dijo...?** |
| At what age? | **¿A qué edad?** | say . . . ? | |

---

[18]**el baile** dance
[19]**cansado(-a)** tired
[20]**al esperar** upon waiting/while waiting (Remember: the infinitive can be used after **al**.)

| | |
|---|---|
| Can he/she stand by himself/herself? | ¿Puede pararse solo(-a)? |
| Did he say any words before . . . months? | ¿Dijo alguna palabra antes de los... meses? |
| Does he/she coo/babble? | ¿Balbucea? |
| When did he say "mama" or "papa" for the first time? | ¿Cuándo dijo "mamá" o "papá" por primera vez? |
| Is she talking well? | ¿Habla bien o tiene problemas? |
| Is he teething? | ¿Le están saliendo los dientes? |
| Does she sleep well? Does she take naps? | ¿Duerme bien? ¿Toma siestas? |
| Does she sleep on her back/stomach? | ¿Duerme boca arriba/abajo? |
| Does she sleep all night? | ¿Duerme toda la noche? |
| When did she begin to crawl? | ¿Cuándo comenzó (empezó) a gatear? |
| Does he turn over by himself? | ¿Se voltea solo? |
| Do you use a car seat? | ¿Usa un asiento de carro para niños? |
| What does he eat? Does he drink milk? What kind? | ¿Qué come? ¿Toma leche? ¿Qué tipo? |
| How often does he drink milk/eat? | ¿Cada cuándo toma leche/come? |
| What does she eat? | ¿Qué come? ¿Qué tipo de alimentos come? |
| Does she eat well? Does she eat table food? | ¿Come bien? ¿Come comida normal? |
| Does she have behavioral problems? | ¿Tiene problemas con su comportamiento? |
| When was the first time that . . . ? | ¿Cuándo fue la primera vez que...? |
| Did he/she have difficulty with . . . ? | ¿Tuvo dificultad al... (+ infinitive)? |

Remember: A well-baby visit works best when scheduled around vaccination times.

## Emergency room visit: ear infection
## La sala de emergencia: una infección del oído

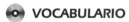

**VOCABULARIO** | An emergency room visit for a failed treatment of an ear infection

| | | | |
|---|---|---|---|
| podría | he/she/you could | en voz alta | out loud |
| ¡Ajá! | Aha! | me parece | it seems to me |
| entiendo | I understand | se me hace | it seems to me |

| **con razón** | no wonder (*lit.,* with reason) | **¿Me explico?** | Do you understand? Am I being clear? |
| **pensando a solas** | thinking to oneself | | Does that make sense? (loosely) |
| **Por eso** | That's why, Due to that | **¡Qué pena!** | How embarrassing! |

### 🔊 DIÁLOGO 8.7 | An emergency room visit for a failed treatment of an ear infection

DOCTOR   Buenos días, Señora Soto. ¿Cómo le va? ¿Cómo sigue Jaimito de la infección del oído?

SEÑORA   Bueno, doctor, yo estoy muy bien, pero mi hijo sigue mal. No se ha mejorado. (No está mejor.) Sigue con calentura y gripa (resfriado, catarro).

DOCTOR   ¿Le dio a (Tomó) Jaimito los antibióticos que le receté su última visita?

SEÑORA   Sí, doctor(a), pero se me hace (parece) que la medicina no le sirvió.

DOCTOR   A ver, señora, ¿cómo le dio la medicina? ¿Cuánto y cuántas veces al día le dio los antibióticos?

SEÑORA   Pues, le di una cucharadita una vez por día, doctor.

DOCTOR   *(Pensando a solas)* Por eso, con razón… no me escuchó. Podría evitar esta consulta, pero no siguió mis instrucciones la primera vez.
*(En voz alta)* Ajá, bueno, señora, una cucharadita está bien, pero necesita tomar la medicina tres veces al día, por diez días. Es muy importante tomar la dosis exacta.

SEÑORA   ¡Ay! ¡Qué pena, doctor! ¿Qué debo hacer?

DOCTOR   Bueno, Señora Soto, voy a recetarle antibióticos otra vez, pero necesita tener mucho cuidado con las instrucciones. Esta vez *(porque es la segunda vez)*, tiene que darle a Jaimito una cucharadita, pero dos veces por día por un período de una semana. ¿Me explico?

SEÑORA   Sí, doctor, ahora entiendo… una cucharadita dos veces cada día y por toda una semana. Pero, ¿puedo darle Tylenol™ o está bien darle Motrin™ también con la medicina que le recetó?

DOCTOR   Sí, señora, el antibiótico sirve con o Tylenol™ o Motrin™, para quitarle el dolor y la fiebre. Está bien, pero sólo el antibiótico con Tylenol o el antibiótico con Motrin, no debe tomar las tres medicinas juntas.[21] ¿Me explico?

---

[21]**juntas** together

SEÑORA Sí, doctor.

DOCTOR ¿Tiene otra pregunta o preocupación?

SEÑORA No, doctor, creo que es todo.

DOCTOR Bueno, Señora Soto, llámeme si tiene preguntas o dudas, y cuídese (a Ud.) y cuide mucho a Jaimito. ¡Que le vaya bien!

SEÑORA Igualmente, doctor, gracias.

###  Ejercicio 8W

Conteste las preguntas sobre el diálogo.

1. ¿Cómo sigue Jaimito? _____

2. ¿Sirvió la medicina que recetó el doctor? _____

   _____

3. ¿Cuánto y cuántas veces al día la mamá dio los antibióticos a Jaimito? _____

4. ¿Qué dijo el doctor? ¿Cuál fue o debe ser la dosis exacta?

   _____

5. ¿Qué más[22] preguntó la señora al doctor? _____

   _____

6. ¿Qué contestó el doctor a la señora? _____

   _____

 **8.8** Emergency room visit: *an asthma attack*

**La sala de emergencia: un ataque de asma**

Vamos a ver otro diálogo que utiliza el pretérito. Este diálogo es de un señor en la sala de emergencia con un ataque de asma.

### 🔊 VOCABULARIO │ An asthma attack in the emergency room

| | | | |
|---|---|---|---|
| **dificultad** (*f.*) **al respirar** | difficulty breathing | **Ya sé** | I know |
| | | **ya no** | no longer |
| **falta de aire / falta de respiración** | shortness of breath | **nebulizador** (*m.*) | nebulizer |
| | | **tubito** | small tube |

---

[22]**¿Qué más** What else

| | | | |
|---|---|---|---|
| **respirar con silbidos** | to wheeze | **ya** | now, no longer |
| | | **de repente** | suddenly |
| **el peor ataque** | the worst attack | **estuve pintando** | I was painting[23] |
| **que sufrí** | that I had | **estuve/estaba trabajando** | I was working |
| **que he sufrido** | that I have had | | |
| **comenzó, empezó** | he/she/it/you began | **agarrar** | to grab |
| | | **agarré** | I grabbed |
| **comencé, empecé** | I began | **¡Qué bueno!** | That's good! |
| **familiares** (*m., f., pl.*) | family members | | |

🔘 DIÁLOGO 8.8 | **An asthma attack in the emergency room**

La sala de emergencia: un adulto con un ataque de asma.

DOCTORA   Buenas noches, señor. Sé que tiene dificultad al respirar. Trate de[24] no hablar, por favor, y respire profundo en este nebulizador (tubito). Muy bien, Señor López. Después, voy a hablar con Ud. de su historia médica y voy a examinarle en general. Pero ahorita necesito escuchar su corazón y pulmones.
*(Después de diez minutos)*

DOCTORA   ¿Se siente mejor ahora? Veo que Ud. ya no respira con silbidos.

SEÑOR   Sí, doctora, ya puedo respirar (respiro) bien. Me siento mejor, gracias. Hace veinte años que sufro de asma, pero éste es el peor ataque que he sufrido en toda la vida.

DOCTORA   Ah, pues, ¿qué pasó esta vez, Señor López?

SEÑOR   Pues, este ataque comenzó de repente.[25] Estuve en mi casa, estuve trabajando y pintando y comencé a toser. Luego, empecé a respirar con un silbido. Agarré mi inhalador y me di dos disparos (bombazos), pero no me ayudó. Después de media hora de sufrir, por fin mi esposa me llevó al hospital.

DOCTORA   ¡Qué bueno! Aparte del asma, ¿sufre de otras enfermedades?

SEÑOR   Sí, doctora, sufro de alta presión y tomo Vasotec.

DOCTORA   ¿Tiene problemas o reacciones alérgicas a algunas medicinas?

---

[23]"Estaba pintando" is more commonly used; however, since we just studied "estuve" we thought you would appreciate the practice. **estuve/estaba trabajando**—I was working

[24]command form—**tratar de** to try to

[25]**de repente** suddenly

| SEÑOR | Pues, cuando tomé penicilina una vez, me salieron ronchas. |
|---|---|
| DOCTORA | ¿Tiene familiares que sufren o que han sufrido de diabetes o problemas del corazón? |
| SEÑOR | Sí, de diabetes, pero gracias a Dios, yo no, todavía. |
| DOCTORA | Bueno, Señor López, el técnico va a sacar unas radiografías de sus pulmones y luego voy a examinarle completamente. |
| SEÑOR | Está bien, doctora. Muchas gracias. |
| DOCTORA | Bueno, ahorita regreso.[26] |

 **Ejercicio 8X**

Conteste las preguntas sobre el diálogo.

1. ¿Primero, la doctora pregunta mucho al paciente o la doctora da explicaciones al paciente? _____

2. ¿Qué preguntó la doctora al paciente primero? _____

_____

3. ¿De qué enfermedades sufre el paciente y qué medicina toma?

_____

4. ¿Fue el peor ataque que ha tenido el paciente en toda su vida?

_____

5. ¿Qué pasó? _____

6. ¿Tiene familiares que han sufrido de diabetes o problemas de corazón? _____

7. ¿Qué va a hacer el técnico? _____

_____

8. ¿Qué va a hacer la doctora después? _____

_____

_____

[26]In Mexico, **ahora** means "now"; **ahorita**, "right now"; **ahora mismo**, "right away." However, in some other countries, such as Puerto Rico, **ahorita** means "now" and **ahora** "right now."

# 9

## What you will learn in this lesson:

- when to use and how to form reflexive verbs
- what is and how to use the "personal **a**"
- when and how to form and use direct object pronouns (it, them)
- when and how to use "tener que" and "hay que"
- to understand one single dialogue which encompasses all basic grammar structures and tenses to which you have been exposed up to this point
- to create your own dialogue tailored to your own specific field and needs
- vocabulary related to a dental exam
- typical vocabulary, phrases, and questions utilized during a dental exam
- vocabulary related to an ophthalmologic exam
- typical vocabulary, phrases, and questions used during an eye exam
- vocabulary related to dermatology
- vocabulary related to the pharmacy

The goal of this lesson is to be able to understand a dialogue using all tenses and structures (including the reflexive verb and direct object pronouns) taught thus far wherein the patient presents abdominal pain, and to then create your own specialized dialogue, as well as to be able to perform a dental, eye, and dermatological exam in Spanish.

**9.1** Reflexive verbs

We are now ready at last to reveal in detail the concept that you have been so diligently questioning (or, perhaps, the concept by which you have been so frustratingly confused) for much of this book—the reflexive verb! You may have noticed that many reflexive verbs deal with actions of daily routine and personal hygiene. Think of a reflexive verb as a situation in which a person is doing something to him or herself. Study the differences between the following paired examples. The expressions on the left side are not reflexive; those on the right side are reflexive.

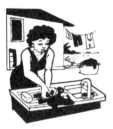

Yo lavo la ropa.
(**lavo** I wash)

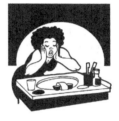

Yo me lavo la cara.
(**me lavo** I wash myself)

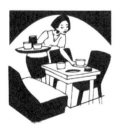

Tú levantas los platos de la mesa.

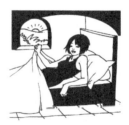

Tú te levantas.

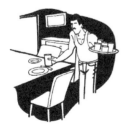

Él pone los vasos en la mesa.

Él se pone el sombrero.

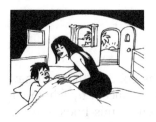

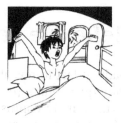

Ella despierta a su hijo.          El hijo se despierta.

*Notes:*

- In the first example, the subject **yo** is doing something to something else, **la ropa** ("clothes"), so the verb is not reflexive; in the paired example, the subject **yo** is doing something to the doer's own face, **la cara**, so the verb is reflexive.
- Observe that there are no changes in the conjugations of the verbs. Regular **-ar**, **-er**, and **-ir** verbs, stem-changing verbs, and irregular verbs are conjugated as they would be in the present tense. The only difference is the addition of a reflexive pronoun (**me, te, se**, etc.) to each verb form.

Study the conjugations of two regular, reflexive **-ar** verbs:

| **llamarse** (to call [oneself]) | | **lavarse** (to wash [oneself]) | |
|---|---|---|---|
| me llamo | nos llamamos | me lavo | nos lavamos |
| te llamas | | te lavas | |
| se llama | se llaman | se lava | se lavan |

|  | **Me llamo Carla.** | **Me lavo las manos.** |
|---|---|---|
|  | I call myself Carla. | I wash my hands. |
| pero: | **Llamo a la niña.** | **Lavo las manos a mi hija.** |
|  | I call the child. | I wash my daughter's hands. |

 **Ejercicio 9A**

Llene los espacios con la forma correcta de **lavar** o **lavarse**.

1. Yo _____ la ropa de los chamacos.

2. Yo _____ el pelo.

3. Tú _____ los vasos de cristal.

4. Tú _____ las manos del bebé.

5. Ella _____ la cara.

6. Ella _____ el carro sucio.[1]

7. Nosotros _____ los brazos.

8. Nosotros _____ las mesas en el restaurante.

9. Uds. _____ la pared[2] en la sala.[3]

10. Uds. _____ la boca después de comer.

| ponerse (to put on [oneself]; to get/become) | |
| --- | --- |
| me pongo | nos ponemos |
| te pones | |
| se pone | se ponen |

### ✏️ Ejercicio 9B

Llene los espacios con la forma correcta de **poner** o **ponerse**.

1. Yo _____ la medicina en la silla.

2. Yo _____ el anillo de plata[4] en el dedo chico.

3. El enfermero _____ la comida en la mesa.

4. Tú _____ la blusa de color rosa que te queda grande.[5]

5. Los doctores _____ las vendas en las heridas.

6. Ellas _____ los pantalones por la mañana al levantarse. [6]

7. Los niños _____ los pies en el sofá y la mamá _____ enojada.

8. Tú _____ los dulces en la mesa sin un plato. (¡Qué descuidado!)[7]

---

**sucio** dirty
**la pared** wall
**la sala** living room
**el anillo de plata** the silver ring
**que te queda grande** that's big on you
**al** upon; **al levantarse** upon getting up
**qué descuidado** how careless

9. Nosotros _____ los sombreros en la cabeza.

10. El doctor _____ el yeso en la pierna del niño.

When you look up a verb in the dictionary, you will find the main entry (for example, **lavar**, "to wash") and you may also find a category for the reflexive form (for example, **lavarse**, "to wash oneself"). The reflexive infinitive form is a signal that you conjugate the verb as you normally would, but you add the reflexive pronouns:

| | | | |
|---|---|---|---|
| **me** | myself | **nos** | ourselves |
| **te** | yourself | | |
| **se** | himself, herself, itself, yourself | **se** | themselves, yourselves |

Ejemplos:

| | | |
|---|---|---|
| **lavar** | **Yo me lavo la cara.**<br>I wash my face. | **María se lava la cara.**<br>María washes her face. |
| **sentirse** | **¿Cómo se siente?**<br>How are you feeling? | **Me siento bien.**<br>I feel fine. |
| **ponerse** | **Yo me pongo la bata.**<br>I put on the robe. | **Ricardo se pone la bata.**<br>Ricardo puts on the robe. |

## POWER VERBS AND REFLEXIVE INFINITIVES

Recall from Chapter 7 that you can use the key power verbs with any infinitive—including reflexive infinitives! All you have to do is attach the appropriate reflexive pronoun to the infinitive, and you're off and running! Observe the following examples:

| | |
|---|---|
| Necesit**o** acostar**me** | Necesit**amos** acostar**nos** |
| Necesit**as** acostar**te** | |
| Necesit**a** acostar**se** | Necesit**an** acostar**se** |

| | |
|---|---|
| **Quiero desvestirme, bañarme y acostarme temprano.** | I want to get undressed, bathe, and go to bed early. |
| **¡Ay, Paco! Debes afeitarte con más cuidado.** | Oh, Paco! You should shave more carefully. |
| **Ud. puede vestirse ahora.** | You can get dressed now. |
| **Su hijo puede ponerse la camiseta ahora.** | Your son can put on his T-shirt now. |
| **Vamos a lavarnos las manos e[8] irnos.** | We're going to wash our hands and leave. |

_____

y changes to **e** when preceding a word that begins with "i."

**Ellos tienen que cuidarse y**          They have to take care of themselves
   **mejorarse.**                            and get better.
**Favor de sentarse aquí y quitarse**    Please sit here and take off your
   **los zapatos.**                          shoes.

## COMMON REFLEXIVE VERBS

| | | | |
|---|---|---|---|
| **acostarse** | to lie down; to go to bed | **lavarse** | to wash (oneself) |
| **afeitarse** | to shave (oneself) | **levantarse** | to get up; to stand (oneself) up |
| **bajarse** | to get down/off; to lose (weight) | **llamarse** | to call oneself |
| | | **moverse** | to move |
| **bañarse** | to bathe (oneself), to take a bath | **rasurarse** | to shave oneself (*Mex.*) |
| | | **relajarse** | to relax |
| **contagiarse** | to become infected | **sentarse** | to sit down/sit up |
| **desmayarse** | to faint | **subirse** | to get up (on); to gain (weight) |
| **embarazarse** | to get pregnant | | |
| **enfermarse** | to become sick | **vestirse** | to dress oneself |

### ✏️ Ejercicio 9C

Llene los espacios con la forma correcta del infinitivo reflexivo.

EJEMPLO   (lavarse) Debes <u>lavarte</u> bien las manos.

1. (irse)  Tenemos que _____ mañana por la

   mañana.

2. (ingresarse)  El doctor dijo que debo _____ en

   el hospital.

3. (vestirse)  Los niños pueden _____ solos.[9]

4. (sentarse)  Estamos cansados y sólo[10] queremos

   _____ en el sofá.

5. (levantarse)  Necesito _____ muy temprano

   mañana.

6. (bajarse)  Señor Glotón, Ud. necesita _____

   de peso.

---

**solos** by themselves, on their own
**sólo** only, just

7. (llamarse) No es verdad que quiero _____ el rey del mundo.[11]

8. (moverse) Pepito, tienes que _____ más para acá.

9. (bañarse) ¡Niños, no me molesten![12] Yo voy a _____ ahora mismo.

10. (limpiarse) Después de comer tacos con chiles, ajo y cebollas, necesito _____ los dientes.

---

### Reflexive v. nonreflexive verbs

*Reflexivo*

**Él se despierta a las 6:00.**          He wakes (himself) up at 6:00./ He gets up at 6:00.

*No reflexivo*

**Él despierta a su hija.**          He wakes his daughter (up).

### Power verbs and reflexive infinitives

**Necesito ponerme la ropa.**          I need to put on my clothes.
**Ud. debe subirse de peso.**          You ought to gain weight.
**¡Los niños tienen que levantarse ya!**          The children have to get up now!

---

### Ejercicio 9D

Escriba 15 frases usando los verbos de esta sección. Escriba 5 frases reflexivas, 5 frases que no son reflexivas, y 5 frases con *power verbs* e infinitivos reflexivos.

---

**el rey del mundo** the king of the world
**¡no me molesten!** don't bother me!

## PERSONAL "A"

It's time to explain a quirky aspect of the Spanish language—the personal **a**. There is no equivalent translation for this in English; you simply have to internalize it. In Spanish, you need to add the preposition **a** after a verb and before a person or persons (direct object). However, don't insert the **a** after a verb and before a thing. Study the following examples:

| | | |
|---|---|---|
| Yo veo la puerta. | *but* | Yo veo a la doctora. |
| Yo miro la televisión. | | Yo miro <u>al</u>[13] hombre guapo. |
| Yo oigo la música. | | Yo oigo <u>a</u> las enfermeras. |

*Note:* The personal **a** is *not* used after the verb **tener**.

Tengo dos tíos y cinco tías.     Tenemos muchos pacientes.

 **Ejercicio 9E**

Llene los espacios con **la**, **a la**, **el** o **al**.

1. Miran _____ libro.

2. Mire _____ Señora Fernández de Ríos.

3. Oigo _____ corazón.

4. Oigo _____ doctor.

5. Vemos _____ receta.

6. Vemos _____ enfermera.

7. Escuchas _____ corazón.

8. Escuchas _____ paciente.

 **Direct object pronouns**

### Singular, feminine

| | |
|---|---|
| Tengo la receta. | → <u>La</u> (*it*) tengo. |
| Tengo la venda. | → <u>La</u> tengo. |
| Veo la jeringa. | → <u>La</u> veo. |
| Veo a la doctora. | → <u>La</u> veo. |

---

[13]Remember that **al** is the contraction of **a** and **el**.

**La** precedes the verb; the verb remains the same.[14]

### Singular, masculine

Tengo el estetoscopio.   → <u>Lo</u> (*it*) tengo.
Tengo el martillo.        → <u>Lo</u> tengo.
Veo el dedo.              → <u>Lo</u> veo.
Veo al doctor.            → <u>Lo</u> veo.

**Lo** precedes the verb; the verb remains the same.[15]

 **Ejercicio 9F**

Escriba las frases usando **lo** o **la** como complemento directo.

EJEMPLO   Compro la piñata. → La compro.

1. Compra la receta. _____

2. Hacemos la cita. _____

3. Busco el termómetro. _____

4. Toman la medicina. _____

5. Vemos al paciente en la mañana. _____

6. Venden la venda en el mercado. _____

7. Escribe el resultado de la prueba. _____

8. El doctor receta un antibiótico. _____

9. Miro a la enfermera. _____

10. Veo al técnico en la calle. _____

### Plural, feminine

Tengo las recetas.    → <u>Las</u> (*them*) tengo.
Tengo las vendas.     → <u>Las</u> tengo.
Veo las jeringas.     → <u>Las</u> veo.
Veo a las doctoras.   → <u>Las</u> veo.

**Las** ("them, you") precedes the verb; the verb remains the same.

---

    **La** her, it. In some countries **la** can also mean "you" when speaking to a female.
    **Lo** him, it. In some countries **lo** can also mean "you" when speaking to a male. In other countries the word **le** can mean both "you, him, her" as well as "to you, to him, to her" (an indirect object pronoun for males or females).

## Plural, masculine

Tengo los estetoscopios. → <u>Los</u> (*them*) tengo.
Tengo los martillos. → <u>Los</u> tengo.
Veo los dedos. → <u>Los</u> veo.
Veo a los doctores. → <u>Los</u> veo.

**Los** ("them, you") precedes the verb; the verb remains the same.

 **Ejercicio 9G**

Escriba las frases usando **los** o **las** como complemento directo.

EJEMPLO   Compro las jeringas. → Las compro.

1. Llevo los instrumentos. _____

2. Mira las rodillas. _____

3. Tocan los tobillos. _____

4. Comen frutas y verduras. _____

5. Toman el té y el tequila por la tarde. _____

_____

6. Compramos las sillas de ruedas en la tienda. _____

_____

7. Ves las cucarachas en el baño. _____

8. Llamo a los enfermeros. _____

9. Empacan[16] los instrumentos en la maleta. _____

_____

10. Miras a las mujeres en la playa. _____

_____
from **empacar** to pack

**Direct object pronouns**

| me | nos |
|----|-----|
| te | |
| **la, lo** | **las, los** |

The direct object pronoun is placed before the verb.

| ¿Ves al doctor y a la enfermera? | Sí, **los** veo. |
| ¿Compraste las medicinas? | No, no **las** compré. |
| ¿Cuándo escuchas la música? | **La** escucho por las tardes. |
| ¿Comiste el bistec? | No, no **lo** comí. |

---

 **Tener que/necesitar, es necesario/ hay que**

To have to, one should/must

**Tener que** and **necesitar** are similar in that when they are conjugated, they refer to the specific person who must do something, thus rendering them quite appropriate for use in the medical field. However, **es necesario** and **hay que** are similar in that no particular person is specified. They do not indicate *who* needs to follow an instruction. They are quite general.

**Es necesario/hay que/tener que/necesitar**

**Es necesario** tomar todos los antibióticos. **It is necessary** to take all of the antibiotics.

| **Hay que** tomar todos los antibióticos. | **One should/One must** take all of the antibiotics. |
| **Tiene que** tomar todos los antibióticos. | **You have to** take all of the antibiotics. |
| **Necesita** tomar todos los antibióticos. | **You need** to take all of the antibiotics. |

**Ejercicio 9H**

Dé dos formas de las siguientes frases.

EJEMPLO   **Es necesario** comer para vivir.

    (a) **Hay que** comer para vivir.
    (b) (yo) **Tengo que** comer para vivir.

1. Es necesario hablar español.

    (a) _____

    (b) (tú) _____

2. Es necesario comprar la medicina.

    (a) _____

    (b) (él) _____

3. Es necesario hacer una cita con la doctora.

    (a) _____

    (b) (nosotros) _____

4. Es necesario empacar sus medicinas en la maleta.

    (a) _____

    (b) (Ud.) _____

5. Es necesario tomar una ambulancia.

    (a) _____

    (b) (Uds.) _____

6. Es necesario llamar a la enfermera ahorita.

    (a) _____

    (b) (ellos) _____

7. Es necesario pedir comida en el hospital.

    (a) _____

    (b) (yo) _____

8. Es necesario preguntar dónde está el banco.

    (a) _____

    (b) (tú) _____

9. Es necesario cambiar los dólares por pesos.

(a) _____

(b) (María) _____

10. Es necesario recoger la receta en la clínica.

(a) _____

(b) (Uds.) _____

## 9.4  Abdominal pain
## Dolor abdominal

Now you have covered the basic grammar and tenses necessary to make yourself understood. The following dialogue synthesizes and utilizes many of the structures in one single dialogue. Please note how everything learned up to this point can be used to express what you need to relate to your patient in a simple, yet grammatically correct, form.

### DIÁLOGO 9.4 | A patient with abdominal pain

DOCTORA    Buenos días, Señor Gómez. Pase (Pásele, Adelante, Entre) y siéntese, por favor. Soy la doctora Martínez.

PACIENTE   Gracias, doctora. Mucho gusto.

DOCTORA    Muy bien. ¿Prefiere Rafael o Señor Gómez?

PACIENTE   Prefiero Rafael, por favor.

DOCTORA    Entonces, Rafael, dígame, ¿qué molestias tiene?

PACIENTE   Bueno, doctora, es que me duele la barriga.

DOCTORA    ¿Desde cuándo (¿Por cuánto tiempo or ¿Hace cuánto tiempo) le duele, Rafael?

PACIENTE   Bueno, pues, doctora, es que el dolor comenzó hace dos o tres días, más o menos.

DOCTORA    ¿Cómo es el dolor? ¿Es punzante, fijo o va y viene?

PACIENTE   Bueno, doctora, va y viene (viene y se va), pero cuando tengo el dolor, es muy fuerte.

DOCTORA    Entonces, ¿es como retortijones?

PACIENTE   Sí, doctora. Así es… como retorcijones.

DOCTORA    Bueno. ¿Tiene otros síntomas como diarreas, vómitos o fiebre?

PACIENTE   Hace más o menos dos o tres días que tuve fiebre y diarrea. Nunca he tenido vómitos, pero no tengo nada de estos síntomas ahora, y por eso me preocupa este dolor, doctora.

DOCTORA    No se preocupe, Rafael. Dígame, ¿cómo comenzó el dolor: después de comer, espontáneamente o después de un esfuerzo físico?

PACIENTE   ¡Ay, doctora! La verdad es que todo pasó hace unos días en el cumpleaños de mi hija. Yo creo que comí demasiado y en la noche el dolor comenzó muy fuerte con diarrea. Después en la mañana tuve fiebre, pero con unas aspirinas se me quitó y no he tenido más diarrea desde ayer.

DOCTORA    Bien, Rafael, no se angustie. Necesito examinar su abdomen. Por favor, acuéstese aquí. Rafael, señale con el dedo dónde le duele. Dígame si le duele cuando pongo presión (profundizo).

PACIENTE   Es ahí, doctora, ahí mismo cuando Ud. pone presión. ¡Ay, me duele!

DOCTORA    Ya pasó, Rafael. Levántese, pero primero siéntese y después puede levantarse, para evitar mareos. Parece que su dolor va a aliviarse con este medicamento, pero también, el técnico necesita hacer unos análisis.

PACIENTE   Bueno, doctora, y ¿cómo tomo la medicina?

DOCTORA    Ahora le explico. Tome una tableta cada ocho horas por cinco días. ¿Me explico? (¿Entendió?)[17] O sea, tres veces al día, antes del desayuno, del almuerzo y de la comida.

PACIENTE   Comprendo y, ¿cuándo necesito ir para los análisis?

DOCTORA    Haga la cita para mañana y regrese aquí dentro de cinco días, o sea, el próximo lunes.

PACIENTE   Gracias, doctora, nos vemos en cinco días.

DOCTORA    Nos vemos el lunes. ¡Cuídese mucho, Rafael!

### 🖉 Ejercicio 91

Now it's your turn! Throughout the chapters in this book, many typical medical situations have been covered. Of course, we realize that countless others exist that are not included here, but the point is that you now have all of the basic and necessary structures with which to work. It is merely a question of filling in the appropriate vocabulary related to your specific field. Go ahead and try! *Remember* to use the simplest forms with the key power verbs as your base. Try writing a

---

[17]**¿Me explico?** means, literally, "Am I explaining myself?", which places the responsibility for clear communication on the health care professional. This is more polite than "¿Entendió?", which means "Did you understand?" and could be perceived by the patient as accusatory.

dialogue that would be typically and routinely used in your everyday practice and in your specific area of expertise. ¡No tenga miedo de usar el diccionario!

Now it's time to move on to the dentist's office, followed by a routine eye visit, then on to the dermatologist, and ending at the pharmacy. In each instance, we present vocabulary and frequently used sentences that are typical of that field.

## 9.5 A trip to the dentist's office
## Una visita al dentista

First, we'll begin with some vocabulary representative of the dental field, followed by expressions commonly used during a dental examination.

### VOCABULARIO

| | | | |
|---|---|---|---|
| orthodontics | **la ortodoncia** | endodontics | **la endodoncia** |
| braces | **los frenos, los frenillos** | root canal | **la endodoncia** (*Mex.*) |
| | | rubber dam | **el hule protector** |
| oral surgeon | **el cirujano de boca** | periodontal | **periodontal** |
| a bridge | **un puente fijo** | to fill | **empastar, tapar, rellenar** |
| a partial | **un puente removible** | gums | **las encías** |
| a denture | **una dentadura completa** | receding | **retrocediendo** |
| | | to bite | **morder** |
| a cap | **un frente estético** | tight | **apretado(-a)** |
| to extract | **extraer, sacar** | palate | **el paladar** |
| root canal | **extraer (sacar) el nervio** | to reconstruct | **reconstruir** |
| | | tartar | **el sarro** |
| root canal | **tratamiento de conductos** | wisdom tooth | **la muela del juicio** |
| | | almost done | **ya casi, ya mero** (*slang, Mex.*) |
| crown | **la corona** | | |
| to bleed | **sangrar** | back molar | **la muela de atrás** |
| veneers | **los frentes estéticos** | toothbrush | **el cepillo de dientes** |
| blood | **la sangre** | dental floss | **el hilo dental** |
| ring, clamp | **el anillo** | noise | **el ruido** |
| the bleeding | **el sangrado** | to rinse | **rociar, enjuagar** |
| cavities | **las caries, las picaduras** | loose | **flojo(-a)** |
| | | drill | **el taladro** |
| molars | **las muelas** | to stop | **parar** |
| abscess | **el absceso** | bonding | **"bonding"** |

| | | | |
|---|---|---|---|
| gingivitis | **la gingivitis** | saliva | **la saliva** |
| filling | **la amalgama, el relleno, el empaste** | | |

The following typical sentences can be used during dental exams and procedures.

| | |
|---|---|
| Good morning, come in, and take a seat, please. | **Buenos días, pásele, por favor. Siéntese, por favor.** |
| How can I help you? | **¿En qué puedo ayudarle?** |
| Are you nervous? Don't worry! | **¿Está nervioso/nerviosa? ¡No se preocupe!** |
| Which tooth hurts? | **¿Qué diente le duele? (¿Cuál de los dientes le duele?)** |
| Where is the problem, above or below? | **¿Dónde está el problema? ¿Arriba o abajo?** |
| Is it bleeding? | **¿Está sangrando?** |
| Open your mouth, please. | **Abra la boca, por favor (Favor de abrir la boca).** |
| Stick out your tongue, please. | **Saque la lengua, por favor (Favor de sacar la lengua).** |
| I need to take an X ray of your tooth. | **Necesito sacar una radiografía de su diente (muela).** |
| I need to anesthetize your tooth. | **Necesito anestesiar (adormecer, entumecer) su diente.** |
| Is your lip/tooth/tongue asleep or numb? | **¿Está dormido su labio? ¿Está dormido su diente? ¿Está dormida su lengua?** |
| I can't save your tooth. I need to pull (remove) it/take it out. | **No puedo salvar su diente. Necesito sacarlo.** |
| I need to take out your tooth because it is loose. | **Necesito extraer (sacar) su diente porque está flojo.** |
| You are going to feel a lot of pressure, but not pain. | **Va a sentir mucha presión, pero sin dolor.** |
| I can save your tooth, but I need to extract the nerve (do a root canal). | **Puedo salvar su diente, pero necesito extraer (sacar, matar) el nervio (efectuar un tratamiento de conductos, una endodoncia, Mex.).** |
| I need to fill it. | **Necesito taparlo (empastarlo).** |
| Does the filling feel okay, or does it feel a little high? | **¿Siente bien el relleno o está un poco alto?** |
| Your gums are (gum line is) receding. | **Se suben (bajan, retroceden) las encías.** |

| | |
|---|---|
| I need to rinse your tooth with water. | **Necesito rociar (enjuagar) su diente con agua.** |
| I have a special toothbrush that makes a lot of noise. | **Tengo un cepillo de dientes especial que hace mucho ruido.** |
| If it hurts, raise your hand, and I'll stop. | **Si le duele, levante la mano y yo paro.** |
| Please bite down on the gauze for a half hour. | **Por favor, muerda (Favor de morder) la gasa por media hora.** |
| Please close your mouth gently. | **Por favor, cierre (Favor de cerrar) la boca suavemente.** |
| Don't cry; it won't hurt at all. | **No llores; no le va a doler nada.** |
| This ring is tight. | **Este anillo está apretado.** |
| Very good. Look at me. | **Muy bien. Míreme.** |
| Just about done/almost there. | **Ya mero.** |
| I'm almost finished. | **Ya casi termino.** |
| I'm going to prescribe medicine for the pain (the infection). | **Voy a recetar medicina para el dolor (la infección).** |
| Do you understand? (*literally,* Am I explaining myself?) | **¿Me explico?** |
| Please speak more slowly. | **Hable más despacio, por favor (Favor de hablar más despacio).** |
| You need another appointment in one month. | **Necesita otra cita en un mes.** |

## 9.6  An appointment with the ophthalmologist
## Una cita con el oftalmólogo

Now, we'll look at some vocabulary representative of the ophthalmologist's field.

### VOCABULARIO

| | |
|---|---|
| ophthalmology | **la oftalmología** |
| sight | **la vista** |
| color-blind/color-blindness | **daltónico/el daltonismo** |
| (I am) nearsighted | **(Soy) miope** |
| (I am) farsighted | **(Soy) hiperópico(-a)** |
| eye chart | **la carta, el gráfico, la gráfica** |
| glasses | **los lentes, las gafas, los anteojos, los espejuelos** |
| bifocals | **los bifocales, los lentes bifocales** |

| | |
|---|---|
| contact lenses | los lentes de contacto, los pupilentes |
| hard/soft/extended wear | los lentes duros/suaves/de uso extendido |
| Do your eyes itch? | ¿Tiene comezón/picazón en los ojos? |
| Which eye or both? | ¿Qué ojo o los dos?/¿Cuál de los ojos, o los dos? |
| both | los dos/ambos |
| Look at my left ear. | Mire mi oído izquierdo. |
| Read the next line, please. | Lea la próxima línea, por favor. |
| to appear, to seem | parecer |
| only/it's just that . . . | nada más… |
| to cover up | tapar, cubrir |
| still | todavía |
| you don't . . . yet | todavía no… |
| Which is better: the first lens or the second? | ¿Cuál es mejor—la primera lente[18] o la segunda? |
| Which is better: a or b? | ¿Cuál es mejor: a o b? |
| Is it the same? | ¿Es igual? |
| infection | una infección |
| sty | un orzuelo, una perrilla |
| eyelash | la pestaña |
| eyelid | el párpado |
| to blink | parpadear |
| Blink! (command) | ¡Parpadée!/¡Favor de parpadear! |
| astigmatism | el astigmatismo |
| scratch | un rasguño |
| dry eyes | los ojos secos |
| watery eyes | los ojos llorosos |
| tear duct | el conducto lacrimal/lagrimal, el conducto lacrimógeno |
| pinkeye (conjunctivitis) | la conjuntivitis |
| cataracts | las cataratas |
| blind | ciego(-a) |
| cross-eyed | bizco(-a) |
| to lubricate | lubricar, mojar |
| entropion | la entropión |
| ectropion | la ectropión |
| presbyopia | la presbiopía, la presbicia |
| ptosis | ptosis, la caída de párpado |
| glaucoma | el glaucoma |
| corneal ulcers | las úlceras en la córnea |

---

[18]**El primer lente** is also acceptable.

| | |
|---|---|
| redness | **el enrojecimiento** |
| episcleritis | **la episcleritis** |
| iritis | **la iritis, la inflamación del iris** |
| scleritis | **la escleritis** |
| iridectomy | **la iridectomía** |
| macular degeneration | **la degeneración de la mácula** |
| diabetic retinopathy | **la retinopatía diabética** |
| retinal artery (vein) occlusion | **la oclusión de la arteria (vena) retinal** |
| orbital cellulitis | **la celulitis orbital** |
| choroiditis | **la coroiditis** |
| exophthalmos | **exoftalmos** |
| ophthalmologist | **el oftalmólogo, la oftalmóloga** |

## 9.7 Dermatology
### La dermatología

This section is for those in the dermatological field.

### VOCABULARIO

| | | | |
|---|---|---|---|
| dermatologist | **el dermatólogo, la dermatóloga** | skin complexion | **la cutis, la tez** |
| | | physical build | **la complexión** |
| dermatitis | **la dermatitis** | acne | **el acné** |
| pimples | **los granos, los granitos, los barros** | to burst open (don't burst) | **reventar (no reviente)** |
| | | to squeeze | **apretar** |
| blackheads | **las espinillas** | (don't squeeze) | **(no apriete)** |
| pores | **los poros** | to apply (apply) | **aplicar (aplique)** |
| sebaceous glands | **las glándulas sebáceas** | an antibiotic preparation | **una preparación antibiótica** |
| scar, scars | **la cicatriz, las cicatrices** | cream | **una crema** |
| | | lotion | **una loción** |
| skin | **la piel** | solution | **una solución** |
| oily skin | **la piel grasosa** | ointment | **un ungüento** |
| dry skin | **la piel reseca** | gel | **un gel** |
| follicles | **los folículos** | reddening | **el enrojecimiento** |
| cells | **las células** | swelling | **la hinchazón** |
| to foment bacterial proliferation | **fomentar la proliferación de bacteria** | inflammation | **la inflamación** |
| | | minimize | **minimizar** |
| | | increase | **aumentar** |

| | | | |
|---|---|---|---|
| nodule | **el nódulo** | dose, dosage | **la dosis** |
| a mole | **un lunar** | quantity | **la cantidad** |
| a birthmark | **una marca de** | wrinkles | **las arrugas** |
| | **nacimiento** | hormones | **las hormonas** |
| a lump | **una bolita** | a shot, injection | **la inyección** |
| a cyst | **un quiste** | collagen | **el colágeno** |
| a tumor | **un tumor** | laser treatment | **el tratamiento** |
| a biopsy | **una biopsia** | | **con láser** (*m.*) |
| to pinch | **pellizcar** | veins | **las venas** |
| (don't pinch) | **(no pellizque)** | blood vessels | **los vasos** |
| to scratch | **rascar** | | **sanguíneos** |
| (don't scratch) | **(no rasque)** | | |

## 9.8 The pharmacy
## La farmacia

And finally, a section for pharmacists. (See also Chapter 7.2.)

| | |
|---|---|
| How can I help you? | **¿Cómo le puedo ayudar?/¿Cómo puedo ayudarle (servirle)?** |
| Have you ever used this pharmacy before? | **¿Alguna vez ha usado Ud. esta farmacia?** |
| What is your complete name, including your surnames, address, phone number and DOB? | **Por favor, ¿cuáles son sus nombres y apellidos, su dirección, número de teléfono y fecha de nacimiento?** |
| Do you have any allergies or problems with any medicine? | **¿Tiene alergias o problemas con alguna medicina?** |
| Are you taking any medicine, whether prescription or not? | **¿Está tomando alguna medicina, inclusive los que no requieren receta?** |
| Are you taking any herbs or home remedies? | **¿Toma alguna yerba (hierba) o remedio casero?** |
| Sometimes there are interactions between medications. | **A veces hay interacciones entre las medicinas.** |
| side effects/adverse reactions | **efectos secundarios/reacciones adversas** |
| to include/This includes . . . | **incluir/Esto incluye...** |
| to taste/It tastes like . . ./It has the taste of . . . | **saber a/Sabe a.../Tiene sabor a...** |
| a different taste | **un sabor diferente** |

| | |
|---|---|
| Do you have any chronic disease(s)? | ¿Sufre de alguna enfermedad crónica? |
| Do you have medical insurance? | ¿Tiene Ud. seguro médico? |
| It will take about 20 minutes. Do you plan to wait or return later? | Estará lista en veinte minutos. ¿Piensa esperar[19] o regresar más tarde? |
| Consult with your doctor about . . . | Consulte con su doctor acerca de (sobre)... |
| I see that you have taken these medications before, but the blood pressure medication is new for you. | Ya veo que ha tomado estos medicamentos antes, pero la medicina para su presión es nueva para Ud. |
| There are two medicines. | Hay dos medicinas. |
| The first is called . . . , the generic of . . . | La primera se llama..., el genérico para... |
| One of the side effects is . . . | Uno de los efectos secundarios es... |
| You need to take both medications every day and can take them at the same time. | Necesita tomar los dos medicamentos cada día y puede tomarlos al mismo tiempo (juntos). |
| It is best to take them in the morning so you don't have to get up several times during the night to urinate. | Es mejor tomarlas por la mañana para no tener que levantarse para orinar varias veces durante la noche. |
| You need to return to the pharmacy about 10 days before you finish them ( . . . the pills/capsules, etc.) to get more medicine. | Necesita regresar a la farmacia unos diez días antes de terminarlas (...las píldoras, las cápsulas, etc.) para obtener más medicinas. |
| You should not take/Don't take this medicine with . . . | No debe tomar/No tome esta medicina con... |
| The medicine costs . . . dollars | La medicina cuesta... dólares. |
| You can pay at the register/at the counter. | Puede pagar en la caja/en el mostrador. |
| The instruction sheet is inside of the . . . | La hoja de instrucciones está dentro del... |
| the package | el paquete |
| the jar/ small bottle/container | el frasco/el pomo /el recipiente o el envase |
| the label | la etiqueta |
| to refill the prescription | resurtir la receta[20] |

---

[19]**pensar** + infinitive = to plan to

[20]There is no word in Spanish for *refill*. It is best to explain the process, since the concept simply does not exist.

# 10

Note: *Congratulations* on completing the first nine chapters of the book. As we move on to more advanced material in chapters 10–14, you will see more text in Spanish. The section headings and some explanatory text will appear in Spanish first followed by the English translation. Test yourself by reading the Spanish first and see how much you are able to comprehend. This is great practice to build on your new Spanish skills.

## What you will learn in this lesson:

- differences between **preguntar** and **pedir**
- differences between **conocer** and **saber**
- review how and when to use possessive adjectives and pronouns: *my, your, his*, etc.
- both forms of the future tense
- review how to form and use the present and past progressive tenses ("I am examining . . . ," "I was examining . . . ")
- how to form and use the irregular present participles: **diciendo, viendo, viniendo, yendo, leyendo, creyendo**, etc.
- how to use **acabar de** ("to have just") and how to utilize it as a shortcut for the past tense
- vocabulary related to a patient visit concerning STDs/STIs
- dialogue concerning a patient visit related to STDs/STIs
- review the present perfect tense ("Have you had . . . ?") and when to use and how to form the past perfect tense ("Had you had . . . ?")
- how to form and use the irregular past participles: **abierto, cubierto, dicho, hecho, puesto, roto**, etc.
- when to use **por** and **para**
- how to form the imperative mood for the **tú** and **Ud.** forms

#  **10.1** *"Preguntar"* y *"pedir"*

The verbs **preguntar** and **pedir** both mean "to ask," but each is used in different situations.

| preguntar (to ask facts) | | pedir (to ask for/to order) | |
|---|---|---|---|
| pregunto | preguntamos | pido | pedimos |
| preguntas | | pides | |
| pregunta | preguntan | pide | piden |

| | |
|---|---|
| **Yo pregunto qué hora es.** | I ask what time it is. |
| **Él pregunta cómo se llama.** | He asks what her name is. |
| **Tú preguntas adónde vamos.** | You ask where we are going. |
| **Yo pido frijoles refritos en el hospital.** | I ask for/order refried beans in the hospital. |
| **Él pide un estetoscopio.** | He asks for a stethoscope. |
| **Tú pides los resultados de las pruebas.** | You ask for the test results. |

**Preguntar** is generally followed by a relative pronoun such as **que, quien, donde, cuando**. **Pedir** is generally followed by a noun.

 **Ejercicio 10A**

Llene los espacios con la forma correcta de **pedir**.

EJEMPLO   Tú pides papas fritas sin sal.

1. Yo _____ papas fritas sin sal.

2. Tú _____ papas fritas sin sal.

3. Ignacio (Nacho) y tú _____ papas fritas sin sal.

4. Chon (Asunción) y yo _____ papas fritas sin sal.

### ✏️ Ejercicio 10B

Llene los espacios con la forma correcta de **pedir** o **preguntar**.

1. Él _____ cuántos años tiene el paciente.

2. Nosotros _____ a qué hora es la cita del Sr. Flores.

3. Yo _____ más algodón, pero no me hacen caso.[1]

4. Rafael _____ a Verónica por qué ella _____ tanta atención.

### ✏️ Ejercicio 10C

Escriba dos frases con **preguntar** y dos frases con **pedir**.

1. _____

   _____

2. _____

   _____

3. _____

   _____

4. _____

   _____

# 10.2 "Conocer" y "saber"

Much like "to ask," there is more than one way to say "to know" in Spanish. Let's look at the two verbs **conocer** and **saber**.

| conocer (to know people and places) | | saber (to know facts) | |
|---|---|---|---|
| conozco | conocemos | sé | sabemos |
| conoces | | sabes | |
| conoce | conocen | sabe | saben |

---

[1]**hacer caso** = to pay attention

| | |
|---|---|
| **Yo conozco a María...** | **...pero no sé dónde vive.** |
| I know Maria . . . | . . . but I don't know where she lives. |
| **Tú no conoces a Fidel (personalmente)...** | **...pero sabes quién es.** |
| You don't know Fidel personally . . . | . . . but you know who he is. |
| **Él conoce a los doctores...** | **...y sabe que son buenos.** |
| He knows the doctors . . . | . . . and knows that they are good. |
| **Ellas conocen a los pacientes...** | **...pero no saben cuándo regresan.** |
| They know the patients . . . | . . . but they don't know when they are returning. |

---

!

**Saber** is often followed by relative pronouns such as **que, quien, cuando, donde, si, como,** etc. **Conocer** is to know people personally or to meet them for the first time, as well as to know a place by having visited it.

---

## Ejercicio 10D

Llene los espacios con la forma correcta de **conocer** o **saber**.

1. Él _____ a Pedro pero no _____ dónde vive.

2. Yo _____ que Atenas es la capital, pero yo no _____ Grecia.

3. María _____ a Pancho, pero no _____ cuándo es su cita.

4. Anita _____ que Brasil es un país muy grande, pero no _____ que hablan portugués allí. Ella no _____ Brasil (personalmente).

5. Elena _____ a Pilar. Ella _____ que Pilar es alta y _____ que Pilar vive cerca de Machu Picchu, pero Elena no _____ Machu Picchu.

6. Tú _____ el hospital y tú _____ que cuesta mucho dinero pasar tiempo allí.

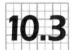 **Ejercicio 10E**

Escriba seis frases usando **conocer** y **saber** en cada una.

1. _____

2. _____

3. _____

4. _____

5. _____

6. _____

## 10.3 Pronombres Posesivos
### Possessive pronouns

Let's first briefly review the possessive adjectives. You can refer to Chapter 8 for a complete overview. We will then move on to learning the possessive pronouns.

| Adjetivos Posesivos | | Possessive adjectives | |
|---|---|---|---|
| **mi(s)** | my | **nuestro(s) nuestra(s)** | our |
| **tu(s)** | your | | |
| **su(s)** | his/her/your | **su(s)** | their, your (*plural*) |

Remember that **mi, tu**, and **su** do not change, regardless of whether the noun is masculine or feminine. They do change to **mis, tus**, and **sus** to agree with a plural noun. The number of things is important, <u>not</u> the number of persons who own them.

Hay que emplear **mis, tus** o **sus** si las cosas son plurales. La cantidad de las cosas es importante, no la cantidad de las personas que poseen las cosas.

Si hay una cosa, usamos **su**.
Si hay dos cosas o más, usamos **sus**.

| | |
|---|---|
| **el doctor** de Ana → **su** doctor | **los doctores** de Ana → **sus** doctores |
| **el gotero** de Tomás → **su** gotero | **los goteros** de Tomás → **sus** goteros |
| **el paciente** de Ud. → **su** paciente | **los pacientes** de Ud. → **sus** pacientes |
| **la curita** de José y Juana → **su** curita | **las curitas** de José y Juana → **sus** curitas |

The possessive adjectives **nuestra, nuestro, nuestras,** and **nuestros** change to indicate both the gender and number of the noun.

Si la cosa es masculina y singular, hay que emplear **nuestro**.
Si la cosa es femenina y singular, hay que emplear **nuestra**.
Si las cosas son plurales y masculinas, hay que emplear **nuestros**.
Si las cosas son plurales y femeninas, hay que emplear **nuestras**.

## PRONOMBRES POSESIVOS / POSSESSIVE PRONOUNS

Ahora vamos a aprender otra forma para indicar posesión usando pronombres, los cuales colocamos después del verbo; por ejemplo, El libro es **mío**.

Now we are going to learn another form to indicate possession using pronouns placed after the verb; for example, *El libro es **mío**.*

| | | | |
|---|---|---|---|
| **mío(s), mía(s)** | mine | **nuestro(s), nuestra(s)** | ours |
| **tuyo(s), tuya(s)** | yours | | |
| **suyo(s), suya(s)** | his, hers, its, yours | **suyo(s), suya(s)** | theirs, yours |

¡Recuerde! Como con los adjetivos, agregamos una **s** cuando son plurales.

| | |
|---|---|
| *El libro es **mío**.* | *Los libros son **míos**.* |
| *La casa es **tuya**.* | *Las casas son **tuyas**.* |

Una vez más, la cantidad de las personas no es importante. La cantidad de las cosas es importante. Pero todas las formas aquí pueden ser masculinas o femeninas, y singulares o plurales.

## 🖉 Ejercicio 10F

Cambie la forma.

EJEMPLO   Es mi casa. → La casa es mía.

1. Es mi otoscopio. _____

2. Es tu venda. _____

3. Es su reloj (de él). _____

4. Es su gasa (de ella). _____

5. Es la clínica de nosotros. _____

6. Son sus jeringas (de ellas). _____

7. Son sus agujas (de Ud.). _____

8. Son tus papeles. _____

9. Es su enfermera (de ellos). _____

10. Son sus doctores (de ellas). _____

## 🖉 Ejercicio 10G

Conteste las preguntas en español y con frases completas.

1. ¿Cuáles son sus mejores cualidades (de Ud.)?

_____

_____

_____

2. ¿Cuáles son sus peores fallas[2] o características?

_____

_____

_____

3. ¿Cuáles son las características que Ud. busca en una pareja?

_____

_____

_____

---

[2]**fallas** = flaws, worst characteristics

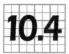 **Otro tiempo del futuro**

**10.4** Another future tense form

Remember the future tense we learned in Chapter 4? For example, **voy a tomar** = I am going to take. Well, now we are ready to be initiated into another form of the future tense; for example, **tomaré** = I <u>will</u> take. This form of the future is made by adding the following endings to the infinitive:

| -ar | | -er | | -ir | |
|-----|-----|-----|-----|-----|-----|
| tomar**É** | tomar**EMOS** | comer**É** | comer**EMOS** | vivir**É** | vivir**EMOS** |
| tomar**ÁS** | | comer**ÁS** | | vivir**ÁS** | |
| tomar**Á** | tomar**ÁN** | comer**Á** | comer**ÁN** | vivir**Á** | vivir**ÁN** |

 **Ejercicio 10H**

Favor de conjugar los siguientes verbos.

| **examinar** | | **toser** | | **sufrir** | |
|--------------|---|-----------|---|------------|---|
| examinar___ | examinar___ | toser___ | toser___ | sufrir___ | sufrir___ |
| examinar___ | | toser___ | | sufrir___ | |
| examinar___ | examinar___ | toser___ | toser___ | sufrir___ | sufrir___ |
| **hablar** | | **leer** | | **subir** | |
| hablar___ | hablar___ | leer___ | leer___ | subir___ | subir___ |
| hablar___ | | leer___ | | subir___ | |
| hablar___ | hablar___ | leer___ | leer___ | subir___ | subir___ |

Please note the difference between this form and the previous form "I am going to . . . " The **ir a** + infinitive form is the most commonly used one.

**Ejercicio 10I**

Escriba dos frases completas con cada verbo usando las dos formas del tiempo futuro.

**examinar**

1. _____

2. _____

**toser**

3. _____

4. _____

**sufrir**

5. _____

6. _____

## FORMAS IRREGULARES DEL TIEMPO FUTURO /
IRREGULAR FUTURE FORMS

| | | | | | |
|---|---|---|---|---|---|
| hacer | **yo haré** | venir | **yo vendré** | tener | **yo tendré** |
| poner | **yo pondré** | decir | **yo diré** | poder | **yo podré** |
| salir | **yo saldré** | querer | **yo querré** | | |

 ## 10.5 Presente y pasado progresivo
### The present and past progressive tenses

Remember that the present progressive tense is used for action that *is happening* right at a particular moment. For example, **Estoy estudiando ahora** (*en este momento*). You can see Chapter 7 for a review. The past progressive tense is used when the action *was happening* at a particular moment.

Both tenses are formed by conjugating the verb **estar** in the present (the equivalent of "am," "are," "is") or in the past (the equivalent of "was," "were") followed by the present participle of the verb (the equivalent of *-ing* in English). To form the present participle add **-ando** for **-ar** verbs and **-iendo** for **-er** and **-ir** verbs.

| Presente progresivo (ahora en <u>este</u> momento) | | Pasado progresivo (antes en <u>ese</u> momento) | |
|---|---|---|---|
| <u>estoy</u> compr**ando** | I am buying | <u>estaba</u> examin**ando** | I was examining |
| <u>estás</u> inyect**ando** | you are injecting | <u>estabas</u> escuch**ando** | you were listening |
| <u>está</u> recet**ando** | he is prescribing | <u>estaba</u> com**iendo** | he was eating |
| <u>estamos</u> com**iendo** | we are eating | <u>estábamos</u> extend**iendo** | we were extending |
| <u>están</u> cerr**ando** | they are closing | <u>estaban</u> tom**ando** | they were taking |

## ✎ Ejercicio 10J

Llene los espacios con la forma correcta del pasado progresivo del verbo **comprar**.

1. Ayer yo _____ unas pastillas en la farmacia.

2. Anteanoche ellos _____ insulina y jeringas.

3. El otro día nosotros _____ medicina en la farmacia.

4. Anoche tú _____ unos discos nuevos de salsa.

5. La semana pasada él _____ vendas y curitas.

6. Ayer Uds. _____ pasta de dientes.

7. Anteayer José _____ un cepillo de dientes nuevo.

## PARTICIPIOS PRESENTES IRREGULARES / IRREGULAR PRESENT PARTICIPLES

Of course there are present participles that are irregular. Verbs that change their stem in the third-person plural of the preterit tense also change their stem in the present participles of the progressive tenses.

| Infinitivo | Participio | Infinitivo | Participio |
|---|---|---|---|
| ser | siendo | ir | yendo* |
| pedir | pidiendo | leer | leyendo* |
| decir | diciendo | caer | cayendo* |
| venir | viniendo | creer | creyendo* |
| ver | viendo | huir | huyendo* |
| poder | pudiendo | sentir | sintiendo |

*Se añade la letra **y** entre dos vocales en la tercera persona del tiempo pretérito (menos en el caso de **ir**: el pretérito es **fue**) y el participio en los tiempos progresivos.

*The letter *y* is added between two vowels in the third person of the preterit tense (except for **ir**, whose preterit is **fue**) as well as in the participles of the progressive tense.

# 10.6 The use of *acabar de* . . .

**Acabar de** (to have just finished doing something) is a very useful form to reflect an action that occurred in the past. Technically, it should be used for an action that has just happened, but sometimes that fact is irrelevant and does not change the meaning. Remember, time is relative, as is everything! The main and exciting point is that you can use **acabar de** and the infinitive of a verb to avoid conjugating in the preterit (past) tense. **¡Chévere!** (loose translation: "Cool!")

| | |
|---|---|
| **acabar de + infinitivo** | to have just (present participle form of verb) |
| **Acabo de recibir.** | I have just received. |
| **Acabas de comprar.** | You have just bought. |
| **Acaban de regresar.** | They have just returned. |

To create a sentence using **acabar de**, you just conjugate **acabar** + de + infinitive of the verb + rest of the sentence

|  |  | cerrar la boca |
|---|---|---|
| Acabo de | Acabamos de | tomar las pastillas |
|  |  | recetar antibióticos |
| Acabas de |  | comprar la medicina |
|  |  | despertarme/te/se/nos/se |
| Acaba de | Acaban de | acostarme/te/se/nos/se |
|  |  | recibir los resultados |

**Remember:** This form can be used to indicate the past tense. **Acabar de . . .** indicates an action that has "just" occurred. ("Just," of course, as mentioned, is a relative term!) If the time element is not of grave importance, this form can be used to avoid conjugating the past tense.

**Acabo de revisar su expediente médico.**
I just went over your medical record.
I have just gone over your medical record.

It may not be important that you read it last night, two weeks or two minutes ago, thus using **acabo de** + the infinitive can be quite useful. However, your patients may not always use it as a shortcut as much as you are able to get away with doing.

# 10.7 Enfermedades venéreas[3] / Enfermedades tra(n)smitidas[4] sexualmente

## Sexually transmitted diseases (STDs or STIs)

### VOCABULARIO | Enfermedades venéreas

| | |
|---|---|
| las llagas | lesions, bed sores, open oozing wounds |
| cuanto antes, mejor | the sooner the better |
| le/lo/la va a hacer entender | he/she will make him/her understand |
| las relaciones sexuales | sexual relations |
| Me da pena | I'm embarassed |
| enfermedad tra(n)smitida sexualmente | sexually transmitted disease (STD) |
| infección tra(n)smitida sexualmente | sexually transmitted infection (STI) |

---

[3]**Enfermedades venéreas** is still the most commonly used term among lay people.
[4]**Transmitidas** may also be spelled **trasmitidas**.

## DIÁLOGO 10.7 | Enfermedades venéreas

SRA. SOTO     Necesito hacer una cita con el médico.

ENFERMERA     ¿Por qué, señora? ¿Qué síntomas tiene?

SRA. SOTO     No sé, pero me arde mucho cuando orino y me sale un líquido.

ENFERMERA     ¿De qué color es el flujo?

SRA. SOTO     Es verde y no huele bien.

ENFERMERA     ¿Tiene úlceras o llagas?

SRA. SOTO     No, señorita.

ENFERMERA     ¿Cuándo comenzó el ardor y cuándo empezó el desecho?

SRA. SOTO     Ay, pues, no sé, pero hace más o menos quince días.

ENFERMERA     ¿Y su pareja tiene esos síntomas?

SRA. SOTO     Ay pues, no sé. Me da pena, pero dijo que tiene herpes.

ENFERMERA     ¿Ud. no usó protección como condones cuándo tuvo relaciones?

SRA. SOTO     No, señorita. A mi esposo no le gusta usar condones.

ENFERMERA     Es muy importante usar protección como condones cuando tienes relaciones. Si no usa protección, puede ser un gran riesgo para su salud. Puede contraer enfermedades venéreas y hasta el SIDA.

SRA. SOTO     ¡Ay Dios mío!

ENFERMERA     Parece que tiene gonorrea. Necesita ir a la clínica de enfermedades venéreas.

NARRADOR      *En la clínica de enfermedades venéreas...*

ENFERMERA     ¿Hace cuánto tiempo que sufre de estos síntomas?

SRA. SOTO     Más o menos hace dos semanas.

ENFERMERA     ¿Cuándo fue que tuvo la última relación sexual?

SRA. SOTO     Creo que hace cinco días, más o menos.

ENFERMERA     Bueno, entonces, el doctor tiene que hablar con su pareja, señora.

SRA. SOTO     ¡Ay no! ¿Por qué?

ENFERMERA     La gonorrea es una enfermedad muy contagiosa y él necesita tratamiento y cuanto antes, mejor.

SRA. SOTO     Pero yo no me acosté con nadie. Sólo he estado con mi esposo.

ENFERMERA     Comprendo, señora, pero tengo que tratarlo también.

SRA. SOTO     No me gusta esta idea porque él se va a enojar conmigo.

ENFERMERA     Pero, si Ud. solamente ha tenido relaciones con su esposo, entonces, es él que la contagió a Ud. ¡No se preocupe señora! El doctor va a hablar con su esposo. Pero durante su tratamiento, Uds. no deben tomar alcohol—ni nada de cerveza ni vino. No deben tener relaciones sexuales, tampoco. Uds. dos van a seguir contagiándose (el uno al otro).

| SRA. SOTO | Pues, bueno. ¿Cuándo tengo que regresar? |
|---|---|
| ENFERMERA | Regrese el viernes a las diez y media de la mañana. |
| SRA. SOTO | Bueno. ¡Hasta el viernes! |
| ENFERMERA | Bueno, señora Soto. ¡No se preocupe! El doctor va a hablar con su esposo y le va a hacer entender la situación. |
| SRA. SOTO | Gracias señorita. Nos vemos el viernes. |

 ## 10.8 Tiempos del presente y pasado perfecto
### The present and past perfect tenses

We previously saw the present perfect tense which is so useful when taking a medical history. Remember **Alguna vez ha tenido . . .** ? There is also a past perfect tense which we will see shortly. (You may review the present perfect in Chapter 5.)

Remember the present perfect tense is used to describe an action that *has occurred* sometime in the past. The past perfect is used to describe an action that *had occurred* sometime in the past.

To form these tenses we conjugate **haber** and use the past participle of the verb. In simpler terms, the present form of this tense is the equivalent of "have" or "has." The past form of this tense is the equivalent of "had" and both are used with the past participle that ends in *-ed* or *-en* in English. To form the past participles add **ado** for **-ar** verbs and **ido** for **-er** and **-ir** verbs.

### EL TIEMPO PRESENTE PERFECTO / THE PRESENT PERFECT TENSE

| | | | |
|---|---|---|---|
| he tomado | I have taken | hemos tomado | we have taken |
| has tomado | you have taken | | |
| ha tomado | he, she has taken / you have taken | han tomado | they have taken / you (*pl.*) have taken |

| | | | |
|---|---|---|---|
| **hablar** | hablado | | talked/spoken |
| | Hace unos meses que no **he hablado** con Juan. | | I **haven't talked** to Juan for some months. |
| **comer** | comido | | eaten |
| | ¿Alguna vez **ha comido** armadillo? | | **Have** you ever **eaten** armadillo? |
| **sufrir de** | sufrido de | | suffered from or had |
| | ¿Alguna vez **ha sufrido** de varicela? | | **Have** you ever **had** (**suffered from**) chicken pox? |

## EL TIEMPO PASADO PERFECTO / THE PAST PERFECT TENSE

As briefly mentioned above, the past perfect tense is used to describe an action that *had occurred* sometime in the past. It is basically the equivalent of "had" used with a verb ending in *-ed* or *-en* in English.

Please note that at times you can use the preterit instead of the past perfect tense without changing the meaning, although there are occasions when it is more appropriate to use the past perfect tense. Usually the same rules apply in English as in Spanish. If you are in doubt, think about how you would have said it in English.

¿Recuerdan el participio pasado?

| hablar | habl**ado** | talked, spoken |
|--------|-------------|----------------|
| comer  | com**ido**  | eaten          |
| vivir  | viv**ido**  | lived          |

## EL TIEMPO PASADO PERFECTO DE **TOMAR** / PAST PERFECT OF **TOMAR**

¿Recuerdan el tiempo pasado de **haber**?

| había  | habíamos |
|--------|----------|
| habías |          |
| había  | habían   |

Se usa el tiempo pasado imperfecto de **haber** + el participio pasado para formar el tiempo pasado perfecto.

| **había tomado** | I had taken | **habíamos tomado** | we had taken |
|------------------|-------------|---------------------|--------------|
| **habías tomado** | you had taken | | |
| **había tomado** | he, she, you had taken | **habían tomado** | they, you (*pl.*) had taken |

### ✏️ Ejercicio 10K

Escriba cinco frases con **haber** y un verbo en el tiempo presente perfecto.

1. _____

2. _____

3. _____

4. _____

### ✏️ Ejercicio 10L

Escriba cinco frases con **haber** y un verbo en el tiempo pasado perfecto.

1. _____

2. _____

3. _____

4. _____

5. _____

## UNOS PARTICIPIOS PASADOS IRREGULARES USADOS CON HABER / SOME IRREGULAR PAST PARTICIPLES USED WITH **HABER** ("TO HAVE")

| Infinitivo | Participio | | Infinitivo | Participio | |
| --- | --- | --- | --- | --- | --- |
| **abrir** | abierto | opened | **poner** | puesto | put |
| **cubrir** | cubierto | covered | **romper** | roto | broken |
| **decir** | dicho | said | **ver** | visto | seen |
| **escribir** | escrito | written | **volver** | vuelto | returned |
| **hacer** | hecho | made/done | **satisfacer** | satisfecho | satisfied |

**Ejercicio 10M**

Conteste las preguntas con frases completas.

1. ¿Qué has puesto en la maleta?

_____

2. ¿Quién había abierto la puerta?

_____

3. ¿Qué has hecho últimamente?

_____

4. ¿Ha cubierto Ud. la comida?

_____

5. ¿Qué habían visto cuando estaban en la clínica?

_____


#  **10.9** *"Por"* v. *"para"*

The use of **por** and **para** may seem somewhat confusing, particularly when you hear a native Spanish speaker utilize it without even blinking an eye. The concept is much like "in" and "on" for native English speakers. Don't worry too much about making an error, since it *usually* doesn't change the meaning. It would be similar to saying "I got *in* the bus," instead of "*on* the bus," which may sound awkward or strange, yet everyone gets the idea.

## **PARA**

### Used as "in order to:"

If "in order to" can be used in English (whether it is or not) **para** *must* be used in Spanish.

| | |
|---|---|
| **Trabajamos para ganar dinero.** | We work (in order) to earn money. |
| **Estudio para aprender.** | I study (in order) to learn. |

## Destination:

| | |
|---|---|
| Salen para la "Isla del Encanto" (Puerto Rico). | They are leaving for Puerto Rico. |
| Voy para Acapulco mañana. | I'm going to Acapulco tomorrow. |

## Direction toward a recipient:

| | |
|---|---|
| Esta receta es para ti. | This prescription is for you. |
| Esta medicina es para el dolor. | This medicine is for the pain. |

## Comparison:

| | |
|---|---|
| Tiene buen acento para un extranjero. | He has a good accent for a foreigner. |
| Ella es muy madura para su edad. | She is very mature for her age. |

## Time limit:

| | |
|---|---|
| Lo voy a hacer para mañana. | I'm going to do it by tomorrow. |
| Lo voy a dejar para el mes próximo. | I'm going to leave it for next month. |

# POR

## By, through, or by means of:

| | |
|---|---|
| Él corre por el pasillo. | He runs through the hall. |
| Estamos caminando por las calles. | We are walking through the streets. |
| La carta fue escrita por mí.[5] | The letter was written by me. |
| Viajo por avión/carro/tren. | I travel by (means of) plane/car/train. |

## By or due to:

| | |
|---|---|
| Estás quemado por el sol. | You are burned due to (by) the sun. |
| Tiene una infección por hongos. | She has a yeast infection. (An infection caused by or due to yeast/fungus). |

## In exchange for:

| | |
|---|---|
| Te doy mi camisa por tu playera. | I give you my shirt for your T-shirt. |
| Él cambió la revista por el libro. | He changed (exchanged) the magazine for the book. |

---

[5]Passive voice = The letter was written by me.
Active voice = I wrote the letter.
The passive voice is used much more frequently in English than in Spanish.

## Time frames:

| | |
|---|---|
| **Tome la medicina dos veces por día.** | Take the medicine two times a day. |
| **Aplique la crema cada noche por tres semanas.** | Apply the cream every night for three weeks. |

Sometimes the meaning can change whether you use **por** or **para** but not often.

| | |
|---|---|
| Trabajo **para** Juan. | I work for Juan. (Juan is my boss.) |
| Trabajo **por** Juan. | I work in place of Juan. (I'm doing the work instead of Juan doing it.) |
| | |
| Camina **para** la playa. | He is walking toward the beach. |
| Camina **por** la playa. | He is walking along the beach. |

## Modismos o expresiones que usan **para**

| | |
|---|---|
| **para siempre** | forever |
| **para mañana** | for/by tomorrow |
| **para las Navidades** | by Christmas |
| **para que** | in order that, so that (followed by the *subjunctive*) |
| **¿para qué?** | What for?/What is the use? |
| **para el resto de su vida** | for life, for the rest of your life |

## Modismos o expresiones que usan **por**

| | |
|---|---|
| **estar por** | to be in favor of/to be about to |
| **por cierto** | certainly, surely |
| **por fin** | finally |
| **por lo general** | generally |
| **por lo tanto** | therefore |
| **por lo visto** | apparently |
| **por supuesto** | of course |
| **por eso** | for that reason |
| **por ejemplo** | for example |
| **por favor** | please |
| **por nada** | (*lit.*) for nothing, usually used as "you're welcome" |
| **por la patria** | for (the sake of) the country |
| **por las Navidades** | around Christmastime |
| **3 por 5** | 3 times 5 (*mathematics*) |
| **porque** | because |
| **¿por qué?** | why? |
| **de por vida** | for life (for as long as you live), forever |

We hope we've clarified this little matter for you . . . if only slightly. However, as previously stated, **¡No se preocupe!** Just plunge in, and you'll surely be understood.

# 10.10 La forma de **tú** en el mandato
## The **tú** form of the command

Remember the **usted** command from Chapter 6? (Of course you do.) The **tú** form of the command is somewhat different and should be used when addressing children and friends. Note the affirmative and negative forms on this table.

### EL MANDATO / EL IMPERATIVO / COMMAND / IMPERATIVE FORM

To form the **mandatos,** please refer to the following table.

| Infinitivo | Ud. afirmativo | Ud. negativo | Tú afirmativo | Tú negativo |
|---|---|---|---|---|
| **tomar** | tomE | No tomE | tomA | No tomES |
| **examinar** | examinE | No examinE | examinA | No examinES |
| **fumar** | fumE | No fumE | fumA | No fumES |
| **exhalar** | exhalE | No exhalE | exhalA | No exhalES |
| **inyectar** | inyectE | No inyectE | inyectA | No inyectES |
| **comer** | comA | No comA | comE | No comAS |
| **abrir** | abrA | No abrA | abrE | No abrAS |
| **beber** | bebA | No bebA | bebE | No bebAS |
| **toser** | tosA | No tosA | tosE | No tosAS |
| **subir** | subA | No subA | subE | No subAS |
| **escupir** | escupA | No escupA | escupE | No escupAS |

## Irregular verbs

| Infinitivo | Ud. afirmativo | Ud. negativo | Tú afirmativo | Tú negativo |
|---|---|---|---|---|
| extender (ie) | extiend**A** | No extiend**A** | extiend**E** | No extiend**AS** |
| perder (ie) | pierd**A** | No pierd**A** | pierd**E** | No pierd**AS** |
| dormir (ue) | duerm**A** | No duerm**A** | duerm**E** | No duerm**AS** |
| volver (ue) | vuelv**A** | No vuelv**A** | vuelv**E** | No vuelv**AS** |
| morder (ue) | muerd**A** | No muerd**A** | muerd**E** | No muerd**AS** |
| medir (i) | mid**A** | No mid**A** | mid**E** | No mid**AS** |
| introducir (z) | introduzc**A** | No introduzc**A** | introduc**E** | No introduzc**AS** |
| conocer (z) | conozc**A** | No conozc**A** | conoc**E** | No conozc**AS** |
| producir (z) | produzc**A** | No produzc**A** | produc**E** | No produzc**AS** |
| tener (g) | teng**A** | No teng**A** | ten | No teng**AS** |
| poner (g) | pong**A** | No pong**A** | pon | No pong**AS** |
| decir (g) | dig**A** | No dig**A** | di | No dig**AS** |
| venir (g) | veng**A** | No veng**A** | ven | No veng**AS** |
| salir (g) | salg**A** | No salg**A** | sal | No salg**AS** |
| hacer (g) | hag**A** | No hag**A** | haz | No hag**AS** |
| traer (i)(g) | traig**A** | No traig**A** | trae | No traigas |
| oír (g) | oig**A** | No oig**A** | oye | No oigas |
| ir | vay**A** | No vay**A** | ve | No vay**AS** |

If you are using the corresponding recording, do exercises 10N and 10O. If you are not using the corresponding recording, move on to exercises 10P and 10Q.

 **Ejercicio 10N**

Please listen to the audio recording's dialogue "Patient interview" and follow the prompts to ask questions in Spanish. Write the questions you ask below.

_____

_____

_____

_____

_____

_____

**Ejercicio 10O**

Please listen to the audio CD's dialogue "Vital signs and urine sample" and follow the prompts to ask questions in Spanish. Write the questions below.

_____

_____

_____

_____

_____

_____

 **Ejercicio 10P**

Write a list of commands you use to perform a Neurologic exam using the **usted** form of the verb.

_____

_____

_____

_____

_____

_____

 **Ejercicio 10Q**

Write a list of commands you use to perform a Neurologic exam using the **tú** form of the verb. Try using some in the negative.

_____

_____

_____

_____

_____

_____

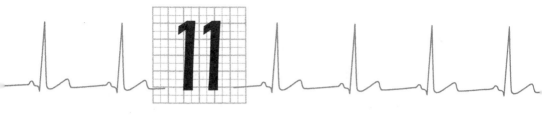

## What you will learn in this lesson:

- how to form and use verbs in the conditional tense ("I would . . . ," "you would . . . ," etc.)
- how to form and use irregular conditional tense verbs
- vocabulary for instructing a patient to lose weight
- dialogue concerning a young child's need to lose weight
- how to form and use the imperfect tense ("I was taking/I used to take," "you were living in . . . ,/you used to live in . . . ")
- how to form and use irregular imperfect tense verbs
- vocabulary for prenatal instructions
- dialogue concerning prenatal instructions
- how to form and use direct object pronouns (*me, him, her, us, them,* etc.)
- how to form and use indirect object pronouns (*to/for me, to/for him/her, to/for you/us/them,* etc.)
- how to use direct and indirect object pronouns together in the same sentence
- how to use direct and indirect object pronouns in a sentence with two verbs
- vocabulary for delivery room/giving birth
- dialogue regarding childbirth

# 11.1  El tiempo condicional
## The conditional tense

Let's move right along to the conditional tense. It's fairly simply and we all tend to use it quite a bit. The **tiempo condicional** is the equivalent of "I/you/he/she/we/they *would*" do something. It is composed of an infinitive + the endings **-ía, -ías, -ía, -íamos,** or **-ían.**

**El tiempo condicional está compuesto del infinitivo + la terminación correspondiente.**

tomar + -ía = tomaría
 → **Tomaría café.**    I would drink coffee.
comer + -ía = comería
 → **Comería pan dulce.**  I would eat sweet bread.vivir
+ -ía = viviría
 → **Viviría en México.**  I would live in Mexico.

Favor de notar que las conjugaciones de las formas **yo, usted, él** y **ella** tienen la misma terminación en este tiempo.

## EL TIEMPO CONDICIONAL / THE CONDITIONAL TENSE

| tomar | | | |
|---|---|---|---|
| **tomaría** | I would take/drink | **tomaríamos** | we would take/drink |
| **tomarías** | you would take/drink | | |
| **tomaría** | he/she/you would take/drink | **tomarían** | they/you *(pl.)* would take/drink |

| comer | | | |
|---|---|---|---|
| **comería** | I would eat | **comeríamos** | we would eat |
| **comerías** | you would eat | | |
| **comería** | he/she/you would eat | **comerían** | they/you *(pl.)* would eat |

| vivir | | | |
|---|---|---|---|
| **vivir<u>ía</u>** | I would live | **vivir<u>íamos</u>** | we would live |
| **vivir<u>ías</u>** | you would live | | |
| **vivir<u>ía</u>** | he/she/you would live | **vivir<u>ían</u>** | they/you (*pl.*) would live |

 ## Ejercicio 11A

Favor de conjugar los siguientes verbos.

| **examinar** | | **toser** | | **sufrir** | |
|---|---|---|---|---|---|
| examinar___ | examinar___ | toser___ | toser___ | sufrir___ | sufrir___ |
| examinar___ | | toser___ | | sufrir___ | |
| examinar___ | examinar___ | toser___ | toser___ | sufrir___ | sufrir___ |

## Ejercicio 11B

Llene los espacios con la forma correcta del tiempo condicional del verbo **tomar**.

EJEMPLO   Yo <u>tomaría</u> las pastillas, pero no tengo dinero para comprarlas.

1. Ustedes _____ las pastillas, pero no tienen dinero para comprarlas.

2. Rosa _____ las pastillas, pero no tiene dinero para comprarlas.

3. Javier y Jorge _____ las pastillas, pero no tienen dinero para comprarlas.

4. Tú _____ las pastillas, pero no tienes dinero para comprarlas.

5. Beto y yo _____ las pastillas, pero no tenemos dinero para comprarlas.

6. Los turistas _____ las pastillas, pero no tienen dinero para comprarlas.

## Ejercicio 11C

Conteste las preguntas con frases completas.

1. ¿Qué tomaría Ud. en el desierto? _____

2. ¿Qué tomarían los turistas con diarrea? _____

3. ¿Qué tomaría el señor muy macho en la cantina? _____

4. ¿Qué tomaría el paciente que sufre de diabetes? _____

5. ¿Qué tomaríamos al sufrir de hipertensión? _____

6. ¿Qué tomaría una enferma con una fiebre muy alta? _____

## Ejercicio 11D

Llene los espacios con la forma correcta del tiempo condicional del verbo **comer**.

1. Yo _____ pero no hay comida porque me siento enferma y floja.[1]

2. Él _____ pero no hay comida porque me siento enferma y floja.

3. Uds. _____ pero no hay comida porque me siento enferma y floja.

4. Laura y yo _____ pero no hay comida porque me siento enferma y floja.

5. Mi esposo(-a) _____ pero no hay comida porque me siento enferma y floja.

6. Tú _____ pero no hay comida porque me siento enferma y floja.

## Ejercicio 11E

Llene los espacios con la forma correcta del tiempo condicional del verbo **abrir**.

EJEMPLO   Yo abriría el frasco[2] de medicina pero es a prueba de niños.

1. Tú _____ el frasco de medicina pero es a prueba de niños.

2. Mi tía _____ el frasco de medicina pero es a prueba de niños.

_____
[1] **floja (-o)** = lazy
[2] **frasco** = jar, container

3. Elena y Emilio _____ el frasco de medicina pero es a prueba de niños.

4. Nuestros abuelos _____ el frasco de medicina pero es a prueba de niños.

5. Los viajeros _____ el frasco de medicina pero es a prueba de niños.

### ✏️ Ejercicio 11F

Conteste las preguntas con un párrafo corto usando el condicional.

1. ¿Qué haría Ud. con mucho tiempo libre?

   _____

   _____

   _____

2. Ud. gana un millón de dólares en la lotería. ¿En qué gastaría este dinero?

   _____

   _____

   _____

3. El paciente tiene fiebre muy alta, sufre de diabetes descontrolada,[3] tiene infección de la garganta, está mareado y tiene escalofríos. ¿Qué recetaría Ud.?

   _____

   _____

   _____

4. Puede escoger donde vivir en el mundo. ¿Dónde viviría Ud. y por qué?

   _____

   _____

   _____

---

[3]**descontrolado(-a)** = out of control

## VERBOS IRREGULARES DEL TIEMPO CONDICIONAL / IRREGULAR CONDITIONAL VERBS

¡Ojo![4] Note the stem changes that occur in the verb root here, yet the endings are the same as those of the regular conditional verbs. Often you will find the same verbs are irregular in many tenses.

| Infinitivo | Condicional (yo, Ud., él, ella) |
|---|---|
| decir | diría |
| hacer | haría |
| poner | pondría |
| poder | podría |
| querer | querría[5] = quisiera |
| saber | sabría |
| salir | saldría |
| tener | tendría |
| venir | vendría |

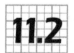 **Ejercicio 11G**

Escriba una pregunta y una respuesta con un verbo irregular.

1. _____

2. _____

3. _____

4. _____

5. _____

6. _____

7. _____

## 11.2  Un niño que necesita bajar de peso
### A child who needs to lose weight

Aunque usamos el condicional aquí, en muchos casos se puede usar el futuro o el condicional. Pero ya que acabamos de aprender el condicional, ¿por qué no usarlo aquí?

---

[4]¡Ojo! is an expression used to caution or emphasize. It is commonly used to express "Pay attention to what I am going to say next!" or it calls attention to what follows. Literally meaning "Eye," English speakers would say "Keep an eye out for this!"

[5]**querría** I would like. However, **quisiera** is used more often, and has the same meaning.

Although we used the conditional tense in the following dialogue, in many cases the future or present tense could be used. However, since you just learned the conditional tense, why not practice it?

## VOCABULARIO 11.2 | Un niño que necesita bajar de peso

| | |
|---|---|
| **desafortunadamente** | unfortunately |
| **tragar** | to swallow/to gulp down |
| **en todo momento** | at all times/all the time |
| **me da nervios** | it makes me nervous |
| **lo que** | that which |
| **de todos modos** | anyway |
| **bajar de peso** | to lose weight |
| **hacer ejercicio** | to exercise |

## DIÁLOGO 11.2 | Un niño que necesita bajar de peso

PHYS. ASST. Buenas tardes, Sra. López. Soy Bob, su Physician Assistant. Señora, desafortunadamente, es que su hijito Jaimito va a tener que bajar de peso.

SRA. LÓPEZ Sí, doctor, ya sé que Ud. tiene razón, pero Jaimito no deja de comer, siempre está tragando dulces y tomando muchas sodas. Parece que siempre tiene hambre en todo momento y su peso me preocupa bastante doctor. Fíjese que pesa 72 kilos y tiene nueve años.

PHYS. ASST. Él tiene que bajar de peso porque la obesidad es muy peligrosa. Jaimito tendrá que seguir una dieta muy rigurosa.

SRA. LÓPEZ Doctor, me da nervios porque mi padre sufre del corazón y mi abuelo murió por complicaciones de la diabetes. Mucha gente en mi familia sufre de la diabetes. ¿Es cierto que la obesidad causa esta enfermedad?

PHYS. ASST. Es verdad que la obesidad podría (puede) contribuir a la diabetes y también a problemas del corazón. Por eso, hay que tener mucho cuidado. Voy a darle una lista de la comida que su hijo debe comer. ¿Comería (comerá) él lo que está en esta lista? ¿Seguiría (seguirá) él esta dieta tan estricta?

SRA. LÓPEZ Yo trataría (trataré) de obligarlo, doctor.

PHYS. ASST. Bueno, no soy doctor, soy *Physician Assistant*. Pero, de todos modos, para no frustrarle a Jaimito, él podría (puede) seleccionar entre una variedad de comidas. Estos alimentos tienen pocas calorías, pero él debe comer porciones pequeñas. Debe comer algo de cada grupo de los diferentes tipos de comida.

| SRA. LÓPEZ | Tendría (tengo) yo que contar las calorías? |
|---|---|
| PHYS. ASST. | No, Ud. no tendría (tiene) que contar calorías, pero Jaimito tendría (tiene) que comer la mitad de lo que come ahora y necesitaría (necesita) hacer ejercicio para bajar de peso. |
| SRA. LÓPEZ | Bueno, doctor, gracias por todo. |
| PHYS. ASST. | Por nada, señora López, pero es que no soy doctor, soy *Physician Assistant*. |
| SRA. LÓPEZ | Bueno, doctor, no sé que es Fissisian Asisstan, pero gracias. |
| PHYS. ASST. | Pues, bueno, entonces ¡Qué le vaya bien, Sra. López! |
| SRA. LÓPEZ | Hasta luego. Muchas gracias. Vámonos mi hijito. |

## El tiempo imperfecto
### The imperfect tense

Before learning the imperfect past tense, let's review the preterit tense, which you learned in Chapter 8.

¿Recuerdan el pretérito?
Es uno de los tiempos pasados que indica una acción ya hecha.
La acción ya terminó, acabó y pasó.

Ejemplos:

| | |
|---|---|
| **Ayer Sara hablo conmigo por teléfono.** | Yesterday, Sara spoke with me on the phone. |
| **Anoche Ricardo comió pastel.** | Last night Ricardo ate cake. |

### EL IMPERFECTO, OTRA FORMA DEL PASADO

El imperfecto es otra forma del pasado usado para indicar una acción que ocurrió por un período indefinido de tiempo o una acción que alguien hacía.

The imperfect is another past tense used to indicate an action that took place over an indefinite period of time or an action that someone *used to do*.

## Terminaciones

| -ar | | -er, -ir | |
| --- | --- | --- | --- |
| -aba | -ábamos | -ía | -íamos |
| -abas | | -ías | |
| -aba | -aban | -ía | -ían |

| tomar | | | |
| --- | --- | --- | --- |
| tom<u>aba</u> | I used to drink/take<br>I was drinking/taking | tom<u>ábamos</u> | we used to drink<br>we were drinking |
| tom<u>abas</u> | you used to drink<br>you were drinking | | |
| tom<u>aba</u> | he/she/you used<br>    to drink<br>he/she/you were drinking | tom<u>aban</u> | they/you (*pl.*) used to<br>    drink<br>they/you (*pl.*) were<br>    drinking |

| comer | | | |
| --- | --- | --- | --- |
| com<u>ía</u> | I used to eat<br>I was eating | com<u>íamos</u> | we used to eat<br>we were eating |
| com<u>ías</u> | you used to eat<br>you were eating | | |
| com<u>ía</u> | he/she/you used to eat<br>he/she/you were eating | com<u>ían</u> | they/you (*pl.*) used to eat<br>they/you (*pl.*) were eating |

| vivir | | | |
| --- | --- | --- | --- |
| viv<u>ía</u> | I used to live<br>I was living | viv<u>íamos</u> | we used to live<br>we were living |
| viv<u>ías</u> | you used to live<br>you were living | | |
| viv<u>ía</u> | he/she/you used to live<br>he/she/you were living | viv<u>ían</u> | they/you (*pl.*) used to live<br>they/you (*pl.*) were living |

El tiempo imperfecto indica una acción que ocurrió por un período de tiempo indefinido (*"used to do"*).

**Antes yo siempre comía**               I used to always eat rice daily.
**arroz cada día.**

Indica que uno estaba haciendo algo mientras[6] pasó otra cosa.

**Anoche comía arroz cuando**            Last night I was eating rice
**llegó Eduardo.**                        when Eduardo arrived.

---

**Ejemplos**

## Pretérito:

**Anoche José miró la televisión.**      José watched television last night.
                                          (a completed action)

## Imperfecto:

**Antes José miraba la televisión**      José used to watch television every
**cada noche.**                           night. (an extended action over an
                                          indefinite period of time)

**Anoche José miraba la televisión**     José was watching television when
**cuando entró Joanna.**                  Joanna entered. (an extended
                                          action interrupted by a completed
                                          action [**entró**])

 **Ejercicio 11H**

Llene los espacios con la forma correcta de los verbos **tomar** y **tener** en el tiempo imperfecto.

EJEMPLO   Mis padres siempre <u>tomaban</u> jarabe para la tos cuando
          <u>tenían</u> catarro.

1. Yo siempre _____ jarabe para la tos cuando (yo)

   _____ catarro.

2. Tú siempre _____ jarabe para la tos cuando (tú)

   _____ catarro.

---

[6]**mientras** = while

3. Jaime _____ jarabe para la tos cuando (él)

_____catarro.

4. César y yo siempre _____ jarabe para la tos

cuando (nosotros) _____ catarro.

5. Uds. siempre _____ jarabe para la tos cuando

(Uds.) _____ catarro.

6. Mi abuela siempre _____ jarabe para la tos

cuando (ella) _____ catarro.

### Ejercicio 11I

Llene los espacios con la forma correcta de los verbos **comer** y **entrar** en el tiempo correcto del pretérito o imperfecto.

EJEMPLO   Yo comía mis comidas nutritivas cuando entró Pancho con carne roja.

1. Él _____ sus comidas nutritivas cuando

_____ Ana y José con carne roja.

2. Nosotros _____ nuestras comidas nutritivas

cuando _____ el vecino con carne roja.

3. Pedro y María _____ sus comidas nutritivas

cuando _____ nosotros con carne roja.

4. Ud. _____ sus comidas nutritivas cuando

_____ yo con carne roja.

5. Mis padres _____ sus comidas nutritivas cuando

_____ Uds. con carne roja.

6. Tú _____ tus comidas nutritivas cuando

_____ tu hermano con carne roja.

## PALABRAS QUE PUEDEN INDICAR EL USO DEL PASADO (PRETÉRITO O IMPERFECTO) / WORDS THAT INDICATE THE USE OF A PAST TENSE

Hay algunas palabras claves que pueden indicar que una de las formas del pasado seguirá a continuación. Abajo encontrará una lista de algunas de ellas.

| | | |
|---|---|---|
| ayer | mientras | a veces |
| antier/anteayer | cuando | muchas veces |
| anoche | cada día | siempre |
| anteanoche | antes | a menudo[7] |
| la semana pasada | seguido[8] | el mes (año) pasado |
| generalmente | por lo general | el otro día |

## EL IMPERFECTO IRREGULAR / THE IRREGULAR IMPERFECT

| ir (to go) | | ser (to be) | | ver (to see) | |
|---|---|---|---|---|---|
| iba | íbamos | era | éramos | veía | veíamos |
| ibas | | eras | | veías | |
| iba | iban | era | eran | veía | veían |

### Ejercicio 11J

Llene los espacios con la forma correcta de los verbos **ser, ir** o **ver**.

EJEMPLO   Cuando yo <u>era</u> joven, siempre <u>iba</u> al hospital y <u>veía</u> a los pacientes.

1. Cuando tú _____ joven, siempre _____ al hospital y _____ a los pacientes.

2. Cuando nosotros _____ jóvenes, siempre _____ al hospital y _____ a los pacientes.

---

[7]**a menudo** = often
[8]**seguido** = often

3. Cuando Uds. _____ jóvenes, siempre

   _____ al hospital y _____ a

   los pacientes.

4. Cuando él _____ joven, siempre

   _____ al hospital y _____ a

   los pacientes.

5. Cuando ella _____ joven, siempre

   _____ al hospital y _____ a

   los pacientes.

6. Cuando Jaime y Rosa _____ jóvenes, siempre

   _____ al hospital y _____ a

   los pacientes.

7. Cuando Melina y yo _____ jóvenes, siempre

   _____ al hospital y _____ a

   los pacientes.

8. Cuando tú y yo _____ jóvenes, siempre

   _____ al hospital y _____ a

   los pacientes.

9. Cuando Rogelio y tú _____ jóvenes, siempre

   _____ al hospital y _____ a

   los pacientes.

10. Cuando el doctor _____ joven, siempre

    _____ al hospital y _____ a

    los pacientes.

11. Cuando Ud. _____ joven, siempre

    _____ al hospital y _____ a

    los pacientes.

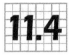

# 11.4 Instrucciones prenatales
## Prenatal instructions

### VOCABULARIO 11.4 | Instrucciones prenatales

| | |
|---|---|
| prenatal | prenatal |
| la historia clínica | medical history |
| Em, pues, es que | Um . . . , well . . . , it's that . . . |
| ¡Qué bueno! | That's good/great! |
| la regla | menstrual period |
| puntual | punctual |
| dar pecho | breast-feed |
| Fíjese que... | Well, it's like this . . . |
| además | besides |
| enfermedad grave | serious illness |
| ¿Cuántos años tenía? | How old were you? |
| enfermedad venérea | venereal disease/VD |

### DIÁLOGO 11.4 | Instrucciones prenatales

ENFERMERA   Buenos días, Señora Gómez. Soy Susana Ayudatodos, su enfermera. Siéntese. Por favor.

PACIENTE   Buenas tardes, señorita.

ENFERMERA   Hoy estoy aquí, Sra. Gómez, para hablar del cuidado prenatal y tomar su historia médica para el doctor. Antes de comenzar, ¿tiene Ud. preguntas?

PACIENTE   No, no señorita, no tengo preguntas.

ENFERMERA   Muy bien. Vamos a comenzar con su historia clínica. ¿Cuántos años tenía cuando le bajó su regla por primera vez?

PACIENTE   Creo que tenía más o menos 13 años.

ENFERMERA   ¿Es su regla normal, o sea, regla Ud. cada mes al mismo tiempo?

PACIENTE   Si, creo que es normal.

ENFERMERA   ¿Por cuántos días sangra?

PACIENTE   Pues, es que... sangro más o menos por 3 ó 4 días.

ENFERMERA   ¿Cuándo fue el primer día de su última regla?

PACIENTE   Pues, Em, fíjese que, pues, de verdad no sé, no recuerdo.

ENFERMERA   Pero recuerda Ud. si fue una regla normal? ¿Sangró por 3 ó 4 días?

PACIENTE   Sí, creo que fue normal y yo sangré por 3 días.

ENFERMERA   ¿Alguna vez ha tenido una enfermedad venérea?

PACIENTE   ¡Ay no!

| | |
|---|---|
| ENFERMERA | ¿Alguna vez ha tenido una operación, cirugía o problemas con las partes genitales o los senos? |
| PACIENTE | No señorita. |
| ENFERMERA | ¿Quiere Ud. darle pecho a su bebé? |
| PACIENTE | Ay sí, sí quiero. |
| ENFERMERA | Bien. Ahora vamos a hablar de la salud del resto de su cuerpo. ¿Alguna vez ha sufrido de (tenido) alguna enfermedad grave? |
| PACIENTE | No. |
| ENFERMERA | ¿Tiene Ud. alergias (reacción alérgica) a alguna medicina? |
| PACIENTE | Si, soy alérgica a la penicilina. |
| ENFERMERA | Ah, Okey. Bueno señora, parece que todo está bien. Acuérdese que necesita cuidarse mucho y comer bien durante su embarazo. También, tiene que hacer una cita cada mes para un examen, para estar segura que todo está bien. Necesita comer comidas sanas, no tomar bebidas alcohólicas, ni vino, ni cerveza ni tampoco debe fumar. |
| PACIENTE | ¿No puedo fumar? |
| ENFERMERA | No. Si Ud. fuma durante su embarazo, su bebé puede nacer antes de tiempo, no desarrollarse bien o pesar muy poco. Además, el cigarro no es bueno para Ud. Es muy importante dejar de fumar. |
| PACIENTE | Muy bien, lo voy a hacer por mi bebé. |
| ENFERMERA | ¡Qué bueno! Su próxima cita es en 30 días, el día 8 a las 10 de la mañana. ¿Está bien? |
| PACIENTE | Muy bien, gracias por todo señorita. Hasta el día 8. |
| ENFERMERA | Hasta pronto. ¡Cuídese mucho, señora! |

## 11.5 Pronombres de complemento directo
### Direct object pronouns

These are the equivalent in English of "me," "you," "him," "her," "it," "us," "them," and "you."

Take a look at how they are used in the following sentences: "He sees me." "He sees you." "He sees him/her."

| Pronombres de complemento directo | | | |
|---|---|---|---|
| **me** | me | **nos** | us |
| **te** | you | | |
| **lo** | him, it | **los** | them, you (*pl.,m.*) |
| **la** | her, it | **las** | them, you (*pl., f.*) |

| | |
|---|---|
| Él me ve. | He sees me. |
| Él te ve. | He sees you. |
| Él lo (la) ve. | He sees him (her). |
| Él nos ve. | He sees us. |
| Él los (las) ve. | He sees them/you. |

 **Ejercicio 11K**

Cambie la forma.

EJEMPLO   Roberto ve a mí. → Roberto <u>me</u> ve.

1. Juana ve a mí. _____

2. José mira a ti. _____

3. Laura oye a él. _____

4. Lisa observa a ellos. _____

5. María pone curitas a nosotros. _____

6. Examino al paciente. _____

7. Ellos compran medicinas. _____

8. Él ve a nosotros. _____

9. El doctor recibe a nosotros en su consultorio. _____

10. La enfermera busca los resultados. _____

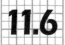

# 11.6   Pronombres de complemento indirecto
## Indirect object pronouns

These are the equivalent in English of "to/for me, to/for you, to/for him, to/for her, to/for it, to/for us, to/for them," and "to you/for you." Take a look at the following examples.

He gives a shot <u>to me</u>. = He gives me a shot.
He gives a shot <u>to you</u>. = He gives you a shot.
He gives a shot <u>to him/her</u>. = He gives him/her a shot.

| Pronombres de complemento indirecto / Indirect object pronouns | | | |
|---|---|---|---|
| **me** | to me | **nos** | to us |
| **te** | to you | | |
| **le** | to him, to her, to you | **les** | to them, to you (*pl.*) |

**Recuerdan:**

| me gusta[9] | nos gusta | me duele[10] | nos duele |
|---|---|---|---|
| te gusta | | te duele | |
| le gusta | les gusta | le duele | les duele |

**Me** gusta. = It is pleasing **to me**.          **Me** duele. = It is painful **to me.**

| | |
|---|---|
| Pablo da la receta <u>a ti</u>. | Pablo <u>te</u> da la receta. |
| Pablo da la receta <u>a él</u>. | Pablo <u>le</u> da la receta. |
| Pablo da la receta <u>a ella</u>. | Pablo <u>le</u> da la receta. |
| Pablo da la receta <u>a Ud.</u> | Pablo <u>le</u> da la receta. |
| Pablo da la receta <u>a nosotros</u>. | Pablo <u>nos</u> da la receta. |
| Pablo da la receta <u>a ellos</u>. | Pablo <u>les</u> da la receta. |
| Pablo da la receta <u>a ellas</u>. | Pablo <u>les</u> da la receta. |
| Pablo da la receta <u>a ustedes</u>. | Pablo <u>les</u> da la receta. |

 **Ejercicio 11L**

Favor de continuar cambiando la forma.

1. Juan da los lentes <u>a mí</u>.

_____

2. Yo mando una tarjeta postal <u>a ella</u>.

_____

3. El técnico saca rayos X <u>a ellos</u>.

_____

4. La doctora palpa[11] el estómago <u>a Juan</u>.

_____

5. Uds. pagan el dinero <u>a mí</u>.

_____

---

[9]**me gusta** I like (*lit.*, it is pleasing to me)
[10]**me duele** it hurts (*lit.*, it is painful to me)
[11]**palpa (palpar)** = to touch, to examine by touch

6. Ellas entregan los mensajes <u>a nosotros</u>.

_____

7. Juana da los libros y el dinero <u>a mí</u>.

_____

8. Ella manda la cuenta del hospital <u>a José</u>.

_____

9. El enfermero aplica el suero <u>a ti</u>.

_____

10. El médico manda la receta a <u>la farmacia</u>.

_____

## Pronombres de complemento directo e indirecto usados juntos
### Using direct and indirect object pronouns together

Miremos otra vez los pronombres de complemento directo e indirecto y finalmente veremos cómo se usan juntos.

| Pronombre de complemento directo | | | |
|---|---|---|---|
| **me** | me | **nos** | us |
| **te** | you | | |
| **lo** | him, it | **los** | them, you (*pl. m.*) |
| **la** | her, it | **las** | them, you (*pl. f.*) |

| Pronombre de complemento indirecto | | | | | |
|---|---|---|---|---|---|
| **me** | to me / for me | **a mí** | **nos** | to us / for us | **a nosotros** |
| **te** | to you / for you | **a ti** | | | |
| **le** | to him / for him | **a él** | **les** | to them/ for them | **a ellos** |
| | to her / for her | **a ella** | | to them/ for them | **e ellas** |
| | to you / for you | **a Ud.** | | to you / for you (*pl.*) | **a Uds.** |

Ahora podemos ver cómo se pueden usar juntos en la misma oración.

The following will give you an idea as to how they can be used in the same sentence.

Ella **da** (el gotero) (a mí)
   <u>da</u>    *(<u>lo</u>)*    *(<u>me</u>)*
   ←———— ←————
     <u>**Me lo da.**</u>

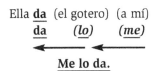

Just say **bold underlined** words backwards on the examples on this page

Él **da** (la gasa) (a ti).
   <u>da</u>    *(<u>la</u>)*    *(<u>te</u>)*
   ←———— ←————
     <u>**Te la da.**</u>

Él **da** (el carro) (a ella).   *pero no usamos "lo" y "le" juntos,*
   *<u>da</u>*    *(<u>lo</u>)*    *(~~le~~ <u>se</u>)*   *"le" must change to "**se**"*
   ←———— ←————
     <u>**Se lo da.**</u>

Él da (el libro) (a mi).
El **da**   (lo)    (me)
   ←———— ←————
     <u>**Me lo da.**</u>

Ella muestra (la cadera) *(a ti)*.
   *<u>muestra</u>*    *(<u>la</u>)*    *(<u>te</u>)*
   ←———— ←————
     <u>**Te la muestra.**</u>

Yo **doy** (la pastilla) (a él).   *pero no usamos "lo" y "le" juntos,*
   *doy*    *(la)*    *(~~le~~ <u>se</u>)*   *"le" changes to "**se**"*
   ←———— ←————
     <u>**Se la doy.**</u>

Yo doy (el gotero) (a ella).   *pero no usamos "lo" y "le" juntos,*
   *<u>doy</u>*    *(<u>lo</u>)*    *(~~le~~ <u>se</u>)*   *"le" changes to "**se**"*
   ←———— ←————
     <u>**Se lo doy.**</u>

Yo **doy** (las agujas) (a ellas).   *pero no empleamos "las" y "les" juntos,*
   *<u>doy</u>*    *(<u>las</u>)*    *(~~les~~ <u>se</u>)*   *"le" changes to "**<u>se</u>**"*
   ←———— ←————
     <u>**Se las doy.**</u>

No podemos emplear **lo, la, los** o **las** con **le** o **les**. Por eso, convertimos **le** o **les** a **se**.

### ✏️ Ejercicio 11M

Vuelva a escribir cada frase, convirtiendo los nombres (*nouns*) y los pronombres en complementos directos e indirectos.

EJEMPLO     Yo pago (el dinero) (<u>a ti</u>). → Yo **te lo** pago.
                 Yo debo (el dinero) (<u>a ti</u>). → Yo **te lo** debo.

1. Él da (el estetoscopio) (a mí).

   _____

2. Ella da (la medicina) (a mí).

   _____

3. Él muestra (el moretón) (a ti).

   _____

4. Él muestra (la herida) (a ti).

   _____

5. Ud. entrega (las medicinas) (a ella).

   _____

6. Ella entrega (el recibo) (a él).

   _____

7. Yo doy (el gotero) (a Ud.).

   _____

8. Ella da (las píldoras) (a ellos).

   _____

9. Yo mando (la niña) (a ellos).

   _____

10. Tú mandas (el carro) (a nosotros).

    _____

## COMPLEMENTO DIRECTO E INDIRECTO CON UN VERBO Y UN INFINITIVO (DOS VERBOS JUNTOS) / DIRECT AND INDIRECT OBJECT PRONOUNS WITH ONE VERB AND ONE INFINITIVE (TWO VERBS TOGETHER)

The following offers some examples of how both the direct and indirect object pronouns can be used together with two verbs. One verb is conjugated and the second is left in its infinitive form. Both pronouns can be placed either before the first verb (the conjugated one) or attached to the end of the second verb (the infinitive). **¡Veamos cómo funciona!** Let's see how that works!

| | |
|---|---|
| Él quiere dar (la receta) (a mí). | Él me la quiere dar. |
| | Él quiere dármela. |
| Desea[12] mostrar (el codo) (a ella). | Se lo desea mostrar. |
| | Desea mostrárselo. |

Did you notice the written accent mark on the infinitive? It needs to be added in order to conserve the correct pronunciation of the verb (without it, the word would be stressed on the next-to-last syllable).

### 🖉 Ejercicio 11N

Dé las dos formas.

1. Quiere dar (la gasa) (a mí).

   _____

   _____

2. Necesito vender (el gotero) (a ti).

   _____

   _____

3. Necesitas enseñar[13] (la mano) (a ella).

   _____

   _____

4. Deben dar (el biberón[14]) (a los bebés).

   _____

   _____

---

[12]**Desear** = to wish, to desire
[13]**Enseñar** = to teach, to show
[14]**Biberón** = baby bottle

5. Ella quiere enseñar (la herida) (al doctor).

_____

_____

6. Queremos demostrar (la máquina) (a Uds.).

_____

_____

 ## El parto
### The delivery

This dialogue deals with a couple rushing to the hospital for the birth of their child and the delivery. Please note that the words in parentheses are based on the more advanced grammar concepts you have just learned.

### VOCABULARIO | El parto

| | |
|---|---|
| el biberón, la mamila, la pacha, la botella | baby bottle |
| el muchachito, el chamaco, el chavalo, el pibe, el cipote, el patojo | little boy, kid |
| Halo/Bueno/Hola | Hello (*on phone*) |
| Ya no lo aguanto. | I can't take it any longer. |
| Está coronando. | He/She is crowning. |
| Se me rompió la fuente. | My water broke. |
| Se le rompió la fuente. | Her water broke. |
| ¿Se le rompió la fuente? | Did her/your water break? |
| Está saliendo. | He/She is coming (out). |
| puje | push |
| obrar | to move one's bowels |
| entre | between |

### DIÁLOGO 11.8 | El parto

SRA. GÓMEZ  Halo. (Hola. Bueno), doctor. Hablo por teléfono para decirle que creo que ya viene mi bebé.

DR. PICO  ¿Cuándo (le) comenzaron los dolores?

SRA. GÓMEZ  (Me) Comenzaron hace una hora y media.

| | |
|---|---|
| DR. PICO | ¿Cada cuándo tiene los dolores? ¿Cuántos minutos pasan entre cada dolor (contracción)? |
| SRA. GÓMEZ | (Los tengo) Cada diez minutos más o menos. |
| DR. PICO | ¿Y los dolores comienzan en la espalda y después en el estómago? |
| SRA. GÓMEZ | Sí, más o menos. |
| DR. PICO | ¿Tiene mucho dolor? |
| SRA. GÓMEZ | ¡Ay, sí, doctor, qué horror! |
| DR. PICO | Favor de venir al hospital lo más pronto posible. |
| | |
| NARRADOR: | *Después de 25 minutos, la señora Gómez y su esposo llegan al hospital...* |
| | |
| SR. GÓMEZ | ¡Enfermera, enfermera, ayúdenos por favor, yo creo que ya se le rompió la fuente! |
| ENFERMERA | Está bien. Sra. Gómez, necesito hacerle un examen interno. Por favor, separe las rodillas y doble las piernas para poder examinarla. Relájese, todo parece bien. |
| SRA. GÓMEZ | ¿Tengo que quedarme en el hospital? |
| ENFERMERA | Sí, pero ahora vamos a llevarla a la sala de labor y partos. ¿Cuándo fue la última vez que obró? |
| SRA. GÓMEZ | Hace tres horas, cuando me levanté. |
| SR. GÓMEZ | Cálmate mi amor. Todo va bien. Yo voy a estar aquí contigo. |
| | |
| NARRADOR: | *Dentro de la sala de partos...* |
| | |
| DR. PICO | No puje si no siente dolor. Respire normal. |
| SR. GÓMEZ | Aquí estoy mi amor. ¿Cómo te sientes? |
| SRA. GÓMEZ | ¡Ay, ahora siento mucho dolor! ¡Ya no lo aguanto! ¿No me pueden dar algo? |
| DR. PICO | Voy a aplicarle un suero en el brazo para mantener los líquidos. Después le voy a introducir una medicina en el suero para el dolor. |
| SRA. GÓMEZ | ¿Voy a necesitar una cesárea? |
| ENFERMERA | No, Ud. es un poco estrecha pero no va a necesitar una cesárea. |
| | |
| NARRADOR: | *Dos horas después...* |
| | |
| SR. GÓMEZ | ¿Cuánto tiempo más va a tomar? |
| ENFERMERA | No mucho tiempo. Ya estamos cerca. |
| SRA. GÓMEZ | ¡Ay, ya viene una contracción! |
| DR. PICO | ¡Puje! Muy bien. Voy a tener que usar fórceps (pinzas). |
| SR. GÓMEZ | ¿No va a lastimar a mi bebé? |

| | |
|---|---|
| DR. PICO | No, es solamente para ayudar un poco. No se preocupen. |
| SRA. GÓMEZ | Ahí viene otra contracción... |
| DR. PICO | ¡Puje! Ya está saliendo (coronando)... (*después de nacer*) ¡Es varón![15] |
| SR. GÓMEZ | ¡Qué bueno! Gracias, mi amor. |
| SRA. GÓMEZ | Tuve un varón. ¡Te di lo que querías, mi vida! |
| DR. PICO | Ahora tiene que venir la placenta. Puje otra vez durante la próxima contracción. Así... eso es... |
| SRA. GÓMEZ | ¿Puedo levantarme? |
| DR. PICO | No, con la inyección para el dolor es mejor no levantarse. La enfermera va a llevar a su bebé para limpiarlo. ¿Piensa darle biberón o va a darle (le va a dar) pecho? |
| SRA. GÓMEZ | Yo quiero darle pecho. |
| DR. PICO | Muy bien, yo recomiendo dar pecho (yo lo recomiendo). |
| ENFERMERA | Aquí está su bebé. Es precioso y sano. Él pesa 3 kilos y 900 gramos. |
| SR. GÓMEZ | ¡Ay!... ¡qué bonito (precioso) es mi muchachito! |
| SRA. GÓMEZ | ¡Mi hijito!... ¡Gracias a Dios! |
| ENFERMERA | Ahora el doctor va a examinarle a su bebé. |
| SR. GÓMEZ | Ya voy a llamar a tu mamá y a la mía y a todo el mundo para darles las buenas noticias. Tengo que decirle a mi abuelita [nana] también. Nos vemos más tarde... ¡Gracias, mi amor! Descansa bien. |
| ENFERMERA | Es muy importante descansar para Ud. y para su bebé también. (Es muy importante que Ud. y su bebé descansen.[16])Después Uds. dos pueden ir a casa sanos y fuertes. |

If you are using the corresponding recording, do exercises 11O and 11P. If you are not using the corresponding recording, move on to exercise 11Q.

---

[15]This couple chose to not find out the sex of the baby beforehand.
[16]This is the subjunctive mood that we will see in the next chapter.

## ✐ Ejercicio 11O

Please listen to the audio recording's dialogue **Examen de Papanico-laou** and follow the prompts to ask questions in Spanish. Write the questions you ask below.

_____

_____

_____

_____

_____

_____

## ✐ Ejercicio 11P

Please listen to the audio recording's dialogue **Instrucciones pre-natales** and follow the prompts to ask questions in Spanish. Write the questions you ask below.

_____

_____

_____

_____

_____

## ✐ Ejercicio 11Q

Escriba su propio Examen de Papanicolaou usando los tiempos de los verbos que acabamos de estudiar lo más que pueda y los pronombres de objetos directos e indirectos.

_____

_____

_____

_____

_____

_____

_____

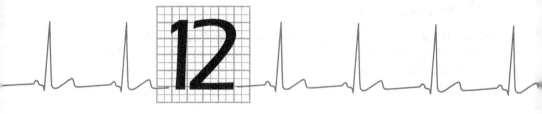

## What you will learn in this lesson:

- what is the subjunctive mood
- how to form the present subjunctive mood
- when to use the subjunctive mood
- how to use **ojalá** ("Oh, that it were," "I wish . . . ")
- vocabulary related to a postpartum visit
- dialogue concerning a postpartum visit
- how to form and use the imperfect subjunctive mood
- how to form and use some irregular verbs in the imperfect subjunctive mood
- vocabulary related to a patient with high blood pressure
- dialogue concerning giving instructions to a patient with high blood pressure
- how to use the conditional verb tense and the imperfect subjunctive together in a sentence

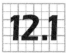 # El subjuntivo
## The subjunctive mood

This is considered a mood, not a tense. (The other moods are called the indicative and the imperative.) Now that this scintillating concept has been clarified, let's move on to see how to form the subjunctive and when to use it. The subjunctive mood in Spanish is used after verbs of (1) desire, (2) emotion, or (3) doubt. It is used when one wants, wishes, or doubts that someone else does (or doesn't do) something. For example:

**Quiero** que **Ud. tome** su medicina. — **I want** you to take your medicine.
**Temo** que **Ud. no esté** mejorándose. — **I fear** you are not getting better.
**Dudo** que **Ud. tome** sus pastillas cada día. — **I doubt** you take your pills each day.

Please notice that in these sentences there are two verbs that are connected by the word **que**. The first verb shows desire, emotion, or doubt (as stated above) and the second verb is conjugated in the subjunctive mood. **Quiero que Ud. tome su medicina** literally translates as "I want **that** you take your medicine" and **Dudo que Ud. tome sus pastillas cada día** literally means "I doubt **that** you take your pills each day."

Favor de notar que rara vez se usa el subjuntivo en inglés.

Generally if one (1) wants, (2) expresses emotion, or (3) doubts something about *one's own self*, the subjunctive is not needed. For example:

I want to take my medicine. — **Quiero tomar mi medicina.**
He is afraid to take his medicine. — **Tiene miedo tomar su medicina.**
I doubt I am going to take my medicine. — **Dudo tomar mi medicina.**

*Note:* As can be seen, an infinitive is used when **que** does not follow the first verb.[1]

---

[1]An exception is **tener que**, because **tener** does not indicate desire, emotion, or doubt.

## EL PRESENTE DEL SUBJUNTIVO / THE PRESENT SUBJUNCTIVE

Ahora vamos a ver como se forma y conjuga el modo subjuntivo.

¿Recuerdan los mandatos en la forma de **Ud.**?

hablar → ¡Hable (Ud.)!
comer → ¡Coma (Ud.)!
abrir → ¡Abra (Ud.)!
traer (*irreg.*) → (yo) traigo → ¡Traiga (Ud.)!

The present subjunctive for the **yo** and **él/ella/Ud.** forms are the same as the command form.

| tomar | | comer | | abrir | |
|---|---|---|---|---|---|
| que tome | que tom**emos** | que coma | que com**amos** | que abra | que abr**amos** |
| que tom**es** | | que comas | | que abras | |
| que tome | que tom**en** | que coma | que coman | que abra | que abran |

 **Ejercicio 12A**

Favor de conjugar los siguientes verbos en el presente del subjuntivo.

| **hablar** | **vender** | **vivir** |
|---|---|---|
| que habl__ _____ | que vend__ _____ | que viv__ _____ |
| _____ | _____ | _____ |
| _____ _____ | _____ _____ | _____ _____ |

Para los verbos irregulares, se usa la raíz del mandato.

| traer (g) | | encontrar (ue) | |
|---|---|---|---|
| que traiga | que traigamos | que encuentre | que encontremos |
| que traigas | | que encuentres | |
| que traiga | que traigan | que encuentre | que encuentren |

Ahora que hemos visto cuándo y cómo, note como los siguientes ejemplos lo detallan.

| Presente del indicativo | | Presente del subjuntivo |
|---|---|---|
| Quiero hablar español. | PERO | Quiero que Ud. **hable** español. |
| Espero comer pastel en casa. | PERO | Espero que Ud. **coma** pastel en casa. |
| Deseo ir a la clínica. | PERO | Deseo que Ud. **vaya** a la clínica. |

##  Ejercicio 12B

Llene los espacios con la forma correcta del verbo **tomar** en el presente del subjuntivo.

EJEMPLO   Él quiere que ella <u>tome</u> la medicina.

1. Él quiere que yo _____ la medicina.

2. Él quiere que el turista _____ la medicina.

3. Él quiere que tú _____ la medicina.

4. Él quiere que nosotros _____ la medicina.

5. Él quiere que Ramón y su hijo _____ la medicina.

6. Él quiere que los viajeros _____ la medicina.

##  Ejercicio 12C

Llene los espacios con la forma correcta del verbo **comer** en el presente del subjuntivo.

1. Ellos desean que yo _____ verduras y frutas.

2. Ellos desean que él _____ verduras y frutas.

3. Ellos desean que Ud. _____ verduras y frutas.

4. Ellos desean que nosotros _____ verduras y frutas.

5. Ellos desean que Uds. _____ verduras y frutas.

6. Ellos desean que Pablo y Francisco _____ verduras y frutas.

**Ejercicio 12D**

Llene los espacios con la forma correcta del verbo **volver** en el presente del subjuntivo.

1. Dudo que ella _____ con la medicina correcta.

2. Dudo que Uds. _____ con la medicina correcta.

3. Dudo que Emilio _____ con la medicina correcta.

4. Dudo que tú _____ con la medicina correcta.

5. Dudo que Zoraida y Zenovia _____ con la medicina correcta.

6. Dudo que yo mismo _____ con la medicina correcta.

 **Ejercicio 12E**

Llene los espacios con la forma correcta del verbo **ir** en el presente del subjuntivo.

1. Espero que Ud. _____ a Urgencias (la sala de emergencia).

2. Espero que Petra _____ a Urgencias (la sala de emergencia).

3. Espero que Pilar y Juancho _____ a Urgencias (la sala de emergencia).

4. Espero que Uds. _____ a Urgencias (la sala de emergencia).

5. Espero que nosotros _____ a Urgencias (la sala de emergencia).

6. Espero que tú _____ a Urgencias (la sala de emergencia).

 **Ejercicio 12F**

Escriba la forma correcta del verbo entre paréntesis en el presente del subjuntivo.

1. Dudo que (Ud.) _____ (tomar) la medicina.

2. Ojalá que Lalo _____ (aprender) algo en la clase.

3. No creo que Güicho (Huicho) se _____ (olvidar) de mí.

4. Espero que ellos _____ (ir) a la clínica.

5. Me gusta que nosotros _____ (poder) trabajar.

6. Ojalá que Uds. _____ (poner) todos los instrumentos en su lugar.

### 🖉 Ejercicio 12G

Conteste las preguntas con frases completas.

1. ¿Quiere él que yo tome las pastillas?

_____

2. ¿Quiere él que Ud. tome las pastillas?

_____

3. ¿Quiere él que nosotros tomemos las pastillas?

_____

4. ¿Quiere él que ella tome las pastillas?

_____

5. ¿Quiere él que tú tomes las pastillas?

_____

6. ¿Quiere él que ellas tomen las pastillas?

_____

### 🖉 Ejercicio 12H

Escriba seis frases utilizando el presente del subjuntivo.

1. _____
2. _____
3. _____
4. _____
5. _____
6. _____

## CUÁNDO SE USA EL SUBJUNTIVO / WHEN TO USE THE SUBJUNCTIVE MOOD

In English we often use an infinitive in place of the present subjunctive.

| | |
|---|---|
| I want her **to speak** Spanish. | Yo quiero que ella **hable** español. |
| They prefer them **to speak** Spanish. | Prefieren que ellos **hablen** español. |

Here are some rules for using the subjunctive in Spanish:

1. Use the subjunctive after verbs that express wishes, emotion, or doubt:

   **Quiero que** me **den** las medicinas.
   Ella **espera que vuelvas** pronto.
   **Tengo miedo que** se **sientan** peor.
   El doctor **duda que** Ud. **tome** la medicina.

2. Use the subjunctive after impersonal expressions that express emotion, wishes, or doubt:

   | | | | |
   |---|---|---|---|
   | es bueno que | es mejor que | es difícil que | es dudoso que[2] |
   | es urgente que | es necesario que | es posible que | es una lástima que |
   | es preciso que[3] | es fácil que | es probable que | es importante que |
   | no es cierto que | no es verdad que | puede ser que[4] | es horrible que |

3. You also must use the subjunctive after the following expressions:

   | | | |
   |---|---|---|
   | hasta que | después de que | en caso (de) que |
   | en cuanto[5] | luego que[6] | con tal (de) que[7] |
   | aunque[8] | al menos (de) que[9] | para que[10] |
   | sin que[11] | mientras (que) | tan pronto como[12] |

4. To stress uncertainty, use the subjunctive

   Tal vez **pueda** ir a trabajar en una semana.
   Quizás **tenga** problemas con esa medicina.
   Por si acaso,[13] **vaya** al hospital.

---

[2] **es dudoso que** = it's doubtful that
[3] **es preciso que** = it is necessary that
[4] **puede ser que** = it could be that (perhaps)
[5] **en cuanto** = as soon as
[6] **luego que** = afterwards
[7] **con tal (de) que** = provided that
[8] **aunque** = although
[9] **al menos (de) que** = unless
[10] **para que** = so that
[11] **sin que** = without
[12] **tan pronto como** = as soon as
[13] **por si acaso** = just in case

5. Use the subjunctive when the subject does not exist or is not defined:

¿<u>Hay alguien</u> que **sepa** efectuar la cirugía?
No <u>hay nadie</u> que **sepa** efectuarla.

But, if the subject is defined, use the indicative mood, not the subjunctive.

Hay <u>dos doctores</u> que **saben** efectuar la cirugía.

6. Some words, such as **cuando** or **como**, can be used with or without uncertainty, thus with or without the subjunctive.

<u>Cuando</u> **llegue** a casa, voy a tomar mi medicina. (*subjunctive*)

The act hasn't happened yet, and it is not certain that it will occur, thus requiring the subjunctive.

Cada noche <u>cuando</u> **llego** a casa, tomo mi medicina. (*indicative*)

The act occurs every evening; thus, it is part of a routine that happens and requires the use of the present tense.

In other words, the subjunctive is used to refer to things or situations that are not yet accomplished or are not yet known to be real.

## CÓMO SE USA LA PALABRA OJALÁ / HOW TO USE THE WORD OJALÁ

**Ojalá** is used to express "I wish" or "Oh, that it were" and is followed by **que + subjunctive:**

**Ojalá que Ud. <u>vaya</u> a la clínica.**
**Ojalá que él <u>se mejore</u> en el hospital.**
**Ojalá que nosotros <u>comamos</u> temprano.**

Siempre se usa el subjuntivo después de la palabra **ojalá**.

## MORE POWER PUNCH VERBS

You have already learned about the future tense formed with **voy a** + infinitive (see page 162). The same format can be used for the subjunctive: **... que vaya a** + infinitive. The meaning is similar to the use of the subjunctive alone.

| | |
|---|---|
| Quiero que <u>tome</u> su medicina. | Quiero que <u>vaya a tomar</u> su medicina. |
| Espero que <u>vuelva</u> mañana. | Espero que <u>vaya a volver</u> mañana. |
| Dudo que <u>duerma</u> suficiente. | Dudo que <u>vaya a dormir</u> suficiente. |

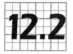 **12.2** ## Una visita posparto
A postpartum visit

## VOCABULARIO | **Una visita posparto**

| | |
|---|---|
| **mamar, succionar, amamantar, chupar** | to suck/to suckle |
| **eructar** | to burp/to belch |
| **calostro** (*m.*) | colostrum |
| **tibio(-a)** | lukewarm |
| **a palmaditas** | patting |
| **agrietar** | to crack |
| **grieta** (*f.*) | crack |

## DIÁLOGO 12.2 | **Una visita posparto**

ENFERMERA  ¿Mamó bien su bebé?

SRA. GÓMEZ  Parece que sí, doctora.

ENFERMERA  Bueno, entonces, dé pecho (es muy importante dar pecho) a su bebé en cada pecho. Su bebé necesita mamar en un pecho y eructar antes de cambiarlo al otro pecho.

SRA. GÓMEZ  ¿Y si todavía no tengo leche? Mi bebé chupa, pero no creo que tenga leche.

ENFERMERA  Si todavía Ud. no tiene leche, dé pecho a su bebé de todas maneras para estimular la leche. Así, ayuda que le baje la leche más pronto. Antes de que le baje su leche, su bebé va a obtener algo llamado calostro cuando mama. El calostro es muy alimenticio y saludable para su bebé. No se preocupe, Sra. Gómez, con el tiempo, su leche va a bajar bien y normal. Y recuerde, cada vez que va al baño, lávese con agua tibia y séquese el seno a palmaditas. No se frote para que no se le agriete el seno.

SRA. GÓMEZ  Muy bien. Creo que entiendo todo.

ENFERMERA  Si tiene alguna pregunta, llámeme. ¡Qué le vaya bien!

 ## Ejercicio 12I

¿Qué le parece? ¿La enfermera ofrece buenos consejos o no?

_____

_____

_____

_____

_____

_____

_____

_____

### 📝 Ejercicio 12J

Escriba seis frases utilizando la forma del presente del subjuntivo. Trate de usar frases que usaría al ejercer su profesión.

_____

_____

_____

_____

_____

## 12.3 El imperfecto del subjuntivo
### The imperfect subjunctive

Remember that the subjunctive, per se, is considered a mood, not a tense. You have already been introduced to the present tense subjunctive mood, and will now be introduced to the imperfect tense of this mood. Let's see how to form the endings and when to use it.

**!**

When you wanted to do something: verb in past tense + infinitive.

**Quería tomar.**              I wanted to drink.

When you wanted someone else to do something: verb in past tense + **que** + imperfect subjunctive.

**Quería que Ud. tomara.**    I wanted you to drink. (I wanted <u>that</u> you were to drink.)

| Pasado del indicativo | | Imperfecto del subjuntivo |
|---|---|---|
| Quería hablar español. | PERO | Quería que Ud. hablara español. |
| Esperaba comer frutas allí. | PERO | Esperaba que Ud. comiera frutas allí. |
| Deseaba ir a la clínica. | PERO | Deseaba que Ud. fuera a la clínica. |
| Dudaba llegar a tiempo. | PERO | Dudaba que Ud. llegara a tiempo. |
| No pensaba consultar con el doctor. | PERO | No pensaba que ella consultara con el doctor. |
| No estaba seguro de tomar la píldora. | PERO | No estaba seguro de que Ud. tomara la píldora. |

Favor de notar como formar las conjugaciones del pasado del subjuntivo a continuación.

**tomar**

que tom**ara**    que tom**aras**    que tom**ara**    que tom**áramos**    que tom**aran**

**comer**

que com**iera**    que com**ieras**    que com**iera**    que com**iéramos**    que com**ieran**

**abrir**

que abr**iera**    que abr**ieras**    que abr**iera**    que abr**iéramos**    que abr**ieran**

Favor de notar que las terminaciones de las primera y tercera personas en el singular son iguales.

In other words, the **yo** and **él, ella, usted** endings are the same in this tense. Not to worry! You can always use the corresponding subject pronoun **yo, él, ella,** o **Ud.,** etc., to avoid confusion; however, don't expect your native Spanish-speaking patients to necessarily do so.

 **Ejercicio 12K**

Favor de conjugar los siguientes verbos en el imperfecto del subjuntivo.

**enyesar**        **extender**        **sufrir**

————    ————      ————    ————      ————    ————

————              ————              ————

————    ————      ————    ————      ————    ————

## FORMAS IRREGULARES DEL IMPERFECTO DEL SUBJUNTIVO / IRREGULAR IMPERFECT TENSE SUBJUNCTIVE

The following irregular past or imperfect tense subjunctives are formed by using the same irregular present tense stem and adding the proper endings. This sounds more confusing than helpful, but if you just follow these subsequent suggestions it will simplify the concept immensely. Please feel free to refer back to Chapter 8 and the verb tables at the end of the book for review.

| traer | | ir/ser | |
|---|---|---|---|
| que trajera | que trajéramos | que fuera | que fuéramos |
| que trajeras | | que fueras | |
| que trajera | que trajeran | que fuera | que fueran |

The imperfect subjunctive (both regular and irregular) is generally used when the other clause is:

### Una forma del pasado

Yo quería que él *tomara* la medicina.    I wanted that he (were to) take the medicine. I wanted him **to take** the medicine.(*Lit.*)

### Tiempo condicional

Yo tomaría la medicina si Ud. la *comprara.*    I would take the medicine if you (were to) buy it. I would take the medicine if you **bought** it *(Lit.)*.

 ### Ejercicio 12L

Llene los espacios con la forma correcta del verbo **tomar** en el imperfecto del subjuntivo.

EJEMPLO   Él quería que Uds. tomaran la medicina.

1. Él quería que yo _____ la medicina.

2. Él quería que el turista _____ la medicina.

3. Él quería que tú _____ la medicina.

4. Él quería que nosotros _____ la medicina.

5. Él quería que Ramón y su hijo _____ la medicina.

6. Él quería que los viajeros _____ la medicina.

### Ejercicio 12M

Llene los espacios con la forma correcta del verbo **comer** en el imperfecto del subjuntivo.

EJEMPLO   Ellos deseaban que yo <u>comiera</u> verduras y frutas.

1. Ellos deseaban que él _____ verduras y frutas.

2. Ellos deseaban que Ud. _____ verduras y frutas.

3. Ellos deseaban que nosotros _____ verduras y frutas.

4. Ellos deseaban que Uds. _____ verduras y frutas.

5. Ellos deseaban que Pablo y Francisco _____ verduras y frutas.

### Ejercicio 12N

Conteste con la forma correcta del verbo **pesar** en el imperfecto del subjuntivo.

1. ¿Quería él que yo pesara al bebé? _____

2. ¿Quería él que ella pesara al bebé? _____

3. ¿Quería él que Ud. pesara al bebé? _____

4. ¿Quería él que nosotros pesáramos al bebé? _____

5. ¿Quería él que ellos pesaran al bebé? _____

6. ¿Quería él que tú pesaras al bebé? _____

### Ejercicio 12O

Llene los espacios con las formas correctas de los verbos **esperar** y **sufrir**.

EJEMPLO   Yo <u>esperaba</u> que Ud. no <u>sufriera</u> tanto.

1. Tú _____ que Pedro no _____ tanto.

2. Uriel _____ que nosotros no _____ tanto.

3. Él _____ que mi primo no _____ tanto.

4. Uds. _____ que los pacientes no _____ tanto.

5. Ellos _____ que tus hermanos no _____ tanto.

### 🖉 Ejercicio 12P

Llene los espacios con la forma correcta del verbo **volver** en el imperfecto del subjuntivo.

1. Dudaba que ella _____ con la medicina correcta.

2. Dudaba que Uds. _____ con la medicina correcta.

3. Dudaba que Emilio _____ con la medicina correcta.

4. Dudaba que tú _____ con la medicina correcta.

5. Dudaba que Zoraida y Zenovia _____ con la medicina correcta.

6. Dudaba que yo mismo _____ con la medicina correcta.

## UNOS VERBOS IRREGULARES DEL IMPERFECTO DEL SUBJUNTIVO / SOME IRREGULAR VERBS IN THE IMPERFECT SUBJUNCTIVE

Just in case you were beginning to relax, we thought we'd catch your attention with a few more irregular imperfect tense subjunctive mood verbs to memorize. **Hint:** As a quick review, just refer once again to the irregular preterit tense stems found in Chapters 6 and 8 and also in the verb tables.

| | | | | | |
|---|---|---|---|---|---|
| **dar** | diera | **decir** | dijera[14] | **estar** | estuviera |
| **hacer** | hiciera[15] | **pedir** | pidiera | **haber** | hubiera |
| **poder** | pudiera | **saber** | supiera | **tener** | tuviera |
| **venir** | viniera | **poner** | pusiera | **oír** | oyera[14] |

---

[14]**Decir** and **oír** add the endings -**era, -eras,** etc. *not* -**iera, -ieras,** etc.

[15]Note that the "z" in **hizo** changes to a "c." Very few words in Spanish are spelled with "zi" or "ze."

**Ejercicio 12Q**

Llene los espacios con la forma correcta del verbo **ir** en el imperfecto del subjuntivo.

1. Esperaba que Ud. _____ a Urgencias (la sala de emergencia).

2. Esperaba que Petra _____ a Urgencias (la sala de emergencia).

3. Esperaba que Pilar y Juancho _____ a Urgencias (la sala de emergencia).

4. Esperaba que Uds. _____ a Urgencias (la sala de emergencia).

5. Esperaba que nosotros _____ a Urgencias (la sala de emergencia).

6. Esperaba que tú _____ a Urgencias (la sala de emergencia).

 **Ejercicio 12R**

Escriba la forma correcta del verbo entre paréntesis en el imperfecto del subjuntivo.

1. Dudaba que (Ud.) _____ (tomar) la medicina.

2. Ojalá que (él) _____ (aprender) algo en la clase.

3. No creí que Pedro se _____ (olvidar) de mí.

4. Esperaba que ellos _____ (ir) a la clínica.

5. Me gustaba que nosotros _____ (poder) trabajar.

6. Ojalá que Uds. _____ (poner) todos los instrumentos en su lugar.

 **Ejercicio 12S**

Conteste las preguntas con frases completas.

1. ¿Quería él que yo tomara las pastillas?

_____

2. ¿Quería él que tú tomaras las pastillas?

_____

3. ¿Quería él que nosotros tomáramos las pastillas?

_____

4. ¿Quería él que ella tomara las pastillas?

_____

5. ¿Quería él que Uds. tomaran las pastillas?

_____

6. ¿Quería él que ellas tomaran las pastillas?

_____

### ✎ Ejercicio 12T

Escriba seis frases utilizando el imperfecto del subjuntivo.

1. _____
2. _____
3. _____
4. _____
5. _____
6. _____

### ✎ Ejercicio 12U

Llene los espacios con la forma correcta del verbo **traer** en el imperfecto del subjuntivo.

1. Él quería que yo _____ la medicina.

2. Él quería que las enfermeras _____ la medicina.

3. Él quería que tú _____ la medicina.

4. Él quería que Ud. _____ la medicina.

5. Él quería que nosotros _____ la medicina.

6. Él quería que Pepe y Chepe _____ la medicina.

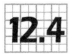

# 12.4  Un paciente con alta presión
## A patient with high blood pressure

### VOCABULARIO 12.4 | **Un paciente con alta presión**

| | |
|---|---|
| **la cajetilla** | cigarette pack |
| **no queda otra** | there is no other way/nothing can be done |
| **no hay de otra** | What can you do? (*loose translation*) |
| **ni modo** | Oh well, what can you do about it? |
| **gente mayor** | older people |

### DIÁLOGO 12.4 | **Un paciente con alta presión**

PHYS ASST.   Bueno, Sr. Paz, desafortunadamente, tiene alta presión.

SR. PAZ   Pero, yo solo tengo treinta y cinco años. ¿No es eso un problema de gente mayor?

PHYS. ASST.   No, no, esto puede pasar a cualquier edad. ¿Tiene Ud. familiares que sufren de alta presión?

SR. PAZ   Bueno, mi abuelo toma medicina para controlar su presión.

PHYS ASST.   A veces la hipertensión es hereditaria.

SR. PAZ   Si, pero yo no estoy nervioso, ni tengo palpitaciones igual que mi abuelo.

PHYS ASST.   Es porque está comenzando; si no le tratamos ahora, es posible que Ud. sufra de esos síntomas y puede que afecten su corazón.

SR. PAZ   ¿Tendría yo otros problemas?

PHYS ASST.   Mire, si Ud. siguiera todas las instrucciones, no tendría problemas. Pero, si no se cuidara, es posible, pero no definitivo, que pudiera sufrir un derrame cerebral. Un derrame o embolia podría causar parálisis parcial o total, incluso afectar sus riñones.

SR. PAZ   Pero... ¿voy a quedarme paralítico?

PHYS ASST.   No, Sr. Paz, pero tendría que seguir el tratamiento para controlar la presión. Necesitaría Ud. eliminar, o por lo menos, disminuir la cantidad de sal que come.

SR. PAZ   Bueno, eso sí va a estar un poco difícil pero, ¿qué más tendría que hacer?

PHYS ASST.   Necesitaría quitar el alcohol, la cerveza y vino. ¿Ud. fuma?

| | |
|---|---|
| SR. PAZ | Sí, pero muy poco, media cajetilla al día. |
| PHYS ASST. | Pues, tendría que dejar de fumar. Mire, le voy a recetar unas pastillas. Si siente alguna molestia después de tomarlas, tome media pastilla solamente. Si sigue con molestias o algún efecto secundario, hábleme y le voy a recetar otro medicamento o el parche. |
| SR. PAZ | ¿Doctor, por cuánto tiempo voy a tener que tomar el medicamento? |
| PHYS ASST. | Tendrá que tomar medicamentos para controlar la presión por el resto de su vida. Solamente puede controlarla, pero no hay cura. |
| SR. PAZ | Bueno señor, pues no hay de otra..., ni modo... muchísimas gracias doctor. |
| PHYS ASST. | Bien... cuídese y hábleme (llámeme) si tiene algún problema. |

##  El condicional y el imperfecto del subjuntivo con la cláusula "si."

The conditional and the imperfect subjunctive used with a **si** clause
When a ① conditional tense verb is used in a sentence with a ②
**si**/(if) clause, the second verb will be in the ③ imperfect subjunctive.
   Veamos unos ejemplos:

| ① Conditional | + ② si + | ③ imperfect subjunctive |
|---|---|---|
| **Compraría la medicina** | si | **(yo) tuviera dinero.** |
| I would buy the medicine | if | I had (were to have) money. |
| **Tomaría el jarabe para la tos** | si | **(yo) tuviera la botella (el frasco).** |
| I would take the cough syrup | if | I had (were to have) the bottle. |
| **Comería tacos** | si | **Ud. no pusiera tanta salsa picante.** |
| I would eat tacos | if | you wouldn't put (weren't to put) on so much hot sauce. |
| **Yo no sufriría tanto** | si | **yo pudiera ganar más dinero.** |
| I wouldn't suffer so much | if | I could (were able to) earn more money. |

Favor de notar que también es muy común empezar con la cláusula introducida por ② **si** seguido por ③ el imperfecto del subjuntivo y después ① la cláusula con el condicional. O sea, las cláusulas pueden usarse en cualquier orden.

Please note that it is also common to begin with ② **si**, followed by the ③ imperfect subjunctive, and then the ① clause with the conditional. In other words, the clauses can be stated in either order.

| ② | ③ | ① |
|---|---|---|
| **Si** + | imperfect subjunctive + | conditional |
| **Si** | **yo tuviera** dinero, | **compraría** la medicina. |
| **Si** | **él pudiera** ganar más, | **no sufriría** tanto. |

¿Tiene eso algo de sentido? <u>Sería</u> mejor si no <u>contestara</u> Ud. eso.

### 📝 Ejercicio 12V

Conteste las preguntas con frases completas usando el condicional y el imperfecto del subjuntivo.

1. ¿Dónde viviría Ud. si tuviera mucho dinero?

   _____

   _____

2. ¿Adónde viajarías si pudieras?

   _____

   _____

3. ¿Qué comprarían Uds. si ganaran la lotería?

   _____

   _____

4. ¿Qué harían ellos si no fuera necesario trabajar?

   _____

   _____

5. ¿Qué harías si tuvieras un año libre?

   _____

   _____

If you are using the corresponding recordings, do exercises 12W and 12X. If you are not using the corresponding recordings, move on to exercise 12Y.

### 🖉 Ejercicio 12W

Favor de escuchar el diálogo "Dificultad al respirar" en las grabaciones y siga las instrucciones de hacer las preguntas en español. Escriba sus respuestas abajo.

_____

_____

_____

_____

_____

_____

_____

### 🖉 Ejercicio 12X

Favor de escuchar el diálogo "Un examen físico y neurológico en las grabaciones y siga las instrucciones de hacer las preguntas en español. Escriba sus respuestas abajo.

_____

_____

_____

_____

_____

_____

_____

### 🖉 Ejercicio 12Y

Escriba su propio diálogo acerca de un paciente que está sufriendo de una enfermedad que Ud. encuentra muy seguido (muy a menudo). Trate de usar el condicional y el imperfecto del subjuntivo con cláusulas introducidas por **sí**.

_____

_____

_____

_____

## What you will learn in this lesson:

- how to form and use the present perfect subjunctive mood
- how to form and use the pluperfect (**pluscuamperfecto**) subjunctive mood
- uses of the subjunctive, all forms
- vocabulary related to a patient with diabetes
- dialogue concerning a patient with diabetes
- how and when to use the pluperfect
- vocabulary related to giving instructions for taking birth control pills
- dialogue concerning instructions for taking birth control pills for the first time
- review of all verb forms

**13.1** El perfecto del subjuntivo
The present perfect subjunctive

The present perfect tense of the subjunctive mood is used to express desire, doubt, or emotion when something(s) *has* or *have* happened. It is the equivalent of saying the following in English:

I'm glad (that) you <u>have attended</u> the class.
I doubt (that) he <u>has taken</u> his medicine.
I certainly hope (that) you <u>have learned</u> something here.

## EL PRESENTE PERFECTO DEL SUBJUNTIVO

Now, we are ready to undertake and embark upon how to form this tense of the subjunctive mood. It is used with the past participle, which is the equivalent of the "ed" or "en" endings in English. This is the subjunctive mood of the present perfect tense (**ha tenido**). Please see Chapters 5 and 10 for review of the indicative mood.

| haber | | |
|---|---|---|
| ...que yo haya | ...que nosotros hayamos | tomado |
| | | comido |
| ...que tú hayas | | sufrido |
| | | hecho |
| ...que él/ella/Ud. haya | ...que ellos/ellas/Uds. hayan | visto |

| | |
|---|---|
| Me alegra (de) que Ud. **haya venido** al consultorio. | I am happy (that) you **have come** to the doctor's office. |
| Espero que Ud. **haya aprendido** algo en esta clase. | I hope (that) you **have learned** something in this class. |
| No creo que ellos **hayan regresado** a la clínica. | I don't believe (that) they **have returned** to the clinic. |
| Dudo que Juan **se haya mejorado** con esta medicina. | I doubt (that) Juan **has gotten better** with this medicine. |

Favor de notar que el primer verbo de cada frase está en una forma del presente y que son seguidos por el participio pasado, el cual es el equivalente a las terminaciones *-ed* y *-en* en inglés.

## ✐ Ejercicio 13A

Llene los espacios con la forma correcta del presente perfecto del subjuntivo del verbo **haber**.

1. Dudo que ella _____ tomado la cantidad correcta de la medicina.

2. Dudo que Uds. _____ tomado la cantidad correcta de la medicina.

3. Dudo que Emilio _____ tomado la cantidad correcta de la medicina.

4. Dudo que tú _____ tomado la cantidad correcta de la medicina.

5. Dudo que Zoraida y Zenovia _____ tomado la cantidad correcta de la medicina.

6. Dudo que yo mismo _____ tomado la cantidad correcta de la medicina.

## ✐ Ejercicio 13B

Llene los espacios con la forma correcta del presente perfecto del subjuntivo del verbo **haber**.

1. Espero que Iselda _____ ido a Urgencias (sala de emergencia).

2. Espero que Petra _____ ido a Urgencias (sala de emergencia).

3. Espero que Pilar y Juancho _____ ido a Urgencias (sala de emergencia).

4. Espero que Uds. _____ ido a Urgencias (sala de emergencia).

5. Espero que nosotros _____ ido a Urgencias (sala de emergencia).

6. Espero que tú _____ ido a Urgencias (sala de emergencia).

**Ejercicio 13C**

Use la forma correcta del verbo entre paréntesis en el perfecto del subjuntivo.

1. Dudo que (Ud.) _____ (tomar) la medicina.

2. ¡Ojalá que (él) _____ (aprender) algo en la clase!

3. No creo que Pedro se _____ (olvidar) de mí.

4. Espero que ellos _____ (ir) a la clínica.

5. Me gusta que nosotros _____ (poder) trabajar.

6. ¡Ojalá que Uds. _____ (poner) todos los instrumentos en su lugar!

 **Ejercicio 13D**

Escriba seis frases utilizando el presente perfecto del subjuntivo.

1. _____

2. _____

3. _____

4. _____

5. _____

6. _____

 ## El pluscuamperfecto del subjuntivo
## The pluperfect subjunctive or the past perfect subjunctive

The pluperfect tense of the subjunctive mood is used to express desire, doubt, or emotion when something *had* happened. It is the equivalent of saying the following in English:

I was glad (that) you <u>had attended</u> the class.
I doubted (that) he <u>had taken</u> his medicine.
I certainly hoped (that) you <u>had learned</u> something here.

# EL PLUSCUAMPERFECTO DEL SUBJUNTIVO

| haber | | |
|---|---|---|
| ...que yo **hubiera** | ...que nosotros **hubiéramos** | tomado |
| | | comido |
| ...que tú **hubieras** | | sufrido |
| | | hecho |
| ...que él/ella/Ud. **hubiera** | ...que ellos/ellas/Uds. **hubieran** | visto |

Me alegraba (de) que Ud. **hubiera venido** al consultorio.

I was happy that you (were to have come) **had come** to the doctor's office.

Esperaba que Ud. **hubiera aprendido** algo en esta clase.

I hoped that you (were to have learned) **had learned** something in this class.

No creía que ellos **se hubieran divertido** durante el curso.

I didn't believe/think that they (were to have had) **had had fun** during the course.

Dudaba que Juan **se hubiera mejorado** con esta medicina.

I doubted that Juan (were to have gotten) **had gotten better** with this medicine.

¡Ojalá que Ud. **hubiera puesto** todos los instrumentos en su lugar!

Let's hope that you (were to have put) **had put** all the instruments in place!

Favor de notar que el primer verbo de cada frase está en una forma del pasado y es seguido por el participio pasado, el cual es el equivalente a las terminaciones -*ed* y -*en* en inglés.

 **Ejercicio 13E**

Llene los espacios con la forma correcta del pluscuamperfecto del subjuntivo del verbo **haber**.

1. Dudaba que ella _____ tomado la cantidad correcta de la medicina.

2. Dudaba que Uds. _____ tomado la cantidad correcta de la medicina.

3. Dudaba que Emilio _____ tomado la cantidad correcta de la medicina.

4. Dudaba que tú _____ tomado la cantidad correcta de la medicina.

5. Dudaba que Zoraida y Zenovia _____ tomado la cantidad correcta de la medicina.

6. Dudo que yo mismo _____ tomado la cantidad correcta de la medicina.

### Ejercicio 13F

Llene los espacios con la forma correcta del pluscuamperfecto del sub-juntivo del verbo **haber**.

1. Esperaba que Tito _____ ido a Urgencias (sala de emergencia).

2. Esperaba que Petra _____ ido a Urgencias (sala de emergencia).

3. Esperaba que Pilar y Juancho _____ ido a Urgencias (sala de emergencia).

4. Esperaba que Uds. _____ ido a Urgencias (sala de emergencia).

5. Esperaba que nosotros _____ ido a Urgencias (sala de emergencia).

6. Esperaba que tú _____ ido a Urgencias (sala de emergencia).

### Ejercicio 13G

Use la forma correcta del verbo entre paréntesis en el pluscuamper-fecto del subjuntivo.

1. Dudaba que (Ud.) _____ (tomar) la medicina.

2. Ojalá que (él) _____ (aprender) algo en la clase.

3. No creía que Pedro se _____ (olvidar) de mí.

4. Esperaba que el Güero y Nacho _____ (ir) a la clínica.

5. Me gustaba que nosotros _____ (poder) trabajar.

6. Ojalá que Uds. _____ (poner) todos los instrumentos en su lugar.

### 🖉 Ejercicio 13H

Escriba seis frases utilizando el pluscuamperfecto del subjuntivo.

1. _____

2. _____

3. _____

4. _____

5. _____

6. _____

## CUANDO USAR EL SUBJUNTIVO / WHEN TO USE THE SUBJUNCTIVE

Se utiliza la forma correcta del subjuntivo (presente, imperfecto, perfecto o pluscuamperfecto):

1. Después de ciertas expresiones impersonales como, por ejemplo: es importante, es posible, es (una) lástima, es necesario, es probable.

2. Después de expresiones negativas de certeza como, por ejemplo: no es verdad, no es cierto, no es evidente, no es claro, no es seguro.

3. Con las siguientes conjunciones: aunque, antes de que, cuando, hasta que, después (de) que, luego que, tan pronto como, así que, a menos (de) que, con tal (de) que, en caso de que, siempre y cuando.

# 13.3 La primera visita de un paciente con diabetes

## The first visit of a patient with diabetes

| VOCABULARIO 13.3 | **La primera visita de un paciente con diabetes** |
|---|---|

| | |
|---|---|
| **el cual** | that which |
| **el que** | that which, the one that |
| **letárgico(-a)** | lethargic |
| **contener** | to contain |
| **contienen** | they contain |
| **convertir** | to convert |
| **convierten** | they convert |
| **si así es la voluntad de Dios** | if that is God's will |

| DIÁLOGO 13.3 | **La primera visita de un paciente con diabetes** |
|---|---|

NURSE PRACT.    Sr. Gómez, desafortunadamente, tiene Ud. diabetes tipo 2. ¿Sabe Ud. lo que es la diabetes?

SR. GÓMEZ    Bueno, yo sé que es cuando tiene uno mucha azúcar en la sangre y que puede perder la vista y que le pueden amputar partes. ¿Me va a pasar eso?

NURSE PRACT.    Si no se cuida, podría tener complicaciones como Ud. mencionó, pero si Ud. siguiera una dieta apropiada, si tomara la medicina que el doctor le recetara y si hiciera ejercicio, no sufriría de esas complicaciones. Voy a explicarle un poco más acerca de esta enfermedad, Sr. Gómez.

SR. GÓMEZ    Sí, por favor. Debo saber más, ¿no?

NURSE PRACT.    Sí, senor. Existen dos tipos de diabetes, tipo 1—el cual es cuando el cuerpo no produce insulina y tiene que inyectarse. El otro tipo es el que Ud. tiene. Es tipo 2 y, por lo general, se puede controlarla con dieta y ejercicio.

SR. GÓMEZ    ¿Tengo que inyectarme insulina?

NURSE PRACT.    No, pero Ud. debería estar tomando la medicina que el doctor le ha recetado que se llama Metformin. Son pastillas que le van a ayudar.

SR. GÓMEZ    Fíjese, señorita, ¿es verdad que la diabetes pone de mal humor o enojado a uno?

| | |
|---|---|
| NURSE PRACT. | La diabetes no permite convertir en energía el azúcar que está en el cuerpo. Sin esta energía el cuerpo no funciona bien. Por eso, cuando comienza la diabetes, uno se siente letárgico e irritable. |
| SR. GÓMEZ | Ah, pues, con razón, por eso dice mi esposa que ahora siempre estoy irritado. Entonces, sí, ¿esta medicina me va a ayudar? |
| NURSE PRACT. | La medicina ayuda a procesar el azúcar, pero Ud. debe reducir y controlar la cantidad de azúcar que come. |
| SR. GÓMEZ | Bueno, yo no como mucho azúcar. ¡Ni azúcar pongo en mi café! |
| NURSE PRACT. | Bueno, Sr. Gómez, eso es uno de los problemas. Se encuentra el azúcar en muchas formas que ahora Ud. tendrá que cuidar. Por ejemplo, las frutas contienen un tipo de azúcar y las comidas como papas, yuca y pasta también contienen carbohidratos que se convierten en azúcar. Voy a hacerle una cita con una nutricionista (un[a] nutriólogo[a]). Ella le va a explicar qué tipo de comidas Ud. debería comer y cómo debería cambiar sus hábitos al comer. |
| SR. GÓMEZ | ¿Y tortillas, ya no voy a poder comer mis tortillas? |
| NURSE PRACT. | Posiblemente una o dos por día, pero no muchas. Pero, Ud. tendrá que hacer ejercicio también, Sr. Gómez. Así, le ayudará a quemar el azúcar. También sería muy importante que bajara de peso. ¿Cree que podría cumplir con todo eso? |
| SR. GÓMEZ | Si comiera menos y empezara a hacer ejercicio, yo creo que podría bajar de peso. ¿Cuánto debo de bajar? |
| NURSE PRACT. | Yo creo que Ud. debería bajar unas 15 libras. ¿Tiene otras preguntas, señor? |
| SR. GÓMEZ | ¿Por cuánto tiempo tendría que hacer todo esto? |
| NURSE PRACT. | Bueno, Sr. Gómez, no se puede curar la diabetes. Pero, Ud. puede controlarla. Tendrá que comer bien y hacer ejercicio por el resto de su vida. |
| SR. GÓMEZ | Bueno... si así es la voluntad de Dios... pos, gracias señorita por su ayuda. |
| NURSE PRACT. | Por nada Sr. Gómez, y si tiene alguna otra pregunta, comuníquese conmigo, por favor. |

#  13.4 How the heck does one use the pluperfect subjunctive?

¡Qué gusto que por fin Uds. hayan llegado al último concepto de este "famoso" modo llamado el subjuntivo! ¡Bravísimo! ¡Chévere! ¡Qué buena onda! y ¡Ya basta!

Lo que sigue son algunos ejemplos de cuándo y cómo usar el pluscuamperfecto del subjuntivo.

1. **Use el pluscuamperfecto del subjuntivo en una cláusula introducida por "si" en una frase con el condicional.**

    **Me alegraría si Ud. se hubiera cuidado más.**
    *I would be happy if you had (were to have) taken care of yourself more. /*
    *I would be happy if you would have (were to have) taken care of yourself more.*

    **Si Ud. me hubiera invitado, yo iría a la fiesta.**
    *If you had (were to have) invited me, I would go to the party. /*
    *If you would have (were to have) invited me, I would go to the party.*

2. **Use el pluscuamperfecto del subjuntivo en una cláusula introducida por "si" en una frase con el condicional perfecto** (2 compound tenses).

    **Me habría alegrado si Ud. se hubiera cuidado más.**
    *I would have been happy if you had (were to have) taken care of yourself more.*

    **Si Juan hubiera tenido tiempo, habría consultado con el doctor.**
    *If Juan had (were to have) had time, he would have consulted the doctor.*

3. **Use el pluscuamperfecto del subjuntivo con el imperfecto.**

    **Era sorprendente que Mario ya hubiera terminado su tarea.**
    *It was surprising that Mario had (were to have) already finished his homework.*

    **Esperaba que María hubiera viajado a Guadalajara.**
    *I was hoping that Maria would have (were to have) traveled to Guadalajara. / I was hoping that Maria had (were to have) traveled to Guadalajara.*

4. **Use el pluscuamperfecto del subjuntivo con "ojalá."**

    **Ojalá que Mario hubiera cuidado a los niños.**
    *Let's hope that Mario had (were to have) taken care of the children.*

**Ejercicio 13I**

Escriba seis frases utilizando el pluscuamperfecto del subjuntivo.

1. _____

2. _____

3. _____

4. _____

5. _____

6. _____

If you are using the corresponding recording, do exercises 13J–13L. If you are not using the corresponding recording, move on to exercise 13M.

**Ejercicio 13J**

Favor de escuchar el diálogo "Infección de oído - tratamiento fallado" en las grabaciones, y de seguir los avisos formando sus preguntas en español. Escriban sus preguntas a continuación.

_____

_____

_____

_____

_____

_____

_____

**Ejercicio 13K**

Favor de escuchar el diálogo "Ataque de asma en Urgencias" en las grabaciones, y de seguir los avisos formando preguntas en español. Escriban sus preguntas a continuación.

_____

_____

_____

_____

_____

_____

_____

### Ejercicio 13L

Favor de escuchar el diálogo "Visita a casa por una enfermera" en las grabaciones, y de seguir los avisos formando preguntas en español. Escriban sus preguntas a continuación.

_____

_____

_____

_____

_____

_____

_____

### Ejercicio 13M

Escriba un diálogo sobre alguna enfermedad que encuentra al ejercer (_when practicing_) su profesión. Trate de usar el condicional y el pluscuamperfecto del subjuntivo con cláusula introducida por **sí**.

_____

_____

_____

_____

_____

_____

_____

# Instrucciones para tomar la píldora anticonceptiva
## Instructions for taking birth control pills

**13.5**

| VOCABULARIO 13.5 | **Instrucciones para tomar la píldora anticonceptiva** |
|---|---|

| | |
|---|---|
| hacer algo | to do something |
| el ciclo | cycle |
| el malestar | discomfort, malaise |
| el hierro | iron |
| la molestia | discomfort, bother |
| las incomodidades | discomforts |
| de hoy en ocho | in a week, a week from today |
| los efectos secundarios | side effects |
| el paquete | package |
| diario(-a) | daily |
| juntas | together |
| mientras | while |
| ni...ni | neither . . . nor |
| o sea | or, in other words |
| de este domingo en ocho | a week from this Sunday |
| siempre y cuando | as long as |
| en cuanto | as soon as |
| puede que sangre | you may bleed |
| con tal (de) que | provided that |
| tan luego que | as soon as |
| aunque sea | no matter what |
| tan pronto como | as soon as |

| DIÁLOGO 13.5 | **Instrucciones para tomar la píldora anticonceptiva** |
|---|---|

ENFERMERA  Buenas tardes Sra. Lara. Soy Julia Capilla, su enfermera. *(prima de Julio Iglesias)*

PACIENTE  Buenas tardes, ¿Ud. me va a decir cómo debo tomar las píldoras anticonceptivas? Yo nunca las he tomado antes, pero ya no quiero tener más niños y tengo que hacer algo. ¿Qué habría hecho si me hubiera quedado embarazada?

ENFERMERA  Muy bien, no se preocupe, no es difícil ni complicado. Tiene que comenzar a tomar las píldoras un día domingo mientras no esté reglando,[1] o sea, empiece a tomar la píldora por primera vez el primer domingo después de que termine su regla.[2]

PACIENTE ¿Y qué debería hacer si me bajara la regla este domingo?

ENFERMERA Si su regla bajara este domingo, tomaría la primera píldora el domingo siguiente, o de este domingo en ocho, siempre y cuando[3] haya parado de reglar. ¿Me explico?

PACIENTE ¡Sí, ahora sí!

ENFERMERA También es importante que tome la píldora todos los días a la misma hora. Es bueno que la tome con comida para que no le cause molestias del estómago.

PACIENTE Y ¿qué haría si se me olvidara tomarla un día?

ENFERMERA Tendría que tomarla en cuanto[4] lo recuerde. Si fuera el día siguiente, tomaría dos pastillas juntas ese día. Si se le olvidara tomar la píldora más de una vez en un ciclo, tendría que usar condones por el resto de ese ciclo. Puede que sangre si olvide una píldora, pero debe seguir tomándolas. (*Pensando a sí misma:* "¡Sería mejor que usara el parche!")

PACIENTE ¿Qué debería hacer si las píldoras me causaran algún malestar?

ENFERMERA Es posible que las píldoras le causen algunas nuevas sensaciones o que (Ud.) tenga efectos secundarios, pero no debería dejar de tomarlas. Sería importante llamarnos o hacer una cita si sufriera de muchas molestias, pero aún que sea, tendría que seguir tomando las píldoras. Por los primeros tres o cuatro meses su cuerpo estará adaptándose a los niveles de las hormonas y es posible que sienta algunas incomodidades.

PACIENTE El doctor me había recetado las píldoras que vienen en un paquete de 28 píldoras. Hay siete que parecen ser diferentes. ¿Cuáles debería tomar primero y qué haría con las otras?

ENFERMERA Tome las de arriba primero. Estas son las que contienen hormonas. Cuando estas se terminen, tome las otras que contienen hierro. Si toma una pastilla cada día, creará un hábito y así será más difícil olvidarse de tomarlas.

---

[1]**mientras no esté reglando** while you are not having your period.

[2]It appears that these instructions tend to change frequently, depending upon "the latest findings." For the purpose of this book, however, we are choosing this version and "we're sticking to it."—for now!

[3]**siempre y cuando** as long as

[4]**en cuanto = tan luego que = tan pronto como** as soon as

| PACIENTE | Bueno, señorita, creo que ya entendí todo bien ahora. Gracias por su ayuda. ¿Estaría bien llamarle más tarde si tuviera otra pregunta? |
|---|---|
| ENFERMERA | Por supuesto[5] que sí, hábleme en cualquier momento. Necesita ver a su doctor en un mes. Favor de hacer una cita con la recepcionista. ¡Qué le vaya bien! |
| PACIENTE | Gracias señorita. Hasta luego. |

## 13.6 A review of all verb tenses covered

| tomar | | |
|---|---|---|
| Presente | **Yo tomo medicina.** | I take medicine. |
| Futuro | **Yo voy a tomar medicina.** | I am going to take medicine. |
| Futuro imperfecto | **Yo tomaré medicina.** | I will take medicine. |
| Pretérito | **Yo tomé medicina.** | I took medicine. |
| Imperfecto | **Yo tomaba medicina.** | I used to take medicine. |
| Condicional | **Yo tomaría medicina.** | I would take medicine. |
| Mandato | **¡Tome medicina! (Ud.)** | Take medicine! |
| Presente perfecto | **Yo he tomado medicina.** | I have taken medicine. |
| Pasado perfecto | **Yo había tomado medicina.** | I had taken medicine. |
| Presente progresivo | **Yo estoy tomando medicina.** | I am taking medicine. |
| Pasado progresivo | **Yo estaba tomando medicina.** | I was taking medicine. |
| Presente del subjuntivo | **Juan quiere que yo tome medicina.** | Juan wants me to take medicine. (*Lit.,* Juan wants that I take medicine.) |
| Imperfecto del subjuntivo | **Juan quería que yo tomara medicina.** | Juan wanted me to take medicine. (*Lit.,* Juan wanted that I take medicine.) |
| Presente perfecto del subjuntivo | **Juan espera que yo haya tomado medicina.** | Juan hopes that I have taken/took medicine. |
| Pluscuamperfecto del subjuntivo | **Juan esperaba que (yo) hubiera tomado medicina.** | Juan hoped that I had/would have taken medicine. |

---

[5]**por supuesto = claro que sí = sí como no = desde luego** of course

| comer | | |
|---|---|---|
| Presente | **Yo como vegetales.** | I eat vegetables. |
| Futuro | **Yo voy a comer vegetales.** | I am going to eat vegetables. |
| Futuro imperfecto | **Yo comeré vegetales.** | I will eat vegetables. |
| Pretérito | **Yo comí vegetales.** | I ate vegetables. |
| Imperfecto | **Yo comía vegetales.** | I used to eat vegetables. |
| Condicional | **Yo comería vegetales.** | I would eat vegetables. |
| Mandato | **¡Coma vegetales! (Ud.)** | Eat vegetables! |
| Presente perfecto | **Yo he comido vegetales.** | I have eaten vegetables. |
| Pasado perfecto | **Yo había comido vegetales.** | I had eaten vegetables. |
| Presente progresivo | **Yo estoy comiendo vegetales.** | I am eating vegetables. |
| Pasado progresivo | **Yo estaba comiendo vegetales.** | I was eating vegetables. |
| Presente del subjuntivo | **Juan quiere que yo coma vegetales.** | Juan wants me to eat vegetables. (*Lit.*, Juan wants that I eat vegetables.) |
| Imperfecto del subjuntivo | **Juan quería que yo comiera vegetales.** | Juan wanted me to eat vegetables. (*Lit.*, Juan wanted that I eat vegetables.) |
| Presente perfecto del subjuntivo | **Juan espera que yo haya comido vegetales.** | Juan hopes that I have eaten/ate vegetables. |
| Pluscuamperfecto del subjuntivo | **Juan esperaba que yo hubiera comido vegetales.** | Juan hoped that I had/ would have eaten vegetables. |

| vivir | | |
|---|---|---|
| Presente | **Yo vivo aquí.** | I live here. |
| Futuro | **Yo voy a vivir aquí.** | I am going to live here. |
| Futuro imperfecto | **Yo viviré aquí.** | I will live here. |
| Pretérito | **Yo viví aquí.** | I lived here. |
| Imperfecto | **Yo vivía aquí.** | I used to live here. |
| Condicional | **Yo viviría aquí.** | I would live here. |
| Mandato | **¡Viva aquí! (Ud.)** | Live here! |
| Presente perfecto | **Yo he vivido aquí.** | I have lived here. |
| Pasado perfecto | **Yo había vivido aquí.** | I had lived here. |
| Presente progresivo | **Yo estoy viviendo aquí.** | I am living here. |
| Pasado progresivo | **Yo estaba viviendo aquí.** | I was living here. |
| Presente del subjuntivo | **Juan quiere que yo viva aquí.** | Juan wants me to live here. (*Lit.*, Juan wants that I live here.) |
| Imperfecto del subjuntivo | **Juan quería que yo viviera aquí.** | Juan wanted me to live here. (*Lit.*, Juan wanted that I live here.) |
| Presente perfecto del subjuntivo | **Juan espera que yo haya vivido aquí.** | Juan hopes that I have lived here. |
| Pluscuamperfecto del subjuntivo | **Juan esperaba que yo hubiera vivido aquí.** | Juan hoped that I had/ would have lived here. |

FELICIDADES!

Ya terminó todo, y se supone que ya podrá Ud. expresarse y entender a sus pacientes con algo de facilidad, habilidad y destreza.

Muy bien hecho y ¡BUENA SUERTE!

# 14

## What you will learn in this lesson:

- vocabulary related to a rape victim
- dialogue concerning a rape victim
- vocabulary related to a car accident
- dialogue concerning a patient injured in a car accident
- vocabulary related to occupational therapy
- dialogue concerning therapy for a patient with right hemiparesia
- dialogue related to therapy for a child with hyperactivity
- dialogue concerning therapy for a geriatric patient exhibiting dementia
- dialogue related to a patient with a burn
- vocabulary related to a patient regaining consciousness
- dialogue concerning a patient regaining consciousness
- dialogue concerning a Breast Self-Exam
- vocabulary related to neonatology
- dialogue related to a neonatal exam
- vocabulary related to myocardial infarction/thrombolytic stroke
- dialogue concerning an exam of a patient with myocardial infarction/thrombolytic stroke
- specialty phrases for child growth and development
- specialty phrases for nurses
- specialty phrases for psychiatry and psychology

In this chapter you will find vocabulary, phrases, and sample dialogues related to many different medical specialties.

# Víctima de una violación
## A rape victim

### VOCABULARIO 14.1 | **Víctima de una violación**

| | |
|---|---|
| **¿Quiere que llame...?** | Do you want me to call . . . ? |
| **para propósitos médicos** | for medical purposes |
| **hubo** | there was/was there? there were/were there? |
| **tanto** | so much, as much |
| **la pena** | embarrassment |
| **la vergüenza** | shame, embarrassment |
| **vergonzoso(-a)** | shameful, embarrassing |
| **me da vergüenza** | I am ashamed/I am embarrassed |
| **se lo agradezco** | I appreciate it |
| **propio(-a)** | own |
| **me da mucha pena** | I am very embarrassed |
| **para su propia seguridad** | for your own safety |
| **¿Cuándo sucedió?** | When did it happen? |
| **¿Cuándo ocurrió?** | When did it happen? |
| **efectuar** | to carry out |

### DIÁLOGO 14.1 | **Víctima de una violación**

DOCTORA   Soy la doctora Martínez. ¿Cómo se siente?

PACIENTE   Me siento muy mal y me da mucha pena, doctora. Me siento muy mal física y mentalmente.

DOCTORA   Sí, comprendo. Ud. sabe que lo que le pasó no fue su culpa. Lo siento, pero tengo que hacerle unas preguntas ahora para propósitos médicos y para su propia seguridad.

PACIENTE   Okey. Está bien.

DOCTORA   ¿Cuándo sucedió?

PACIENTE   Esta noche.

DOCTORA   ¿A qué hora ocurrió?

PACIENTE   Hace como dos horas.

DOCTORA   ¿Hubo penetración vaginal?

PACIENTE   Sí, pero, ¡qué horror, no quiero pensar en eso!

DOCTORA   Ya comprendo, pero sólo unas preguntitas más. ¿Hubo penetración rectal?

PACIENTE   No, no creo, pero tenía tanto miedo que no recuerdo muy bien todo lo que pasó.

| | |
|---|---|
| DOCTORA | Sí, claro, es normal cómo Ud. se siente. Pero ¿hubo penetración oral? |
| PACIENTE | ¡No, eso no! |
| DOCTORA | ¿Usó algún objeto? |
| PACIENTE | No. Me golpeó con sus puños. |
| DOCTORA | Tiene unos moretones en la cara y los brazos. ¿Le lastimó en otras partes también? |
| PACIENTE | Sí. Allá abajo. |
| DOCTORA | ¿...y las piernas o el estómago? |
| PACIENTE | Sí, me pegó en el estómago. |
| DOCTORA | Yo sé que es vergonzoso responder a todas estas preguntas, pero son necesarias para poder ayudarla. ¿Está bien? |
| PACIENTE | Sí, me da mucha vergüenza, pero yo no hice nada malo... ¿Verdad? |
| DOCTORA | ¡Eso es la verdad mi'ja![1] ¿Conoce a quién lo hizo? |
| PACIENTE | No personalmente... pero creo que es un estudiante aquí de esta universidad. |
| DOCTORA | Está bien. ¿Está preocupada por un posible embarazo? ¿Cuándo bajó su última regla? |
| PACIENTE | Hace dos semanas, pero yo tomo píldoras anticonceptivas y no creo que quede/esté embarazada. |
| DOCTORA | Bueno. Es posible que algunas de las pruebas que le vayamos a efectuar le duelan un poco, pero son necesarias y las vamos a hacer lo más rápido posible. |
| PACIENTE | Está bien. |
| DOCTORA | ¿Quiere que llame a una amiga o amigo o familiar? ¿O prefiere que llame a alguien del "Rape Crisis Center"? |
| PACIENTE | Sí. ¿Puede llamar a mi hermana? Mis padres no van a entender esto. Y tengo miedo y pena de decírselo a mi novio. |
| DOCTORA | Por supuesto. Llamo a su hermana ahora mismo. |
| PACIENTE | Gracias, se lo agradezco. Aquí está su número de teléfono. |
| DOCTORA | No se preocupe. Ud. está segura aquí con nosotros y regreso en un momento después de que hable yo con su hermana. |

---

[1]**mi'ja** colloquial for **"mi hija"**

##  14.2 Víctima de un accidente de carro en Urgencias

Victim of a car accident in the ER

### VOCABULARIO | Víctima de un accidente de carro en Urgencias

| | |
|---|---|
| chocar | to crash |
| frenar/enfrenar | to brake |
| no lo alcanzaba | I could not reach it |
| se me cayó | it fell (*meaning* I dropped it) |
| el celular | cell phone |
| el té de uña de gato | cat's claw tea |
| (el té de) nopal | prickly pear tea (a cactus based tea) |
| por lo tanto | therefore |
| lo más pronto posible | as soon as possible |

### DIÁLOGO 14.2 | Víctima de un accidente de carro en Urgencias

DOCTOR    Buenas noches, soy el doctor Brown. ¿Qué le pasó? Dígame.

PACIENTE    ¡Ay, doctor! Choqué el carro. Estaba buscando mi celular, porque se me cayó y cuando me senté bien, el carro de enfrente estaba parado y no pude frenar a tiempo. Antes yo manejaba mucho para mi trabajo y nunca me había pasado nada así.

DOCTOR    ¿Tenía el cinturón de seguridad puesto?

PACIENTE    Sí, pero me lo quité cuando estaba buscando el celular como no lo alcanzaba.

DOCTOR    ¿Dónde se golpeó? ¿Dónde le duele?

PACIENTE    Aquí, doctor. Me golpeé la cabeza, el brazo derecho, y me duele también el hombro. Ay, doctor, yo creo que tengo algo roto.

DOCTOR    ¿Perdió el conocimiento o se desmayó?

PACIENTE    No, pero cuando me levanté, me sentía mareado. Luego, caminé un poco y seguía mareado.

DOCTOR    ¿Tiene alguna herida o está sangrando?

PACIENTE    No, no creo.

DOCTOR    Necesito examinarle el pecho.

DOCTOR    ¿Le duele el estómago cuando pongo presión?

PACIENTE    No, doctor.

DOCTOR    ¿Siente hormigueo o está adormecida alguna parte del cuerpo?

| | |
|---|---|
| PACIENTE | Ay no, doctorcito. |
| DOCTOR | ¿Tiene dolor en la espalda o en el cuello? |
| PACIENTE | Sí doctor, me duele la parte baja de la espalda y el cuello también. |
| DOCTOR | Siga mi dedo con los ojos y no mueva la cabeza. Muy bien. ¿Tiene algún problema con la vista? |
| PACIENTE | No, doctor. |
| DOCTOR | Ahora voy a examinarle los oídos. Abra la boca. Ciérrela. ¿Siente los dientes normales? |
| PACIENTE | Sí, doctor. |
| DOCTOR | ¿Dónde tiene el dolor en el brazo? ¿Aquí o ahí? |
| PACIENTE | Ay!, ahí! |
| DOCTOR | Oiga, tiene una herida aquí. Sabe que el técnico tiene que sacar radiografías para ver si tiene fracturas. ¿Tiene Ud. algún problema médico como diabetes o ataques? |
| PACIENTE | No, doctor. |
| DOCTOR | ¿Tiene reacción alérgica hacia algunas medicinas? |
| PACIENTE | Sí, doctor, soy alérgico a la penicilina. |
| DOCTOR | ¿Estaba tomando alguna medicina antes del accidente? |
| PACIENTE | No, doctorcito, yo sólo tomo té de uña de gato y de nopal. |
| DOCTOR | Muy bien, ahora voy a llevarlo al laboratorio para que le saque unos rayos X del brazo y del hombro. Regreso cuando Ud. vuelva. |
| NARRADO | *Una hora después.* |
| DOCTOR | Las radiografías indican que no tiene ningún hueso fracturado. Por lo tanto, no tengo que enyesarle el brazo, pero le voy a dar unas puntadas en la cortada, ¿no? Ahora le voy a inyectar para adormecer el área. Puede que la inyección le duela un poco, pero después ya no va a sentir nada. |
| DOCTOR | Bueno, necesita regresar entre siete y ocho días para que le quiten los puntos, pero si le parece que la herida está infectada, regrese lo más pronto posible. |
| PACIENTE | Muy bien, doctor. |
| DOCTOR | Debido a que se golpeó la cabeza, es muy importante que vuelva a Urgencias si tiene vómitos excesivos o si siente que va a perder el conocimiento. No creo que tenga problemas, pero es muy importante que regrese si tiene esos síntomas. Ud. va a sentirse adolorido en la mañana. Voy a recetarle unas pastillas para el dolor. Las instrucciones van a ser en español. ¿Tiene alguna pregunta? |
| PACIENTE | No, doctorcito. |
| DOCTOR | *(Pensando a sí mismo...)* "Si no hubiera buscado su celular, no le habría pasado nada." |

| DOCTOR | (En voz alta) Bueno, pero acuérdese que los celulares y los iPods son muy peligrosos cuando maneja (o conduce) un coche. |
| PACIENTE | Sí, doctorcito. |
| DOCTOR | No debería usarlos mientras esté manejando. ¿Me explico? |
| PACIENTE | Sí, doctorcito. |
| DOCTOR | Bueno, muy bien, puede irse a casa. Si alguien puede llevarlo, mejor. No se le olvide las pastillas y que tiene que descansar. |
| PACIENTE | Sí, doctorcito. |
| DOCTOR | Cuídese mucho. |
| PACIENTE | Pues, gracias doctorcito. Mi compadre está aquí para llevarme a casa. |
| DOCTOR | Buenas noches, entonces. |
| PACIENTE | Buenas noches, doctor. |

## 14.3 Terapia ocupacional
## Occupational therapy

### CASO 1: Paciente con hemiparesia derecha

### VOCABULARIO Terapia ocupacional

| | |
|---|---|
| **no se desanime** | don't feel discouraged |
| **rangos de movimiento** | range of movement |
| **frustrante** | frustrating |
| **nuestras metas** | our goals |
| **diestro (-a)** | right-handed |
| **depender de** | to depend on |
| **lograr** | to succeed |
| **tratar de** | to try to |
| **de acuerdo** | Okay |
| **tiene que poner de su parte** | you have to do your part |
| **zurdo (-a)** | left-handed |

### DIÁLOGO 14.3, CASO 1 | Paciente con hemiparesia derecha

| TERAPEUTA | Buenos días, ¿cómo se siente usted hoy? |
| PACIENTE | Mucho mejor. |
| TERAPEUTA | Me alegra mucho, ¿cómo sigue su mano derecha? |
| PACIENTE | Se me dificulta moverla, siento que no puedo moverla para nada. |

| | |
|---|---|
| TERAPEUTA | No se preocupe. Vamos a trabajar juntos para que Ud. pueda mover el lado derecho de su cuerpo y hoy vamos a empezar (empezaremos) mirando sus rangos de movimiento. ¿Está bien? |
| PACIENTE | Esto me parece muy bien. Lo único que deseo es poder mover mi lado derecho, ya que soy diestra y hago todo en absoluto con esa mano. |
| TERAPEUTA | De acuerdo. Vamos a medir su fuerza y resistencia. Por favor, apriete mi mano lo más que pueda. |
| PACIENTE | Es muy difícil, no puedo. |
| TERAPEUTA | Tranquilo, al principio es difícil pero con las terapias día a día se va a sentir mejor y va a poder mover su mano. No se desanime. Lo vamos a lograr. |
| PACIENTE | Gracias... yo era una persona muy activa y ahora dependo de los demás. Es tan frustrante. |
| TERAPEUTA | Ánimos, con trabajo y mucho esfuerzo lo va a lograr, pero tiene que poner de su parte, para lograr nuestras metas. Cada día vamos a llevar a cabo un plan de tratamiento. Ahora voy a empezar a mover su mano en círculos y usted va a tratar de seguir los mismos movimientos. |
| PACIENTE | Bueno, lo voy a intentar (voy a intentarlo). |

## CASO 2: | **Niño con hiperactividad**

### VOCABULARIO | **Niño con hiperactividad**

| | |
|---|---|
| **castigar** | to punish |
| **ven acá** | come here (**tú** *form*) |
| **hiciste** | you made (**tú** *form*) |
| **dibujar** | to draw |
| **inquieto(-a)** | restless |
| **seguir** | to continue |

### DIÁLOGO 14.3, CASO 2 | **Niño con hiperactividad**

| | |
|---|---|
| TERAPEUTA | Buenos días Juanito (Juancito), ¿Cómo te va, cómo estás? |
| JUANITO | Bien. |
| TERAPEUTA | ¿Cómo vas en el colegio? |
| JUANITO | Mal, no me gusta. Siempre me ponen en disciplina. (Siempre me andan castigando.) |
| TERAPEUTA | Pero, ¿por qué, Juanito? |
| JUANITO | No sé... (*Juanito está inquieto.*) |

| | |
|---|---|
| TERAPEUTA | Bueno (Okey), Juanito, ven acá, por favor, y dibújame tu casa. Luego, quiero que dibujes una figura humana (una persona) con esta crayola (creyón, crayón). |
| JUANITO | (*Dibuja y pinta la casa y luego, hace la figura humana.*) |
| TERAPEUTA | Muy bien, Juanito. Te felicito, lo hiciste muy bien. Es una linda casa y la figura también es muy bonita. |
| JUANITO | Ya quiero irme. ¿Me deja Ud.? ¿No puedo seguir con todo esto otro día? (*Sigue inquieto y no puede sentarse tranquilo.*) |

### DIÁLOGO 14.3, CASO 3 | Paciente geriátrico con demencia

| | |
|---|---|
| TERAPEUTA | Buenos días, Don José (Sr. Vásquez). |
| DON JOSÉ | Buenos días, Ana. |
| TERAPEUTA | No, Don José, mi nombre es Petra y hoy le voy a hacer unas preguntas. ¿Está bien? |
| DON JOSÉ | Si, claro, pregúnteme. |
| TERAPEUTA | ¿Cuál es la fecha de su nacimiento? |
| DON JOSÉ | No me acuerdo. |
| TERAPEUTA | ¿Se acuerda que comió ayer? |
| DON JOSÉ | Emmm... no me acuerdo. |
| TERAPEUTA | ¿Dónde vive usted? |
| DON JOSÉ | Pues, no sé. |
| TERAPEUTA | Okey. No se preocupe. Vamos a trabajar juntos para que usted pueda recordar todo a través de terapias. |
| DON JOSÉ | Gracias, de verdad, es que no me acuerdo de muchas cosas—hasta se me olvida comer. |
| TERAPEUTA | No se preocupe, voy a enseñarle a realizar diferentes actividades que todos los días usted hace, como bañarse, arreglarse, vestirse, cómo preparar su comida y muchas cosas más. ¿Está bien, Don José? |

**Una quemadura**

**14.4** A burn

## VOCABULARIO | **Una quemadura**

| | |
|---|---|
| **la quemadura/la quemada** | burn |
| **toqué** | I touched (*past tense of* **tocar**) |

## DIÁLOGO 14.4 | **Una quemadura**

DR. AYUDA   Buenas tardes. Soy el doctor Ayuda.

ARMANDO   Buenas tardes, doctor.

DR. AYUDA   Parece que Ud. tiene una quemadura en el brazo. ¿Qué pasó?

ARMANDO   Bueno, es que... fíjese doctor. Estaba trabajando en mi carro y no me di cuenta y toqué el escape con mi brazo.

DR. AYUDA   Dígame si le duele esto.

ARMANDO   Sí, un poco.

DR. AYUDA   Bueno, la quemadura no es muy profunda. Voy a limpiarla y voy a aplicar un ungüento antibacterial para prevenir infecciones.

ARMANDO   ¿Me va a quedar una cicatriz?

DR. AYUDA   Es posible que tenga una, pero no necesariamente. Veremos.

ARMANDO   ¿Qué debo hacer?

DR. AYUDA   Limpie la quemadura cada día y cambie las vendas. Tenga cuidado de no mojar las vendas.

ARMANDO   ¿Debo usar el ungüento todos los días?

DR. AYUDA   Sí, use el ungüento cada vez que cambie las vendas. Regrese en cinco días para ver cómo le va.

ARMANDO   Gracias, doctor.

# 14.5 Un paciente recuperando el conocimiento

## Patient regaining consciousness

| VOCABULARIO | Un paciente recuperando el conocimiento |
| --- | --- |

| | |
| --- | --- |
| el estómago revuelto | upset or queasy stomach |
| Eso pasará. | That will go away. |
| la náusea, el asco, la basca(s) | nausea |
| hacer efecto | to take effect |

| DIÁLOGO 14.5 | Un paciente recuperando el conocimiento |
| --- | --- |

| | |
| --- | --- |
| NURSE PRACT. | Usted está en el hospital, tuvo un accidente. |
| ARMANDO | ¡Aaaayyyyy! |
| NURSE PRACT. | ¿Tiene dolor? |
| ARMANDO | Pues, fíjese que sí. |
| NURSE PRACT. | ¿Dónde le duele? Señale donde le duele. |
| ARMANDO | La cabeza. |
| NURSE PRACT. | ¿Sabe dónde está? |
| ARMANDO | Aquí, en el hospital. |
| NURSE PRACT. | ¿Qué año es? |
| ARMANDO | El dos mil doce. |
| NURSE PRACT. | ¿Qué día es hoy? |
| ARMANDO | Es sábado. |
| NURSE PRACT. | ¿Cómo se llama? |
| ARMANDO | Me llamo Armando. |
| NURSE PRACT. | ¿Qué hora es? |
| ARMANDO | No sé. |
| NURSE PRACT. | ¿Cómo es el dolor? ¿Es agudo o fijo? |
| ARMANDO | Es agudo, pero va y viene. |
| NURSE PRACT. | Dígame cuando siente el dolor. |
| ARMANDO | ¡Ay, ahora! |
| NURSE PRACT. | Voy a darle una inyección para el dolor. ¿Tiene otras molestias como náusea o asco? |
| ARMANDO | Bueno, me siento como que tengo (como si tuviera) el estómago revuelto, pero no tengo basca(s). |
| NURSE PRACT. | Eso pasará, quédese aquí acostado por un rato. No se levante y trate de no moverse. La medicina va a hacer efecto pronto y va a sentirse mejor. Regreso en un momento. |

# 14.6 Autoexamen (Autoexploración) mensual de los senos

## Monthly breast self-examination

### DIÁLOGO 14.6 | Monthly breast self-examination

ENFERMERA ¿Ud. se examina los senos en casa cada mes?

PACIENTE Pues, fíjese que no. ¿Necesito yo examinarme? No sé cómo hacerlo.[2] ¿Puede Ud. explicarme cómo examinarlos?[3]

ENFERMERA Claro que sí. Hay tres pasos muy fáciles. Primero, examínese los senos al bañarse. Es más fácil sentir bolitas o bultos con la piel mojada. Después de bañarse, mírese en un espejo[4] y examínese los senos otra vez.

Después, acuéstese y ponga la mano derecha detrás de la cabeza, así.[5] Use la mano opuesta, o sea,[6] la mano izquierda, para tocarse el seno derecho. Use las yemas[7] de los dedos para buscar bolitas o bultos. Mueva las yemas de los dedos alrededor[8] del seno. Luego,[9] use la mano derecha para examinarse el seno izquierdo... así. Luego, apriétese los pezones, suavemente, para ver si hay una secreción o desecho.

PACIENTE ¿Cada cuándo debo examinarme los pechos?

ENFERMERA Debe examinarse después de su regla, no antes.

PACIENTE ¿Y si ya no baja la regla por el cambio de vida...?

ENFERMERA Si ha tenido la histerectomía o está en la menopausia, debe hacerlo el primero de cada mes.

PACIENTE Y si encuentro algo, ¿qué hago?

ENFERMERA Llámenos[10] para hacer una consulta. Su doctora va a examinarle más detalladamente.

PACIENTE Gracias, señorita. Creo que entiendo ahora. Voy a comenzar a examinarme cada mes. Muchas gracias y hasta pronto.

ENFERMERA Por nada, señora, cuídese mucho y que le vaya muy bien.

---

[2]**hacerlo** to do it (**lo** "it" refers to the exam)
[3]**examinarlos** to examine them (**los** "them" refers to the breasts)
[4]**un espejo** mirror
[5]**así** like this
[6]**o sea** or in other words
[7]**yemas** tips (fleshy part of the fingertip, finger pads)
[8]**alrededor** around
[9]**luego** then (*in a series*), later
[10]**Llámenos** Call us (The direct object pronoun **nos** is attached to the command.)

# 14.7 Monólogo de neonatología
## Monologue on neonatology

### VOCABULARIO | **Neonatología**

| | |
|---|---|
| un aparato para sacar leche (un tiraleches) | breast pump |
| desarrollado(-a) | developed |
| cuando nazca | when he/she is born |
| hacerle saber | to let you know |
| la unidad de cuidados intensivos | ICU |
| los recién nacidos | newborn |
| el estado estable | stable (stable state) |
| el sedante | sedative |
| la sonda (sonda de alimentación) | catheter (feeding tube) |
| levemente | lightly/slightly |
| el soplo de corazón | heart murmur |
| digerir | to digest |
| unos cuantos | a few/some few |
| el equipo | equipment/team |
| monitorear | to monitor |

### MONÓLOGO 14.7 | **Neonatología**

### Escena: Una visita con el doctor obstétrico antes del parto

Hola, señora, ¿cómo sigue? Su bebé pesará aproximadamente un kilo, si nace 12 semanas antes de tiempo; y pesará más o menos un kilo y medio si nace 8 semanas antes de tiempo. Su bebé necesitará un suero hasta que él pueda comer por sí mismo. Si Ud. usara un aparato para sacar leche (sacaleches, tiraleches), podríamos usar su propia leche para alimentar a su bebé.

Si los pulmones de su bebito no están completamente desarrollados cuando nazca, puede que tenga dificultad al respirar. Muchos bebés prematuros necesitan ayuda para respirar. Si su bebé necesita ayuda, usaremos un tubo o un ventilador mecánico.

El doctor Brown, su médico, le está dando medicina para ayudarle para que no tenga un parto prematuro. Él también le dio una medicina para ayudar a que su bebé nazca sin dificultad.

Usted y el padre del bebé pueden visitarlo cuando Uds. puedan/quieran durante el día y la noche y, también, uno de nosotros le llamará diario para hacerle saber cómo sigue.

## Escena: En la UCIN

Hola, Sra. Molina, soy el Dr. Cauteloso. Su pediatra me pidió que cuidara a su bebé aquí en la unidad de cuidados intensivos de los recién nacidos, hasta que él pueda regresar a casa.

Hola, Sra. Molina. ¡Qué bueno que usted se sienta mejor! Su bebé está en un estado estable. Necesita el ventilador mecánico para ayudarle a respirar y, también, le vamos a administrar oxígeno a través de este tubo. Cuando llora, es más difícil respirar, así es que le daremos un sedante de vez en cuando, para mantenerlo relajado. Solamente utilizamos el sedante mientras necesite el respirador.

Este tubo en el ombligo nos permite darle líquidos y también utilizamos la sonda para sacarle muestras de sangre para sus pruebas. No se preocupe, no le duele.

Ya le quitamos el tubo de la boca a su bebito esta mañana; y se está mejorando. Hay un tubo en la nariz que le proporciona oxígeno y es posible que lo vaya a necesitar por varias semanas.

Estos cables en el pecho de su bebé ayudan a monitorear el ritmo cardíaco y la respiración. Es muy común que un bebé prematuro deje de respirar por un momento. Si su bebé deja de respirar, el monitor sonará y el sonido avisará a las enfermeras. Entonces, las enfermeras tocarán levemente a su bebé y así, comenzará a respirar de nuevo.

Sra. Molina, su bebé tiene ictericia, o sea, tiene la piel y los ojos de color amarillo. Esto es muy común en los bebés. Utilizamos esta luz en la piel, para quitarle el color amarillo de la piel y del cuerpo. Es probable que necesite este tratamiento por tres o cuatro días.

Sra. Molina, su bebé tiene un soplo de corazón, el cual es un ruido que se escucha en el corazón. Vamos a mirarle el corazón y los vasos sanguíneos con una máquina de ultrasonido. El ruido en el pecho ocurre debido a un vaso sanguíneo que conecta la aorta con la arteria pulmonar. Todos los bebés tienen este vaso sanguíneo antes de nacer, que debe cerrarse solo. Si no, usamos medicina para corregirlo.

Su bebé no está listo para digerir la leche, así es que nosotros le vamos a administrar todo el alimento necesario por un suero: azúcar, grasa, proteína, vitaminas, minerales... todo.

Su bebé estará listo para ir a casa en unos cuantos días. Tendrá que tomar vitaminas con hierro cuando esté en casa y también necesitará oxígeno, por lo tanto, vamos a ordenar el equipo.

Usted va a poder llevar a su bebé a casa cuando pueda comer sin usar el tubo, respirar sin parar y mantenerse caliente sin la incubadora. La mayoría de los bebés pueden ir a casa cuando pesan dos kilos.

Su bebé tendrá que ir a casa con un equipo para monitorear la respiración y el corazón; nosotros vamos a ordenar el equipo.

Nosotros recomendamos vacunar (inmunizar) a su bebé contra la hepatitis B, cuando pese más de 2 kilos. Y esto podemos hacer antes de ir a casa.

# Infarto de miocardio o trombosis cerebrovascular

## Myocardial infarction or cerebrovascular thrombosis

**VOCABULARIO** | **Infarto de miocardio o trombosis cerebrovascular**

| | |
|---|---|
| contrarrestar | to counteract |
| las palabras arrastradas | slurred words |
| diluir | to dilute/to thin (*as in blood thinner*) |
| está sangrando | it is bleeding |
| sangrar | to bleed |
| el sangrado en el cerebro | bleeding in the brain |
| el sangrado interno | internal bleeding |
| la disolución de | dissolving of |
| corre el riesgo | run the risk of |
| lo más pronto posible | as soon as possible |
| remitir | to transfer |

**MONÓLOGO 14.8** | **Infarto de miocardio o trombosis cerebrovascular**

Está sufriendo de un ataque cardíaco/infarto miocardio/embolia/ derrame cerebral.

Esto es causado por un coágulo de sangre en las arterias.

Existe un medicamento que puede ayudar a disolver el coágulo y detener el ataque al corazón (puede contrarrestar algunos de los efectos del derrame).

Tengo que hacerle algunas preguntas para ver si es prudente darle este medicamento debido a que puede causar efectos secundarios.

¿Hace cuánto tiempo que notó (observó) los síntomas por primera vez?

(*para un derrame*) ¿Cuándo fue la última vez que usted no tuvo los síntomas/debilidad/habló con palabras arrastradas, etc.?

Por favor, dígame el momento exacto.

¿Toma algún medicamento para diluir la sangre (anticoagulante), como aspirina, o tiene algún problema de coagulación de la sangre?

¿Alguna vez ha tenido algún sangrado en el cerebro?

¿Ha tenido otro derrame dentro del último año?

¿Tiene usted algún tumor cerebral?

¿Ha tenido alguna cirugía o sangrado (sangramiento) interno dentro las últimas 2 a 4 semanas?

¿Ha sufrido algún trauma en las últimas 4 semanas?

Tengo que hacerle un examen rectal para revisar (ver) si tiene una hemorragia interna ahora.

No es prudente darle medicina para la disolución de coágulos, le daremos otros medicamentos para proteger su corazón/el cerebro.

Podemos darle medicina para disolver el coágulo si usted nos da su permiso; sin embargo, tengo que explicarle los posibles efectos secundarios.

Debido a que este medicamento disuelve coágulos, también puede causar un sangrado (sangramiento) en otras partes del cuerpo. Si un sangrado (sangramiento) grave ocurre, hay una pequeña posibilidad de que se muera, o que necesite una transfusión de sangre. También corre el riesgo de morir de un ataque cardíaco. Puede que no funcione el medicamento. Funciona mejor si se lo damos lo más pronto posible. Este medicamento puede causar alergias, pero esto ocurre muy rara vez.

¿Me explico? ¿Tiene alguna pregunta?

Si usted entiende y quisiera que le diéramos la medicina para disolver coágulos de sangre, favor de firmar aquí. El medicamento puede tardar varias horas para funcionar.

El medicamento no está disolviendo el coágulo lo suficientemente rápido. Hay que remitirlo a otro hospital para ser evaluado (valorado) por un cardiólogo.

## 14.9 Patrón de crecimiento y desarrollo
### Pattern for growth and development

Also see well-baby visit in Chapter 8.

| ¿Puede su niño... | Can your child . . . |
|---|---|
| seguir objetos con los ojos? | follow objects with his eyes? |
| voltear la cabeza hacia las luces y colores brillantes? | turn her head toward bright colors and lights? |
| mover los ojos juntos en la misma dirección? | move his eyes together in the same direction? |
| reconocer los senos o el biberón (mamila)? | recognize breast or bottle? |
| responder a los sonidos fuertes? | respond to loud sounds? |
| hacer puños con ambas manos? | make fists with both hands? |
| agarrar sonajas (cascabeles) o pelo? | grasp rattles or hair? |
| menear los brazos y patear con las piernas? | wiggle and kick with legs and arms? |
| levantar la cabeza y el pecho al estar acostado boca abajo? | lift head and chest while on stomach? |
| sonreír? | smile? |
| balbucear? | make cooing sounds? |
| voltear la cabeza hacia de donde viene un sonido? | turn towards source of normal sound? |
| tratar de alcanzar objetos y recogerlos? | try to reach for objects and pick them up? |
| voltearse del estómago a la espalda? | roll from stomach to back? |
| transferir objetos de una mano a otra? | transfer objects from one hand to another? |
| jugar con los dedos de los pies? | play with her toes? |
| ayudar a mantener la mamila (el biberón) al darle de comer? | help hold bottle during feeding? |
| reconocer las caras familiares? | recognize familiar faces? |
| sentarse bien mientras se apoya en las manos? | sit well while leaning on hands? |
| llegar a sentarse por sí mismo? | get into sitting position? |
| llegar a pararse solo? | pull to a standing position? |
| gatear? | crawl on hands and knees? |
| beber de una taza? | drink from a cup? |
| disfrutar de jugar "a lo escondido" y a palmaditas? | enjoy peek-a-boo and patty cake? |

señalar adiós con la mano?

wave bye-bye?

extender y mantener los brazos y las piernas mientras lo están vistiendo?

hold out arms and legs while being dressed?

meter objetos en un recipiente?

put objects into a container?

tener un vocabulario de entre 5 y 6 palabras?

have a 5- to 6-word vocabulary?

caminar con ayuda?

walk with help?

¿le gusta jalar (halar), empujar y tirar cosas al piso?

like to pull, push, and dump things on the floor?

seguir instrucciones sencillas como "tráeme la pelota"?

follow simple directions like "bring me the ball"?

quitarse los zapatos, calcetines y mitones?

pull off shoes, socks, and mittens?

¿le gusta mirar fotografías?

like to look at pictures?

comer solo (por sí mismo)?

feed himself?

hacer marcas sobre el papel con crayones?

make marks on paper with crayons?

usar entre 8 y 10 palabras que se entienden?

use 8 to 10 words that are understood?

caminar sin ayuda?

walk without help?

bajarse de un objeto bajo y mantener el equilibrio?

step off a low object and keep her balance?

encimar 3 dados?

stack 3 blocks?

usar oraciones completas?

speak in complete sentences?

decir los nombres de los juguetes?

say names of toys?

reconocer fotografías familiares?

recognize familiar pictures?

llevar un objeto al caminar?

carry an object while walking?

comer con una cuchara?

feed himself with a spoon?

jugar solo e independientemente?

play alone and independently?

voltear 2 ó 3 páginas a la vez?

turn 2 or 3 pages at a time?

¿le gusta imitar a sus padres?

like to imitate parents?

señalar el cabello, los ojos, los oídos y la nariz?

identify hair, eyes, ears, and nose by pointing?

construir una torre de 5 dados?

build a tower of 5 blocks?

demostrar cariño?

show affection?

subir las escaleras alternando el uso de los pies?

walk up steps alternating feet?

montar/andar(Mex) en triciclo?

ride a tricycle?

ponerse los zapatos?

put on shoes?

abrir una puerta?

open a door?

voltear una sola página a la vez?

turn one page at a time?

| | |
|---|---|
| **jugar con otros niños por unos pocos minutos?** | play with other children for a few minutes? |
| **repetir rimas comunes?** | repeat common rhymes? |
| **usar oraciones entre 3 y 5 palabras?** | use 3- to 5-word sentences? |
| **identificar los colores correctamente?** | name the colors correctly? |
| **usar el inodoro (excusado/ escusado)?** | use the toilet? |
| **mantenerse en un pie entre 4 y 6 segundos?** | balance on one foot 4 to 6 seconds? |
| **saltar desde un peldaño?** | jump from a stair step? |
| **vestirse y desvestirse con poca ayuda?** | dress and undress with little help? |
| **cortar en línea recta con tijeras?** | cut straight with scissors? |
| **lavarse las manos solo?** | wash hands alone? |
| **jugar juegos sencillos de grupo? (con otros)?** | play simple group games? |
| **hacer preguntas utilizando *¿qué, dónde, quién?*** | ask questions using, "what, where, who"? |
| **dar respuestas razonables a preguntas básicas?** | give reasonable answers to basic questions? |
| **decir (sus) nombres y apellidos?** | give first and last names? |
| **demostrar muchas emociones?** | show many emotions? |
| **identificar y decir el alfabeto?** | know and say the alphabet? |
| **brincar de un pie?** | skip? |
| **cachar una pelota grande?** | catch a large ball? |
| **bañarse solo?** | bathe self? |
| **vestirse solo?** | dress alone? |
| **hablar claramente?** | speak clearly? |
| **contar de hasta 10 ó 20?** | count to 10 or 20? |
| **dibujar un cuerpo con por lo menos 5 partes?** | draw a body with at least 5 parts? |
| **escribir en letra de molde unas cuantas letras?** | print a few letters? |
| **copiar formas geométricas (cuadrado, círculo, triángulo)?** | copy geometric shapes (square, circle, triangle)? |

# 14.10 Enfermería
## Nursing

| | |
|---|---|
| Hola, soy Sara Precaución, su enfermera. | Hello, I'm Sara Precaución, your nurse. |
| Le voy a enseñar cómo funciona su cama. | I'm going to show you how the bed works. |
| Este botón eleva la cabecera y este las piernas. | This button raises the head and this one the legs. |
| Si me necesita, apriete este botón. | If you need me, press this button. |
| Con esto puede operar la televisión. | With this you can operate the TV. |
| Puede poner su ropa en esta gaveta/este cajón. | You can put your clothes in this drawer. |
| ¿Quiere que guardemos sus cosas de valor bajo llave? | Do you want us to lock up your valuables? |
| Necesito tomar sus signos vitales. | I need to take your vital signs. |
| Voy a tomar su presión, relaje el brazo. | I'm going to take your pressure, relax your arm. |
| Mantenga el termómetro abajo de la lengua. | Hold the thermometer under your tongue. |
| Necesito sacar sangre para unas pruebas. | I need to draw blood for some tests. |
| Va a sentir un piquete. | You are going to feel a stick/prick/poke. |
| Ahora le voy a aplicar un suero. | Now I am going to start (up) an IV. |
| Recuerde que está conectado(-a) al suero. | Remember you are connected to the IV. |
| ¿Tiene frío/calor? | Are you cold/hot? |
| ¿Necesita otra cobija/frazada? | Do you need another blanket? |
| ¿Tiene dolor? | Does it hurt?/Are you in pain? |
| ¿Dónde está el dolor? | Where is the pain? |
| Lo siento, el doctor no ordenó (recetó) medicina para el dolor. | I'm sorry, the doctor did not order (prescribe) pain medicine. |
| Voy a llamar a su doctora para ver si ella puede recetarle algo para el dolor. | I'm going to call your doctor to see if she can prescribe something for the pain. |
| Este es el menú. | This is the menu. |
| Necesita escoger lo que quiere comer mañana. | You need to choose what you want to eat tomorrow. |
| También, Ud. puede pedir algo de la cafetería. | You can also order something from the cafeteria. |

| | |
|---|---|
| ¿Tiene una dieta especial? | Are you on a special diet? |
| ¿Es diabético(-a)? | Are you diabetic? |
| ¿Tiene la presión alta? | Do you have high blood pressure? |
| No coma ni tome nada después de la medianoche. Necesita estar en ayunas cuando toma la prueba en la mañana. | Do not eat or drink anything from midnight on. You need to be fasting when you take the test in the morning. |
| El doctor no quiere que Ud. ni coma ni tome nada antes de su cirugía. | The doctor doesn't want you to eat or drink anything before your surgery. |
| Está recibiendo suficientes líquidos a través del suero. | You are getting enough fluids through the IV. |
| ¿Quiere pedacitos de hielo? | Do you want ice chips? |
| ¿Cuáles/Qué medicinas toma en casa? | What medicines do you take at home? |
| ¿Tiene reacción alérgica a algunas medicinas? | Are you allergic to any medicines? |
| ¿Necesita otra inyección para el dolor? | Do you need another shot for pain? |
| Necesito introducirle un supositorio. | I need to give you a suppository. |
| ¿Necesita medicina para dormir? | Do you need medicine to sleep? |
| ¿Tiene diarrea o está estreñido(-a)? | Do you have diarrhea or are you constipated? |
| ¿Puede usar el baño solo(-a) o necesita ayuda? | Can you go to the bathroom alone or do you need help? |
| ¿Necesita una bacinilla (bacinica/cómodo/chata)? | Do you need a bedpan? |
| ¿Necesita un urinal? | Do you need a urinal? |
| Necesita orinar en este recipiente/frasco. | You need to urinate in this container/jar. |
| Necesito una muestra de sus heces (excremento/popó/caca). | I need a stool sample. |
| Permítame cerrar las cortinas. | Let me close the curtains. |
| Necesito introducirle un enema. | I need to give you an enema. |
| Necesita un catéter/sonda. | You need a catheter. |
| Voy a pasar este tubito por su pene hasta la vejiga. | I'm going to pass this tube through your penis to the bladder. |
| No saque esto. | Don't pull this out. |
| Pida ayuda antes de levantarse, por favor. | Please ask for help before getting up. |
| ¿Se siente mareado(-a) cuando se levanta? | Do you feel dizzy when you get up? |

| | |
|---|---|
| Su doctor no quiere que Ud. se levante. | Your doctor doesn't want you to get out of bed. |
| Necesita descansar. | You need to rest. |
| Necesita caminar para recuperar las fuerzas. | You need to walk to regain your strength. |
| Yo le ayudaré./Voy a ayudarle. | I will help you. |
| Voy a voltearlo/la/le. | I'm going to turn you over. |
| Regreso cada hora para ver como sigue. | I'll be back every hour to see how you are doing. |
| ¿Quisiera un baño de esponjas? | Would you like a sponge bath? |
| ¿Prefiere una ducha (regadera) o tomar un baño? | Would you prefer a shower or a bath? |
| Aquí tiene una toallita y una toalla para lavarse. | Here is a wash cloth and a towel so you can wash. |
| ¿Necesita un cepillo de dientes y pasta dental? | Do you need a toothbrush and toothpaste? |
| ¿Usa dentaduras? ¿Necesita un recipiente? | Do you use dentures? Do you need a container? |
| ¿Me puede oír? | Can you hear me? |
| Necesita escupir en este recipiente. | You need to spit in this container. |
| ¿Le falta (el) aire? | Are you short of breath? |
| Necesita mantener puesta la máscara de oxígeno. | You need to keep the oxygen mask on. |
| Respire profundo, por favor. | Take a deep breath. |
| Necesita otro tratamiento para respirar./Necesita usar el nebulizador otra vez. | You need another breathing treatment. |
| Coloque esta boquilla en la boca. | Put this mouth piece in your mouth. |
| Chupe aire. | Suck air. |
| Exhale bien fuerte. | Breathe out very hard. |
| Está prohibido fumar en el hospital. | There is no smoking in the hospital. |
| Va a poder ir a casa mañana por la mañana. | You may go home tomorrow morning. |
| El doctor le dio de alta./dar de alta | The doctor discharged you./ to discharge |
| Necesita una silla de ruedas/un bastón. | You need a wheelchair/a cane. |
| ¿Hay alguien que le pueda ayudar en casa? | Is there anyone who can help you at home? |
| ¿Quién prepara las comidas? | Who prepares the meals? |
| ¿Vive con alguien o vive solo(-a)? | Do you live with anyone or do you live alone? |
| ¡Adiós! ¡Qué le vaya bien!/¡Cuídese! | Good-bye! Take care of yourself! |

# 14.11 Psiquiatría y psicología[11]
## Psychiatry and psychology

| | |
|---|---|
| Buenos días, Sra. Gómez. Soy la Dra. Simpática, su psiquiatra/psicóloga. | Good morning Mrs. Gómez. I am Dr. Simpática, your psychiatrist/psychologist. |
| ¿Cómo se siente hoy? | How are you feeling today? |
| Tengo algunas preguntas que me gustaría hacerle para poder entender mejor a Ud. y su situación. De esa forma voy a poder ayudarle a enfrentar y mejorar su situación. | I have some questions I would like to ask you in order to better understand you and your situation, and therefore be able to help you through your issues. |
| ¿Cómo se encuentra?/¿Cómo está su salud en general? | How is your general health? |
| ¿Ha cambiado su salud últimamente? | Has it changed recently? |
| ¿Su interés en la comida ha incrementado o disminuido? | Has your interest in food increased or decreased? |
| ¿Ha subido o bajado de peso? | Have you gained or lost weight? |
| ¿Cómo duerme? ¿Tiene dificultad al dormirse? | How is your sleep? Do you have trouble falling asleep? |
| ¿Se despierta en la noche o madrugada (aparte de ir al baño) y no puede volver a dormirse? | Do you wake up in the middle of the night, other than to go to the bathroom, and then can't go back to sleep? |
| ¿Se despierta temprano sin poder volver a dormirse de nuevo? | Do you wake up early and then can't fall asleep again? |
| ¿Duerme una siesta durante el día por lo regular? | Do you regularly nap during the day? |
| ¿Ha cambiado su rutina de obrar u orinar? | Have your bowel or bladder habits changed? |
| ¿Ha cambiado su interés en tener relaciones sexuales? | Has your interest in sex changed? |
| ¿Cómo se siente por lo general?/¿Cómo es su estado de ánimo, por lo general? | How do you feel in general?/How are your spirits generally? |
| ¿Cuándo fue la última vez que se sintió apagado(-a) o muy triste? | When was the last time you felt really down? |

---

[11]Psiquiatría and psicología may also be spelled siquiatría and sicología.`

¿Alguna vez se ha sentido desanimado(-a) o deprimido(-a)? Se siente así en este momento?

Do you ever get really discouraged or depressed? Are you feeling that way now?

¿Cuándo se siente triste, cuánto tiempo dura?

When you feel sad, how long does it last?

¿Se ha sentido muy cansado(-a) o irritable?

Have you felt very tired or irritable?

¿Ha tenido algunos problemas o dificultades últimamente? ¿Cómo se sintió al respeto?

Have you had some personal losses recently? How did you feel about it?

¿Está más deprimido(-a) durante el invierno o durante el verano?

Are you more depressed in the winter or in the summer?

¿Ha notado que evita reunirse con gente?

Do you find yourself avoiding being with people?

¿Sale de su hogar menos que antes?

Do you go out less than you used to?

¿Se ha retirado de sus amistades?

Have you given up any friendships?

¿Qué piensa que va a ocurrir en su futuro?

What do you see for yourself in the future?

¿Cree que podrá superar este problema/situación?

Do you think you will overcome this problem/issue?

Algunas veces cuando la gente se siente deprimida, a veces piensa en morirse.

When people are depressed, they sometimes think about dying.

¿Alguna vez ha tenido pensamientos parecidos?

Have you had thoughts like that?

¿Alguna vez ha pensado en lastimarse?

Have you ever thought of hurting yourself?

¿Qué/Cuál es lo peor que le ha pasado?

What is the worst thing that ever happened to you?

¿Qué/Cuál es lo mejor que le ha pasado?

What is the best thing that ever happened to you?

Si pudiera realizar tres deseos, ¿qué desearía?

If you could have three wishes come true, what would you wish for?

¿Qué hace para divertirse?

What do you do for fun?

¿Ha cambiado su interés en esto?

Has your interest in this changed?

## MALTRATO | ## ABUSE

¿Cómo se encuentra el ambiente en su hogar?

How are things at home?

¿Se queda en casa mucho?

Are you at home a lot?

¿Le da miedo alguien en su hogar?

Are you afraid of anyone at home?

¿Alguna vez su pareja le ha pegado, golpeado, cacheteado, pateado o mordido? Y a sus hijos?

Has your partner ever hit, punched, slapped, kicked, or bitten you or your children?

¿Alguna vez ha tenido moretones debido a maltratos?

Have you had bruises from being hit, held, or squeezed?

¿Alguna vez se ha quedado en cama o se ha sentido demasiada(-o) débil para trabajar de haber sido golpeada(-o)?

Have you ever had to stay in bed or been too weak to work after being hit?

¿Alguna vez ha visitado a un doctor como consecuencia de las heridas que le causó su pareja?

Have you ever seen a doctor as a result of injuries from your partner?

¿Alguna vez su pareja le ha acusado de ser infiel?

Has your partner repeatedly accused you of being unfaithful?

¿Su pareja se ha entrometido con su familia o amistades?

Has your partner interfered with your relationship with family and friends?

¿Su pareja le ha prohibido trabajar o asistir a la escuela?

Has your partner prevented you from working or attending school?

¿Su pareja le ha humillado, ofendido o se ha burlado de Ud. delante de los demás?

Has your partner humiliated you, called you names, or made painful fun of you in front of others?

¿Su pareja le ha amenazado a Ud. o sus hijos?

Has your partner threatened to hurt you or your children?

¿Su pareja le ha amenazado a Ud. o sus hijos con un arma?

Has your partner threatened to use a weapon against you or your children?

¿Su pareja le ha amenazado en abandonarla/lo?

Has your partner repeatedly threatened to leave you?

¿Su pareja ha castigado a sus hijos o mascotas debido a estar molesto(-a) o enojado(-a) con Ud.?

Has your partner punished the children or pets when he/she was angry at you?

¿Su pareja ha destruido sus pertenencias o cosas importantes o sentimentales?

Has your partner destroyed personal property or sentimental items?

## ANSIEDAD

¿Hay algo que le preocupa o tiene miedo de algo que vaya a sucederle?

¿De qué se preocupa?

¿Qué piensa de su futuro?

Cuando siente miedo, ¿qué le pasa?

¿Alguna vez se ha sentido sumamente miedoso(-a) o ansioso(-a)? ¿Ha sufrido de ataques de pánico?

¿Qué causa eso?

¿Cuánto tiempo dura?

¿Tiene memorias o experiencias de su pasado que le hace sentir angustia?

¿Hay alguna situación que evita debido a que le molesta sumamente o le causa mucho miedo?

## ANXIETY

Is there anything you are very concerned about or afraid of happening?

What do you worry about?

How does the future look to you?

When you get scared, what happens to you?

Do you ever have times of great fear or anxiety? Panic attacks?

What causes that?

How long does it last?

Are there any distressing memories that keep coming back to you?

Is there any situation you avoid because it really upsets you or scares you?

## ADICCIÓN A LAS DROGAS/ALCOHOL

¿Actualmente abusa de o tiene una adicción a:

alcohol, cerveza, vino o licor?

medicamentos, medicina recetadas?

drogas?

medicamentos, medicinas que no requieren recetas?

bebidas o comidas que contienen cafeína?

tabaco: cigarrillos, puros o tabaco que se mastica?

sustancias que se inhalan, por ejemplo, pegamento, disolventes de pintura o gasolina?

¿Qué le pasa cuando toma alcohol o usa drogas?

¿Cambia mucho? ¿Actúa diferente o cambia su personalidad?

## SUBSTANCE ABUSE

Currently do you abuse or misuse any of these substances:

alcohol, beer, wine, or liquor?

prescription/legal drugs?

street/illegal drugs?

over-the-counter medications?

caffeinated beverages or food?

tobacco: cigarettes, cigars, or chewing tobacco?

substances inhaled, such as glues, chemical thinners, or gasoline?

What happens to you when you drink/use drugs?

Do you change a lot? Do you act differently or have other parts of your personality come out?

¿El tomar alcohol o el usar drogas ha afectado su trabajo, estudios o su carrera/profesión?

Has drinking or drug use affected your work, school, or career?

¿El tomar alcohol o el usar drogas le ha causado problemas legales o problemas con su familia o amistades?

Has drinking or drug use caused you legal problems or personal problems with family or friends?

¿El tomar alcohol o el usar drogas le ha causado problemas con su salud o algún otro problema en su vida?

Has drinking or drug use caused you health problems or changed any other area in your life?

¿Qué problemas ha causado el uso de drogas o alcohol en el último mes?

What problems has the use of alcohol or drugs caused in the last month?

¿Ha sufrido de...

Have you had . . .

desmayos, pérdidas de conocimiento, temblores?

fainting, blackouts, shakes?

alucinaciones, calambres?

hallucinations, cramps?

jaquecas, ataques, pensamiento suicida/pensamientos de suicidio/en quitarse la vida?

headaches, seizures, thoughts of suicide?

cuerpo adolorido, diarrea, escalofríos?

body aches, diarrhea, cold sweats?

heridas de caídas o enfrentamientos?

injuries from falls or confrontations?

peleas o accidentes automovilísticos?

fights or car accidents?

¿Está Ud. o alguien más preocupado por su uso de drogas o alcohol?

Are you or other people concerned about your drinking or drug use?

¿Ha intentado otra gente de que Ud. deje de tomar alcohol o usar drogas?

Have other people tried to get you to stop drinking or using?

¿Cada cuándo toma alcohol o usa drogas?

How often do you drink or use drugs?

¿Cuánto alcohol toma? ¿Cuántas drogas usa?

How much do you drink/consume/ use?

¿A qué hora del día empieza a tomar alcohol o usar drogas?

At what time of day do you begin to drink or use drugs?

¿Ha sentido que necesita tomar alcohol o usar drogas para enfrentar el día o una situación?

Do you ever feel you need a drink or to use drugs to get going or can't get through a day without drinking or using?

¿Qué es una situación típica donde Ud. siente la necesidad de tomar alcohol o usar drogas?

What are the typical situations or moods just before you start drinking or using?

¿Toma alcohol o usa drogas después de un disgusto, pelea o desilusión o cuando tiene mucha presión?

Do you ever drink or use a lot after a fight or disappointment or when you are under a great deal of pressure?

¿Dónde toma alcohol o usa drogas?

Where do you drink or use?

¿Con quién toma alcohol o usa drogas?

With whom do you drink or use?

¿Alguna vez ha mentido acerca de haber tomado alcohol o usado drogas?

Have you ever lied about drinking or using?

## PROBLEMAS/ DIFICULTADES AL DORMIR

## SLEEP PROBLEMS

¿Tiene dificultad al dormir? Explique.

Do you have any trouble with your sleep? Explain.

¿Se siente inquieto(-a), tiene pesadillas, convulsiones, ataques, parálisis del sueño (apnea del sueño), despierta con miedo, tiene imágenes vívidas durante el sueño?

Do you experience restlessness, nightmares, seizures, sleep attacks, sleep paralysis, waking up frightened, vivid images during sleep?

¿Cómo afecta su vida?

How does this affect your life?

¿Despierta descansado(-a) o irritable y cansado(-a)?

Do you wake up refreshed or irritable and tired?

¿A qué hora se acuesta?

What time do you usually go to bed?

¿A qué hora se duerme?

Fall asleep?

¿A qué hora se despierta?

Wake up?

¿A qué hora se levanta?

Get up?

¿Ha habido algún cambio en su forma de dormir?

Have there been any changes in the ways you sleep?

¿Tiene sueño durante el día?

Are you sleepy during the day?

Por lo general, ¿duerme una siesta durante el día?

Do you usually take a nap during the day? For how long?

¿Por cuánto tiempo?

¿Ronca muy fuerte?

Do you snore loudly?

¿Con qué sueña?

What do you dream about?

¿Tiene sueños malos o pesadillas?

Do you have bad or unusual dreams?

| | |
|---|---|
| Por lo general, ¿tiene el mismo sueño cada noche por un tiempo? | Do you usually have the same dream every night for a while? |
| ¿Qué hace justo antes de acostarse? | What do you do just before you go to bed? |
| Por lo general, ¿a qué hora se acuesta? | Typically, what time do you go to bed? |
| Cuando está en la cama... | When in bed do you . . . |
| ¿mira la televisión, lee, estudia, come, habla por teléfono, etc.? | watch TV, read, study, eat, use the phone, etc? |
| ¿Por lo general, a qué hora se duerme? | Typically, what time do you fall asleep? |
| ¿Cuánto tiempo le toma dormirse después de acostarse? | How long does it take you to fall asleep after you go to bed? |
| ¿Qué le mantiene despierto(-a)? | What keeps you awake? |
| ¿En qué piensa antes de dormirse? | What do you think about before you fall asleep? |
| ¿Ve, oye o siente cosas inusuales/ raras antes de dormirse? | Do you see, hear, or feel unusual things before falling asleep? |
| ¿Hace algo para ayudarse a dormir? | Do you do anything to help yourself fall asleep? |
| ¿Qué tan bien duerme? Duerme ligeramente, normal o profundamente? | How well do you sleep? Are you a very light/light/sound/very sound sleeper? |
| ¿Despierta en la noche/madrugada? ¿Cuántas veces? | Do you awake in the middle of the night? How many times? |
| ¿Hay algo que le despierta durante la noche que no le permite dormir (necesidad de orinar, comportamiento de su pareja, niños inquietos, ruidos de la calle, etc.)? | Is there anything that wakes you so you can't sleep through the night (need to urinate, partner's behavior, needy child, street noises, etc.)? |
| ¿Cuánto tiempo se tarda en volver a dormirse? | How long is it before you fall back asleep? |
| ¿En qué piensa cuando está acostado(-a) en la cama? | What do you think about as you lie in bed? |
| ¿A qué hora se despierta por lo general? | What time do you usually wake up? |
| ¿Se despierta demasiado temprano en la mañana sin poder volver a dormirse? | Do you awaken too early in the morning and are unable to go back to sleep again? |
| ¿Cuánto café, soda o té toma cada día? | How much coffee, soda, or tea do you drink each day? |

| | |
|---|---|
| ¿Toma medicamentos que contienen cafeína? | Do you use any medications containing caffeine? |
| ¿Cuántos cigarrillos fuma cada día? | How many cigarettes do you smoke in a day? |
| ¿Despierta respirando con dificultad? | Do you awaken gasping for air? |
| ¿Qué medicamentos está tomando? Toma medicamento para dormir? | What medications are you taking? Do you use any sleeping aid or pills? |
| ¿Qué come antes de dormir? | What do you eat before going to sleep? |
| ¿Está estresado(-a)? | Are you under a lot of stress? |
| ¿Alguien en su familia ha tenido problemas al dormir? | Did anyone in your family have problems with sleeping? |

# 15

## What you will learn in this lesson:

- how to utilize interpreter services in a medical setting
- cultural courtesies and formalities in Spanish related to greetings, foods, time, space, privacy issues, family, and circular v. linear thought processes
- the near nonexistent concept of preventive medicine v. a doctor/ dental visit only when feeling extremely ill or when toothache or throbbing is intolerable
- the concept of walk-in clinic v. doctor appointments
- prescriptions v. OTC meds v. consulting at the **farmacia** in Latin America (and subsequently purchasing medication without a prescription or without a previous doctor visit)
- to distinguish some "culture-bound syndromes"
- vocabulary related to medications
- vocabulary related to illnesses and symptoms
- medically related "layman" and slang terms

The first goal of this lesson is to be introduced to and understand some Latino cultural values and belief systems, as well as to be aware of the differences between "Anglo" and Latino behavioral patterns and subsequently to be able to apply this knowledge successfully during a Latino patient interview and exam.

The second goal is to use and recognize medically related terminology in order to express yourself, understand, and make yourself understood by all your Latino Spanish-speaking patients, no matter what their background may be.

This lesson is divided into two principal parts. The first is "Cultural competency/Cross-cultural communication" and discusses interpreter techniques, as well as many cultural factors including some religious beliefs and culture-bound syndromes to provide insight into your Latino patients' varied belief systems and needs. It is hoped that this, in turn, will aid in creating a better rapport between the health-care professional and patients.

The second part consists of vocabulary related to herbal remedies and medicines, which are listed in alphabetical order. Following this is a list of illnesses and symptoms, grouped by body systems and ordered alphabetically.

 ## Cultural competency/cross-cultural communication

### THE INTERPRETER

There are three basic forms of interpreting: simultaneous, consecutive, and paraphrasing. Let's examine the strengths and weaknesses of each method.

**Simultaneous interpretation**. This method consists of speaking concurrently in one language while listening in the other. The interpreter tracks approximately one or two words behind the speaker and renders the most precise translation possible.

Simultaneous translation is helpful when conserving time is a predominant factor. It does not necessarily provide for establishing close physician–patient contact or personal communication, however. The best use of this technique is for interpreting conferences, where a large number of persons can listen to the translation using headsets. In a medical setting, some find this method too distracting because it is difficult to listen to two people speaking simultaneously in different languages.

**Consecutive interpretation.** This technique consists of interpreting several phrases as precisely as possible, *after* the speaker has paused. This method, depending upon the interpreter's ability to retain and recall information, may foster a better physician–patient rapport because the doctor and patient can establish eye contact more easily while "speaking" to one another. They can "listen" to each other, first comprehending what they can, and then resort to the interpreter's "rendition" for confirmation. The drawback is that consecutive interpretation is more time-consuming.

**Paraphrasing.** This method allows the doctor and patient to express several sentences or paragraphs, which the interpreter then summarizes. It is quicker than the consecutive method, but slower than the simultaneous method. Paraphrasing is not always as accurate as the other two techniques, but it does allow for the interpreter to "soften" the language or to take into account cultural differences in expressions, courtesy, etc. The use of this method, however, can lead to a great deal of inaccuracy because salient factors may be lost by the interpreter's potential inability to recognize the important points and thus fail to convey crucial information.

Often a combination of all the techniques is used. Skilled interpreters usually defer to the doctor and patient regarding their preferences first, whenever possible.

**Using an interpreter.** When employing the services of an interpreter, the medical professional should first brief the interpreter on the upcoming procedure and examination and then request that the interpreter meet with the patient beforehand in order to explain what to expect during the procedure or exam, as well as what to expect in terms of the doctor, nurse, or technician. In this way, the interpreter can explain that a U.S.-trained doctor may seem more curt, brusque, dryer, and colder than a Hispanic doctor and that the patient should please not be offended. It also seems to be more effective, more comfortable, and less embarrassing for the patient when the interpreter is of the same sex.

In a hospital setting, the medical interpreter delicately balances the following four roles:

| | |
|---|---|
| Direct translator | Must find a term with the exact equivalent. |
| Cultural broker | Must grasp two, often opposing backgrounds and take them into account within a split second while interpreting the concepts and content. |
| Biomedical interpreter | Must be a facilitator by linking healthcare knowledge, procedures, and analogies that properly convey the idea. |
| Patient advocate | Must help patients deal with red tape, and make their needs known in general. Often the interpreter must assist in finding locations, filling out forms, and guiding the patient. |

Interpreters must be aware of various Spanish dialects, regionalisms, educational backgrounds, and untranslatable terms. Therefore, it is not necessarily true that being bilingual is equivalent to being a capable, competent interpreter. Interpreting is a highly developed academic skill and a discipline. It should be noted, as well, that a good medical interpreter is an integral part of the professional medical team when treating a non–English-speaking patient. He or she should not, however, offer personal opinions and impressions or give advice if the patient asks what the interpreter thinks. Nor should an interpreter release any information concerning the patient's condition unless it is given by the health care professional to be translated. The interpreter is the conduit from one culture and language to another.

The Medical Interpreters' and Translators' Code of Ethics states: "A medical interpreter/translator is a specially trained professional who has proficient knowledge and skills in a primary language or languages and employs that training in a medical or health-related setting in order to make possible communication among parties using different languages."

The skills of a medical interpreter/translator include cultural sensitivity and awareness with respect to all parties involved, as well as mastery of medical and colloquial terminology, which make possible conditions of mutual trust and accurate communication leading to effective provision of medical-health services.

## GENERAL INFORMATION CONCERNING INTERPRETERS

The interpreter speaks in the first person ("I" form), as though he or she were the patient or healthcare provider. "He says," "She says," etc. are professionally improper.

The interpreter should maintain strictly confidential all information learned during an interpretation. If the content to be interpreted may be perceived as unwittingly or unintentionally offensive or insensitive to the dignity or well-being of the patient, the interpreter should tactfully inform the health professional. He or she should also make every effort to understand and communicate the social and cultural context in which the patient is operating because it may affect the patient's medical needs. It is the interpreter's responsibility to be aware of the cultural and social realities of the patient and to educate or inform those who might misunderstand and avoid becoming involved in conflict with those realities due to a lack of social awareness.

The interpreter should not accept any assignment for which he or she is not adequately qualified due to lack of language skill or knowledge of the subject matter, unless these limitations are understood by both the patient and the healthcare provider.

Confidentiality and comfort zones: Socioeconomic class differences openly exist in many Spanish-speaking countries, and attitudes formed by this system often continue to be manifested in the new country. An interpreter from a higher class may not show the same dignity or respect for a patient from a lower class or economically challenged background. The patient may feel embarrassed or uncomfortable. On the other hand, a patient from a higher class background may feel uneasy confiding to the healthcare professional through an interpreter who could have been her maid or laundry woman in her own country.

No matter what the socioeconomic situation, confidentiality is a real problem in a small town or community where the patient can encounter the interpreter in the supermarket or at a neighborhood gathering. There is no assurance that the interpreter hasn't announced the patient's problems to the entire **barrio**. (If the interpreter is professional and/or ethical, the aforementioned should not occur, but the patient won't necessarily know or believe it.)

## RELIGIOUS BELIEFS AS THEY AFFECT CULTURAL BELIEFS AND COMPLIANCE

In Latin America, religion and religious beliefs play an important role in the culture and how Latinos approach and seek medical help.

The Spaniards and Portuguese brought the Catholic religion to the Americas during their conquest and colonization. The indigenous people already had their own religious beliefs, as well as their own "proven" therapeutic customs and methods for taking care of medical needs. When these cultures and belief systems clashed, something quite interesting occurred. The indigenous Americans blended both religions, and thereafter practiced them either simultaneously and/or in a parallel fashion, quite unbeknownst to the conquerors.

In the Caribbean islands and coastal regions of the mainland, the "conquistadores" brutally killed off the indigenous peoples and subsequently introduced African slaves, who brought their own beliefs, customs, and gods with them. Interestingly enough, the same thing came to pass. Both religions merged, and were then blended with the African beliefs, rituals, and traditions.

The "old" customs and approaches are still strongly practiced in almost all parts of Latin America. Latinos living in major cities have easier access to modern medicine and will, thus, turn to it more readily than those living in the countryside who have less accessibility. The city dwellers may well use both methods concurrently.

It is important that healthcare providers be aware of these tendencies and beliefs, since their patients may use herbal teas, infusions, roots, and/or various home remedies to address their complaints. As we all know, these herbs, roots, etc., contain ingredients that could potentially have reactions with medicines that healthcare providers may prescribe. Your patients may not mention their use of any of these home remedies, due to fear of being ridiculed, thus creating a potentially dangerous situation. One of the approaches we suggest to resolve this issue is to include the following, while maintaining the same tone of voice, when asking if your patient is taking any medication. "Are you taking any medication, including OTC meds (**medicamentos que no requieren recetas**), herbs, teas, or home remedies?"

By simply inquiring in this fashion, it allows them to know that you are aware of these traditions and accept them as routine, everyday practices. In this way, your patient will most likely feel more comfortable speaking to you and be more sincere and forthcoming.

## THE HISPANIC PATIENT

In this section, we will look at general aspects to take into account concerning the Latino or Hispanic patient as opposed to the Anglo patient. Naturally, the authors are well aware that each individual is different and wish to avoid over-generalization. However, cultural differences simply do exist and are a fact of life, and it is incumbent upon healthcare professionals to be aware of them in order to avoid unwittingly offending a patient.

Within the Latino culture the extended family plays an extremely important role. The Hispanic family tends to be more close-knit than the Anglo family. A patient may often be accompanied by other family members for moral support, due to *cariño* (affection), or merely out of habit. The "Anglo" healthcare professional may feel somewhat overwhelmed by this, perhaps even somewhat defensive or frustrated, but there is no need to feel so. It is fairly customary.

Latinos also tend to be more expressive with their feelings, hand gestures, and body movements, in general, often touching each other in an affectionate or soothing manner, mentioning one another's names frequently within a conversation (a lovely personal touch), and/or often standing together at a much closer proximity than, for example, Anglo speakers would without feeling awkward or uncomfortable.

The Spanish language, which is reflective of Hispanic culture and vice versa, also observes more formal courtesies than does the mainstream culture in the United States. When meeting, greeting, interviewing, and leave-taking within the Hispanic culture, it is *extremely important,* customary, and courteous to shake hands upon meeting, greeting, and leave taking. Formalities and courtesies are stressed, while political correctness is not a recognized concept. Although hand shaking (especially if there are several people in the room) appears to be a time-consuming gesture, especially when time is limited, in the long run it will be faster and more efficient to do so. The consult will run more smoothly as some rapport will have been established.

Latino children are generally taught not to question others, especially people in authority, because this is considered impolite and disrespectful. This attitude may carry over into adulthood. In the medical setting, it is not typical to ask questions or clarify points, as it is for mainstream U.S. patients. Thus, a healthcare professional may want to explain or emphasize some points a bit more or make sure all the patient's questions are answered. Remember, great respect is shown for priests, healthcare professionals, and the elderly. Out of respect for the healthcare providers, many patients may tend to agree with everything they say, so as not to "challenge" their authority and/or to avoid wasting the doctors' or nurses' valuable time.

Another cultural point to be aware of is that some Latinos adhere to the "homeostasis concept" that ill health may be interpreted as a lack of balance in the body. For example, it may be believed that a loss of blood affects sexual performance. Thus, the statement "The doctor needs to take blood" may result in a negative reaction unless the speaker also explains that there will be no ill effects from taking the sample. The concept of balance may affect other health issues; for example, parents may feel that they need to restore fluids that their baby has lost because of diarrhea.

Clearly, sensitivity to and awareness of cultural dynamics can greatly improve the relationship between the healthcare provider and the patient.

### Attitudes toward food and family

Partaking, offering, and sharing food in an extended family environment is an integral part of Hispanic life. Food is not merely nutrition; it can signify security, warmth, survival, love, and acceptance. Thus, if dietary instructions are given in the following sense: "You should eat A, B, and C, but must stay away from D, E, and F" (which is concise and to the point in English), it would be construed as being harsh and unfeeling in Spanish. A more "apologetic" attitude, while also alluding to the family who loves and needs the patient, would be appropriate: "I am very sorry that you will need to be more careful of what you eat, but it is very important that you do so. Unfortunately, for your own health as well as your family's well-being, . . ."

Since the sharing and eating of food is such an important aspect of Latino life, it is understandable that bringing food to a hospital patient during a visit is considered a warm and caring gesture. By the same token, it is common for family members and friends to visit a patient in the hospital even when the "crisis" is over. It would be considered cruel, cold, and uncaring not to visit or to visit without arms laden with food. Generally speaking, even the patient expects this support, and would feel saddened and grieve (thus taking longer to recover) without it. Although these visits en masse may be extremely annoying to the medical staff (who may well be understaffed, overoccupied with completing interminable documents, and busy dealing with multiple services), as well as to the other patients who share the room, at least it may help to understand why this "behavior" takes place.

## Doctor-patient relationship

In order to establish a stronger, trusting doctor-patient relationship, the Hispanic patient would experience less stress if the doctor would do the following:

- Shake hands and introduce him- or herself.
- Try to pronounce the patient's name (**nombre**) and surnames (**apellidos**) correctly.
- Attempt to speak some Spanish, even if only a few initial courtesy phrases.
- Sit down for a moment with the patient to inquire about the family, the children, and how the patient has been feeling in general lately, etc. Even though the doctor may be pressed for time, this initial conversation smooths the way for more open dialogue and a more relaxed patient, allowing the remainder of the interview to be conducted more easily.
- Not be judgmental of the patient's customs and beliefs
- Never say that "grandma's" advice is wrong, foolish, or unwise as that argument will be lost along with any possibility of compliance.

The Spanish language and Latino culture often result in circular or branching thought processes; conversely, the English language and U.S. culture often result in linear thought processes. Whereas in the United States it is considered efficient to be brief, concise, and to the point, in Latin American countries, such "efficiency" would be considered the result of poor upbringing and the height of rudeness and offensiveness. Any meeting of Hispanics is preceded by standard courtesies and polite small talk, and only after these preliminaries can the reason for meeting be addressed. In a U.S. medical setting, the healthcare professional may find the preliminaries to be exceedingly frustrating. However, knowledge of the reasons behind them and acquaintance with the language and cultures should help explain why the patient may not be answering questions succinctly or may appear to go off on tangents without necessarily returning to the point. (In such cases, a gentle reminder may be all that is needed.)

In Latin America, patients will often talk to a doctor in the same manner as they would to a priest or a therapist. It is not as common nor as accepted to attend counseling sessions or see psychiatrists as it is in the Anglo population. As a result, the role of the doctor expands to include general counseling duties.

In Latin America it is still sometimes routine for doctors to make house calls. It is also not uncommon for the doctor or nurse to phone the patient the following day in order to check on his or her progress. In other words, Hispanics are accustomed to a more personal touch in health care. Once again, if an interpreter has not had time to speak with the patient and brief him or her on procedures or on what to expect during the interview, it would be very helpful for someone who speaks Spanish to do so. If this is not possible, hopefully the doctor will take the time to explain what he or she is going to be doing and why, in order to reassure the patient as much as possible.

## Typical cultural differences

The following attitudes, beliefs, practices, and behaviors are generalizations. However, they are based on the authors' experiences and observations while interpreting doctor–patient interviews and talking with Hispanic patients.

1. It is still somewhat more common for Hispanics to believe that the fatter a baby is, the healthier she or he is. This is changing somewhat, however.

2. More sugar, salt, oil, and spicy seasonings are utilized in the "typical" Mexican diet than in the "typical" Anglo diet. (The food of most other Latin American countries is not as highly seasoned as that of Mexico.)

3. The concept of regular checkups and preventive medicine does not exist in Spanish-speaking countries. For adults, a yearly physical or a six-month dental checkup and teeth cleaning is almost inconceivable. The general attitude is, "If I feel really sick or am in great pain, I may go to see the doctor." First, however, the ailing adult usually tries home remedies, leftover medications, medicine suggested by the pharmacist, or treatments by other healers such as **curanderos, yerberos,**

or **santeros**. About the only preventive medicine practiced is taking vitamins, drinking teas, and using antibiotics as a prophylactic measure. When the decision is finally made to go to the doctor, appointments are usually on a first-come, first-served basis. As a result, Latin Americans in the United States are often dismayed and alarmed when they finally call the doctor's office and are given an appointment in three to four weeks. Their reaction is, "I'll either be dead or better by then!" (In the United States, economics may also play a part in the delay in seeking medical help early on.)

Children, however, are an exception to the rule. They are considered God's treasure and are often taken to see the doctor for the slightest change in bodily functions, a fever, the sniffles, or unusual behavior. Preventive medicine is still not usual, even for children. (Recall from Chapter 4 that well-baby visits are rare to nonexistent in Latin America.)

4. The Latin American patient is more likely to drink liquids at room temperature than with ice in order to avoid "catching a cold." If a medication (particularly in liquid form) requires refrigeration, you may suggest removing it from the refrigerator some 10–15 minutes beforehand. This will allow it to return to room temperature (**a tiempo**), thus satisfying the patient and improving the possibility of compliance.

5. Latin Americans will often go in for an antibiotic shot (frequently at the **farmacia** or other business location where **inyecciones** are administered) in order to clear up a cold. In Mexico, as well as in many parts of Latin America, the pharmacy clerks are, at times, consulted for small ailments and will then recommend medication. Most medications (except amphetamines, mind-altering medicines, narcotics, and some tranquilizers) can be purchased without a doctor's prescription. The pharmacists are not required to have any specialized training or university studies; however, a great many of them do. Those who do not have generally learned the trade through daily contact and experience and usually have a Mexican *PDR* at hand.

6. The Latin American patient also often feels that if the doctor has not prescribed any medication, he or she has not really "treated" the patient's illness.

7. The following is a saying in Mexico referring to mealtimes: **Hay que desayunar como rey, almorzar como príncipe y cenar como mendigo,** which means "One should have breakfast like a king, lunch like a prince, and dinner like a pauper/beggar." It is believed healthier not to eat late at night. The large meal is eaten between 2:00 P.M. and

4:00 P.M. The wisdom of this practice has only been recognized here in the United States somewhat recently.

8. For some reason Anglos seem to complain of suffering more from headaches and backaches, whereas Latin American patients seem to mention bladder and liver problems with more frequency. According to Harvard medical anthropologist Arthur Kleinman, ". . . in the United States when we get stressed, we often get headaches. . . ." He goes on to quote Dr. Spann, who states, "In the Southern cone of Latin America—Argentina, Uruguay, and Paraguay—people frequently somatize to the liver. If they have a headache, they say the liver is bothering them."[1]

9. For some Latinos it is considered a punishment to be sick, which may be linked to religious as well as cultural beliefs.

10. It is often quite difficult to become acculturated to a new society, especially for Latino parents. Their children may assimilate more easily due to friends made at school or at play who are from other ethnic backgrounds. This can, in turn, cause great stress within the family, which can be manifested in a medical setting. Thus, since it is difficult to determine the degree of assimilation or acculturation of a patient, the medical professional is faced with additional obstacles when assessing the situation. Please keep in mind that a patient's country of origin, socioeconomic background, and formal education may also come into play.

11. We have noted in our classes during the past several years that several healthcare professionals have mentioned more frequently instances of young pregnant girls with no family or social support system. In some cases, her family may be back in her native country. This presents difficulties, and one (albeit perhaps glib) solution is to put the young girl in contact with **promotoras** who serve as mediators and liaisons between the community and the health clinic or healthcare system. The **promotoras** often live in the community or barrio and are accepted as friends, relatives, or trusted members of that area. Another potential solution is to put the girl in contact with a church group in her neighborhood.

## CULTURE-BOUND SYNDROMES

Another significant area to be aware of is the existence of several "culture-bound syndromes" that are mentioned with a fair amount of

---

[1]Robert P. Carlson, "Talking with your Hispanic immigrant patients," *Texas Medicine,* Oct. 1996, 91 (1996) 10:90.

frequency among Hispanic patients. The following are four of the most common: **caída de mollera** (fallen or depressed anterior fontanelle), **susto** (reactive depression or posttraumatic stress disorder), **empacho** (a blockage of the intestines), **nervios/ataque de nervios,** and **mal de ojo**.

## Caída de mollera

The medical diagnosis is dehydration, which is believed to be caused by pulling the baby from the breast or bottle too quickly, holding the baby incorrectly, or allowing the baby to fall. Some of the symptoms are diarrhea, loss of appetite, fever, irritability, or vomiting, among others. **No debes de agitar mucho a los hijos porque se les cae la mollera**. Perceived cure: Push the thumb up in palate to try to raise and reshape the fallen area, which could cause more serious repercussions; turn the baby upside down and shake him lightly, tap his feet, or pat salt over his head.

## Susto or mal de susto

The medical diagnosis may be reactive depression, an anxiety reaction, or post-traumatic stress disorder and is believed to be caused by a startling or frightening event. Some of the symptoms are irritability, diarrhea, depression, insomnia at night, daytime drowsiness, and lack of appetite or weight loss. **El susto** is considered by some to be a departure of the soul from the body, which may be held captive by supernatural beings. This is believed to bring on TB, diabetes, miscarriages, and other disorders. Perceived cure: In some cases ritual cleansings or herbal teas are suggested. A healer might give the following instructions: prepare an herbal potion, put the potion in a spray bottle or have someone take a mouthful of the liquid and spray it on the patient while someone else suddenly covers the patient with a towel so that he or she continues to breathe in the vapors. In this way, the **susto** is cured with another **susto**.

## Empacho

The medical diagnosis may be gastroenteritis, appendicitis, intestinal parasites, or food poisoning. **Empacho** is thought to be caused by a bolus of food that sticks to the intestinal wall as a result of eating certain foods at incorrect times, swallowing gum, swallowing too much saliva during teething, or eating too many sweets, among other things.

The symptoms are diarrhea, constipation, vomiting, indigestion, and feeling bloated and/or lethargic. The word *empacho* derives from the Indo-European word *ped* ("foot") and *impedire* ("to prevent"). The undigested food sticking to the wall of the digestive tract is perceived to differ from "regular" indigestion, perhaps as a result of social and psychological forces. For example, **empacho** in a child may occur if the child is forced to stop playing in order to eat dinner or is made to eat a dish or a food that he or she strongly dislikes. Perceived cure: Treatment may consist of having the back massaged, rubbing a raw egg over the area, and/or drinking herbal teas.

## Nervios

**Nervios** or an **ataque de nervios** can consist of trembling, shouting, crying, aggressiveness, seizures, or fainting incidents. This can occur as a result of an extremely stressful happening, somewhat similar to **susto**. Other symptoms may include headaches, dizziness, nausea, diarrhea, anxiety, back or stomachaches, difficulty sleeping, fatigue, chest pains, lack of appetite, irritability, anger, sadness, crying, or agitation. The perceived cure is to drink teas or infusions, use herbs or roots, exercise, drink a lot of fluids, rest, and receive massages (often administered by **sobadores**). Other names for **nervios** include **espanto, pasmo, tripa ida,** and **pérdida del alma**.

## Mal de ojo

Admiring or covetous looks are to blame for **mal de ojo**, which historically has been translated as "evil eye." Perceived symptoms include irritability, crying, sleeplessness, and fever. Prevention and treatment differ widely among Latinos from different regions. In the southwestern United States and Mexico, for example, **mal de ojo** can be warded off or prevented by touching a baby after looking at him or her with admiration or affection. Another preventive measure used is an amulet called **ojo de venado**[2] (made from a nut from a tree, **azabache**,[3] and amber tied together with red string), which is hung around the baby's neck or wrist, or a red string is tied around the baby's waist. In contrast, in the Caribbean region, it is "harmful" to touch a child after he or she has received admiring or covetous looks because this action

---

[2]**ojo de venado** literally, "deer's eye"
[3]**azabache** jet lignite

will pass on the **mal de ojo**. In Cuba, a mother is supposed to say, **Bésale el culito** ("Kiss his little ass/anus") after someone admires her baby. Around the Caribbean, **azabache** is used as a prophylactic. In many regions or countries, treatment may consist of passing an unbroken egg (a pure unborn entity) over the child's body.

## NEGATIVE FORCES

Mal de ojo is a good example of the underlying concept of positive versus negative forces that is manifested in many beliefs and/or religions throughout the world. The "negative forces" (called evil, bad, the devil, dark, bad energy, etc.) make you ill, and the "positive forces" (called good, light, angels, etc.) make you well. In order to become better, healthier, richer, happier, etc., one must drive the negative out and replace it with something positive. A common practice worldwide is the use of an egg to attract the negative force from the person by drawing it into the egg, which is then disposed of so that it can no longer cause harm. In the case of **mal de ojo**, it is believed that when someone comments about a child (a pure and vulnerable entity), that person may be feeling envy, jealousy, or other negative emotions. This negative feeling sends out bad energy or "vibes" that may enter the child and make him or her sick. There are many methods of driving out the negative forces. In addition to eggs, animals are often used to attract the negative forces. Other methods consist of introducing goodness such as perfumes, incense, prayers, fire, or penance that will overwhelm the "negative" force and compel it to leave.

According to Robert T. Trotter II, Ph.D., in his article "Folk medicine in the Southwest," the first three illnesses, **caída de mollera**, **susto**, and **empacho**, "can be linked to recognized biologic conditions and therefore cannot be analyzed solely on the basis of socio-cultural factors. Clearly, it would be a mistake to continue ignoring these syndromes in the Southwest on the assumption that they are 'all in the mind' of the Mexican-American patients."[4] It can be added that these three illnesses are not only known by the above names within the Southwest of the United States and Mexico, but in all of Latin America as well. It is very important for non-Latino doctors to recognize their existence and symptoms, among those of other illnesses, in order to have a better understanding of their Hispanic patients.

---

[4]Robert T. Trotter II, "Folk medicine in the Southwest," Interstate Postgraduate Medical Assembly, 78 (December, 1985) 8:169–170.

## VARIABLES

Naturally, each Latino patient's background must be taken into consideration regarding social and economic class, country and region, etc. These are all variable factors in any culture. They are particularly relevant when dealing with Spanish-speaking populations, since there are 20 countries in the Americas with native Spanish speakers, and each of these countries has its own indigenous populations with different customs and languages. Please bear this in mind while reviewing the following, some of which are also considered to be "culture-bound syndromes" or characteristics.

**Giving birth.** Some Hispanic women in U.S. hospitals may choose to deliver their babies in a squatting or kneeling position on the floor rather than in a hospital bed. These women are not accustomed to having their newborn whisked away to another room, but laid in their arms immediately after birth. This preference is in line with the holistic approach that many U.S. hospitals are beginning to accept as an alternative.

**Attitudes toward hospitals.** Because illness is often perceived as a weakness of character or a punishment from God, it merits mention that the Latin American patient often believes, as stated by Antonio Zavaleta, ". . . that if you go into a hospital you will not come out alive, that you will die there. For many Latino immigrants, this fear is real!"[5]

**Mal aire.** Literally, this means "bad air." The medical diagnosis may be angina pectoris, pneumonia, or even a peptic ulcer. **Mal aire** is believed to be night air that can enter any body cavity and cause gas and distention. Perceived preventions are many and varied. For example, placing a raisin on the umbilical cord of a newborn, covering an infant's ears with a cap, and, for mothers, avoiding sexual activity for 40 days after giving birth are all perceived as measures to prevent contracting **mal aire**.

In addition to exposure to night air, **mal aire** also applies to extremes of temperature, especially going from the heat into the cold. Situations in which **mal aire** can be contracted include the following:

- Having a pain in the side, chest, or back and being exposed to the cold
- Becoming hot while cooking or making tortillas and either going out into the cold or cool air or touching or drinking cold water

---

[5]Quoted in "Talking with your Hispanic immigrant patients" by Robert P. Carlson, page 38.

- Going out into the cold air when an eye is red or having red eyes from watching television or a movie and being exposed to cold air[6]

People who believe they have **mal aire** often state, **Me dio un aire** ("I caught an air [bad air]").

Treatment often consists of using a lighted candle and a glass to create suction, called **ventosa** in Spanish and "cupping" in English. Cupping of one kind or another is practiced all over the world. You can tell if a patient has tried this treatment by the circular pattern of superficial "hickeylike" indentations. Recognizing the results of this treatment can avoid a misguided call to the authorities to report abuse since these are superficial and not painful!

**Mal de orin.** A urinary tract infection, called "urine sickness," is manifested by frequency of urination or pain upon urination. (In Nicaragua, the term **chistata**, which means "cystitis," is often used.) This is normally treated with teas.

**Algodoncillo.** This disease or infection, called "thrush" in English, is believed to be provoked by heat rising from the body to the mouth. Concerned parents will often describe it as little bits of cotton (**algodoncillos**) between the lip and the teeth. It is actually a fungal infection that occurs in newborns and suckling babies up to six months of age.[7] The perceived cure is to put cotton on a stick or to use a cotton swab to remove the infection.

**Erisipela.** "Erysipelas" is red spots on the hands and arms that have been overexposed to sun. **Erisipela**, which is also called **jiotes** or **ersipela**, is also believed to be caused by a lack of vitamins.[8]

**Fogaso.** It is believed that heat rising from the center of the body causes tiny red dots on the mouth and tongue, stressed feet, and rashes.

---

[6]Patients have explained this syndrome to the authors as follows: *"Cuando tienes un dolor en el costado, pecho o espalda o cuando sales de repente de la casa y hace frío afuera y tienes calor o si estás guisando y tienes calor. O si estás haciendo tortillas, no debes de agarrar el agua fría porque tienes calor y te puede dar un aire, o si el ojo se pone muy rojo, y sales con el frío, o si estás viendo la tele o un cine y sales al frío, quizás es conjuntivitis pero se dice, me dio un aire."*

[7]This syndrome has been described as follows: *"Es una cosita blanca que les forma a los bebés recién nacidos hasta los 6 meses. Es como algodoncillos entre el labio y el diente. Pones algodón en un palito y lo quitas. Es como lama en la boca. Esto nada más ocurre con los bebés o niños lactantes—entre recién nacidos hasta los seis meses de edad."*

[8]This syndrome has been described as follows: *"O puede ser falta de vitaminas que también se llama 'jiotes' o ersipela."*

**Postemillas; fuegos.** Toothaches or abscessed teeth are common ailments. **Fuegos** (literally, "fires") is used to describe chancre sores, fever blisters, or cold sores.[9]

**Chípil.** This disease that children have after weaning is believed to be caused by crawling on a cold floor and is connected with cold and rejection. As an adjective, **chipilo(-a)** is used to describe a younger child. It is believed that jealousy or envy of a younger sibling causes a child to become **chípil** and demonstrate behaviors of crying, whining, or throwing tantrums. A child can even become **chipilón** from jealousy during the mother's pregnancy with another child.[10]

**Hot and Cold Syndrome.** Many common problems and complaints are believed to come from either heat or cold. For example, cold is believed to lead to chest cramps, earaches, headaches, stiffness, paralysis, pain due to strains, teething pain, stomach cramps, and maladies resulting from cold air on certain parts of the body. Tuberculosis may be provoked by the "cold theory." The Hot and Cold Syndrome is more than likely based on the early Hippocratic theory of disease and the four body "humors." The theory may well have spread through Spain between the 700s and 1400s while the Moors (Arabic culture) invaded and settled Spain and then from Spain to the New World (Latin America).

The disrupted relationship between these humors is often considered to be the cause of disease. Thus when all four "humors" are balanced, the body is healthy.

| | | | |
|---|---|---|---|
| **Blood** | hot and wet | **Yellow bile** | hot and dry |
| **Phlegm** | cold and wet | **Black bile** | cold and dry |

For example, if an illness is classified as "hot," it must be treated with a cold substance. To maintain balance, "hot" foods should not be combined; they should be eaten with "cold" foods. It is also suggested, for example, that after delivering a baby, which is considered a "hot" experience, a woman should not eat pork, a "hot" food, but should eat something "cold" to restore her balance.

Some "cold" foods are avocados, bananas, white beans, lima beans, coconut, and sugar cane. Some "hot" foods are chocolate, coffee, alcohol, corn meal, garlic, kidney beans, onions, and peas. (There is no logic by which to determine the category of a food; the classifications are simply "known" and passed down.)

---

[9]This syndrome has been described as follows: *"Son los 'fuegos' de la boca o úlceras o ulceritas."*

[10]This syndrome has been described as follows: *"Si estás embarazada con otro bebé, el niño se pone chípil o chillón y hace berrinches y llora."*

Some illnesses and conditions that are considered "cold" are arthritis, colds, menstruation, and joint pains; while some "hot" illnesses are constipation, diarrhea, rashes, and ulcers.

It is believed that penicillin is a "hot" medication and cannot be used to treat a "hot" disease. Unfortunately, for healthcare providers, the concepts of hot and cold can vary from country to country and even from region to region. Nevertheless, an awareness of patients' perceptions of hot and cold diseases, foods, and remedies can result in understanding why a patient may react strongly or fearfully to a doctor's recommendation, treatment program, or even diagnosis. Even in the mainstream U.S. culture, cold is associated with threatening aspects of existence, and heat is associated with secure and comforting aspects of existence.

## SUMMARY

As can be seen, many concepts that underlie folk culture medicine have a basis, and the cures have been handed down through the years, some being very effective. The point here, however, is to be aware of common complaints, beliefs, and treatments and to recognize them within the context of the culture.

Dr. Zavaleta also has issued the following caution: "There's an ill-informed belief that culturally based health-care delivery systems like folk healers are declining, and that is absolutely not true." He continues by stating, "What we find is these delivery systems are very often not right out there for you to see. When you ask people, they are not going to tell you about them. It's the kind of thing you have to spend almost a lifetime studying in order to really see it and have people tell you the truth."[11]

After a great deal of study, much discussion with many Latino friends, acquaintances, and family, as well as firsthand knowledge, the authors wholeheartedly agree with Dr. Zavaleta. If anyone suggests that **curanderos** are very rare nowadays, he or she either has not won the patient's **confianza** ("trust") or is a Latino embarrassed to admit his or her belief for fear of ridicule. You can be sure that where there is a concentration of Latinos living in any area, city or rural, there are **hierberos** (**yerberos**) as well as practicing **curanderos, santeros,** and "shamans."

---

[11]Quoted in "Talking with your Hispanic immigrant patients" by Robert P. Carlson, page 40.

As of this latest edition, we can now, happily and at last, add that **nervios** is mentioned in the DSM IV, indicating that it has, at least, finally been recognized more "officially" by some of the health care professionals.

Presentations and discussion of **ataques** have been provided in several health conferences, such as the 14th Annual Latino Behavioral Health Institute Conference, held from September 15–18, 2008, in Los Angeles. N. Salgado de Snyder, Ph.D., has written many articles concerning **ataque de nervios**, and one of her latest discusses it in an article she authored with Bojórquez and Casique in the *International Journal of Social Psychiatry*, July 2009.

And finally, we are pleased to conclude that **empacho, mal de ojo, nervios,** and **susto** are now listed in the DSM-IV-TR as culture-bound syndromes!

As we conclude this section on cross-cultural communication and understanding, it bears repeating that the Latino patients' concerns and complaints should not be ridiculed or dismissed as inconsequential social and cultural phenomena. Latino patients, like all patients, should be accorded compassion, understanding, and respect by members of the medical profession.

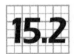 **15.2** **Herbal remedies**

The following is a list of some herbal remedies with their English names, Spanish name equivalents, and cures as perceived by the patient. Most are taken in the form of teas or applied as topical lotions. Many are also used as food seasonings.

| English | Spanish | Perceived use |
| --- | --- | --- |
| aloe, aloe vera | **sábila** | burns, cancer, asthma, scars, swelling of the extremities |
| chamomile (tea) | **manzanilla** | upset stomach, cramps, diarrhea, colic |
| camphor (tea, lotion) | **alcanfor** | laxative |
| coriander (tea) | **cilantro** | laxative, purgative, cramps |

| corn silk (tea) | **pelos, cabellos de elote** | urinary infection, kidney stones |
| garlic (garlic water) | **ajo** | blood pressure, asthma, TB, worms |
| gordolobo | **gordolobo, mullein, mullen** | cough, bronchitis, hemorrhoids, varicose veins |
| linden | **tila** | nervousness, sleeplessness |
| mint (tea) | **yerba, hierba buena** | stomachaches, colic, nerves |
| olive oil (oil) | **aceite de olivo** | burns, fever, constipation |
| onion (food) | **cebolla** | burns, coughs, tumors, warts |
| orange blossom (tea) | **flor de azahar** | nerves, tranquilizer, insomnia |
| rue (tea) | **ruda** | nerves, hysteria, headache, menstrual cramps, abortion during the first to second month |
| sage (tea) | **salvia** | high cholesterol, dysentery, headache, stomachache, phlegm |
| worm seed (tea, lotion) | **epazote** | fungus, as a diuretic, stomachache |

## Medicines
## Medicinas

| adrenaline | **la adrenalina** | liniment | **el linimento** |
| analgesics | **los analgésicos** | lozenges | **los trocitos,** |
| antacids | **los antiácidos** | | **las pastillas** |
| antibiotics | **los antibióticos** | | **para chupar** |
| antidote | **el antídoto** | ointment | **el ungüento** |
| antihistamines | **los antihistamí- nicos** | paregoric | **el paregórico** |
| | | penicillin | **la penicilina** |
| aspirin | **la aspirina** | pills | **las píldoras,** |
| atropine | **la atropina** | | **las pastillas** |
| barbiturates | **los barbitúricos** | plasters/patches | **los parches** |
| belladonna | **la belladona** | pomade | **la pomada** |
| bicarbonate | **el bicarbonato** | purgative | **el purgante** |
| bromide | **el bromuro** | sedative | **el sedante** |

| | | | |
|---|---|---|---|
| capsules | **las cápsulas** | sulfa | **la sulfa** |
| codeine | **la codeína** | suppository | **el supositorio** |
| cortisone | **la cortisona** | syrup | **el jarabe** |
| estrogen | **el estrógeno** | tablets | **las tabletas** |
| hormones | **las hormonas** | tonic | **el tónico** |
| insulin | **la insulina** | tranquilizers | **los tranquilizantes,** |
| laxative | **el laxante** | | **los calmantes** |

 ## 15.4 Illnesses and symptoms (by body system)

*Note:* The Spanish definitions that are enclosed in quotation marks are slang or less refined terms, which you should not use unless your patient does not understand the standard layman's terms. Your patient, however, may express him- or herself in this fashion depending on educational level or socioeconomic or regional background. Therefore, it is helpful to be aware of these definitions.

| The head | La cabeza |
|---|---|
| acne, dermatitis | **acné** (*m.*), **dermatitis** (*f.*) |
| adenoids | **adenoides** (*m.*) |
| bad breath | **mal aliento** (*m.*) |
| bald, hairless | **calvo, sin pelo, "el pelón"** |
| baldness | **calvicie** (*f.*) |
| bleeding of the gums | **sangrar/sangrado de las encías** |
| blurred vision | **vista** (*f.*) **borrosa/nublada/empañada** |
| buzzing in the ears | **zumbido** (*m.*) **de/en los oídos** |
| canker sore, chancre | **pequeña úlcera** (*f.*) **en la boca, fuego** (*m.*), **chancro** (*m.*) |
| cavities | **caries** (*f.*), **dientes** (*m. pl.*) **podridos** |
| cleft palate | **paladar** (*m.*) **hendido, grietas** (*f. pl.*) **en el paladar** |
| cross-eyed | **bizco** (*m.*) |
| dandruff | **caspa** (*f.*) |
| deaf-mute | **sordomudo** (*m.*), **sordomuda** (*f.*) |
| deafness; deaf | **sordera** (*f.*); **sordo(-a)** |
| depressed, or fallen fontanelle | **fontanela** (*f.*) **caída o deprimida, "mollera** (*f.*) **caída"** |
| coated "dirty" tongue | **"lengua** (*f.*) **sucia"** |

| | |
|---|---|
| diphtheria | difteria (f.), "diteria" (f.) |
| earache | dolor (m.) en el oído, dolor (m.) del oído |
| ear wax | cera (f.), cerumen (m.), "cerilla" (f.) |
| facial discoloration, chloasma | paño (m.), cloasma (m.) |
| facial paralysis | parálisis (f.) facial |
| goiter | bocio (m.), "buche" (m.) |
| harelip, cleft lip | labihendido (m.), el labio leporino, "comido (m.) de la luna" |
| halitosis | halitosis (f.) |
| headache | dolor (m.) de cabeza, jaqueca (f.) |
| hoarseness; hoarse | ronquera (f.); ronco(-a) |
| inflammation of the thyroid gland | inflamación (f.) de la glándula tiroides |
| inflamed eyelids | párpados (m. pl.) inflamados |
| laryngitis | laringitis (f.) |
| lisping | ceceo (m.) |
| mental illness | enfermedades (f.) mentales |
| migraine | migraña (f.) |
| mumps | paperas (f. pl.), "bolas" (f. pl.), "chanza" (f.) |
| pain or irritation in the eyes | dolor (m.) o irritación (f.) de los ojos |
| paleness, pale | palidez (f.), pálido(-a) |
| perforated eardrum | tambor (m.) roto, tímpano (m.) roto |
| persistent headaches | cefalgia (f.), cefalea (f.), dolores (m. pl.) de cabeza persistentes |
| pimples, blackheads | barros (m. pl.), granitos (m. pl.), espinillas (f. pl.), "espinas" (f. pl.) |
| salivation | sialorrea (f.), mucha saliva (f.) |
| sinusitis | sinusitis (f.) |
| sore gums | encías (f. pl.) dolorosas |
| stiff neck | tortícolis (f.), "cuello tieso" (m.) |
| stuffed-up nose | nariz (f.) tapada, "tupida", "mormado(-a)" |
| to stutter, to stammer | tartamudear |
| sty | orzuelo (m.), "perrilla" (f.) |
| swollen tonsils | amígdalas (f. pl.) o anginas (f. pl.) inflamadas/ hinchadas |
| tired eyes, eye strain | ojos (m. pl.) cansados/fatigados |
| tonsillitis | amigdalitis (f.), tonsilitis |
| toothache | dolor (m.) de diente, dolor (m.) de muela |
| unconsciousness | pérdida (f.) del conocimiento |

| The thorax | El tórax o pecho |
|---|---|
| allergy | alergia (f.) |
| asthma | asma (f.)[12] |
| asthmatic respiration | respiración (f.) asmática |
| back pain | dolor (f.) de espalda |
| blood in the sputum | sangre (f.) en el esputo o en la saliva |
| both lungs affected | ambos pulmones (m. pl.) afectados |
| heavy, painful breasts | senos (m. pl.) o pechos (m. pl.) adoloridos/pesados |
| broken, fractured rib | costilla (f.) rota/fracturada |
| bronchitis | bronquitis (f.) |
| cardiac arrest | paro (m.) cardiaco |
| chest cold | catarro (m.) o resfriado (m.) en el pecho |
| chest pain | dolor (m.) en el pecho |
| to choke | ahogarse, "atragantarse," "dar al galillo" |
| congenital heart defect | defecto (m.) congénito del corazón |
| congestion | congestión (f.) |
| cough; dry cough | tos (f.); tos seca |
| cough with phlegm | tos (f.) con flema (f.), "desgarrando" |
| difficulty breathing | respiración (f.) dificultosa, dificultad (f.) en respirar |
| double pneumonia | pulmonía (f.) doble |
| emphysema | enfisema (m.) |
| hay fever | fiebre (f.) de heno, "romadizo" (m.) |
| heart attack, infarct | ataque (m.) al corazón, ataque cardíaco, infarto (m.) |
| heart diseases | enfermedades (f. pl.) del corazón |
| heart murmur | soplo (m.) del corazón |
| heart failure | insuficiencia cardiaca |
| indigestion | indigestión (f.), indigesto (m.) |
| inflamed spleen | bazo (m.) inflamado |
| palpitations | palpitaciones (f. pl.) |
| pleurisy | pleuresía (f.) |
| pneumonia | pulmonía |
| pulmonary edema | edema (f.) pulmonar |
| rheumatic fever | fiebre (f.) reumática |
| rheumatic heart | reumatismo (m.) del corazón |
| shortness of breath | falta (f.) de aire/respiración, dificultad (f.) en/al respirar |

---

[12]Although **asma** is feminine, it takes a masculine article; for example, you would say **el asma crónica** ("chronic asthma").

| | |
|---|---|
| shoulder pain, bursitis | dolor (*m.*) en el hombro, bursitis (*f.*) |
| side pain | dolor (*m.*) del costado/del lado |
| thrombosis | trombosis (*f.*) |
| tightness in the chest | presión (*f.*) o dolor (*m.*) en el pecho |
| tuberculosis, TB | tuberculosis (*f.*), "tisis" (*f.*), "tis" (*f.*) |
| whooping cough | tos (*f.*) ferina, "coqueluche" (*f.*) |

## The abdomen — **El abdomen**

| | |
|---|---|
| abdominal cramps | retorcijones (*m. pl.*), retortijones (*m. pl.*) |
| appendix | apéndice (*m.*), "tripita" (*f.*) |
| black or dark stool | excremento (*m.*) negro u obscuro/oscuro |
| bloated | inflado(-a), aventado(-a) |
| to burp | eructar |
| colic | cólico (*m.*) |
| constipated | estreñido(-a), estítico(-a) |
| cramps | calambres (*m. pl.*) (*muscle*), cólicos (*m. pl.*) (*period*) |
| diarrhea, loose bowels | diarrea (*f.*), "estómago (*m.*) suelto," "chorro (*m.*)/chorrillo (*m.*)" |
| dysentery | disentería (*f.*), "cursio" (*m.*) |
| enlargement of the kidney/liver | agrandamiento (*m.*) del riñón/hígado |
| expel gas (to) | tener gas, "echar un pedo," "tirar un pedo" |
| gall, bile | hiel (*f.*), bilis (*f.*), "yel" (*m.*) |
| gall bladder | vesícula (*f.*) biliar |
| gallstones | cálculos (*m. pl.*) biliares, piedras (*f. pl.*) biliares |
| gastritis | gastritis (*f.*), inflamación (*f.*) del estómago |
| heartbeat (hunger pang) | latido (*m.*) |
| heartburn, acidity | agruras (*f. pl.*), acidez (*f.*) |
| "heat in the bladder" | "calor (*m.*) en la vejiga" |
| hepatitis | hepatitis (*f.*) |
| hernia | hernia (*f.*) |
| jaundice | ictericia (*f.*), piel (*f.*) amarillenta |
| kidney infection | infección (*f.*) de los riñones |
| nausea, vomiting | náuseas (*f.*), vómitos (*m.*) |
| pancreas | páncreas (*m.*) |
| peritonitis | peritonitis (*f.*) |
| stomach gas | gases (*m. pl.*) en el estómago |
| stomach pain | dolor (*m.*) de estómago |
| "spilling of bile" | derrame (*m.*) de bilis |
| swollen glands (in groin) | incordio (*m.*), encordio (*m.*) |
| swollen spleen | bazo (*m.*) inflamado/hinchado |

| | |
|---|---|
| upset stomach, nausea | **estómago** (*m.*) **revuelto** |
| upset stomach, indigestion, impaction, obstruction | **empacho** (*m.*) |
| ulcers | **úlceras** (*f. pl.*) |
| to vomit | **vomitar** |

## Anus, rectum, and genital organs
## Ano, recto, y órganos genitales

| | |
|---|---|
| amenorrhea | **amenorrea** (*f.*), **ausencia** (*f.*) **de menstruación** |
| atrophy of the testicles | **atrofia** (*f.*) **de los testículos/de los "bolas"/ de los "huevos"/de las "talagas", talegas** |
| bleeding (noun) | **desangramiento** (*m.*), **sangrado** (*m.*) |
| blennorrhagia, gonorrhea | **blenorragia** (*f.*), **gonorrea** (*f.*), **purgación** (*f.*) |
| bowel movement (to have a) | **obrar, defecar** |
| blood in the urine | **sangre** (*f.*) **en la orina** |
| burning sensation when urinating | **ardor** (*m.*) **al orinar, "quemazón"** (*f.*) |
| circumcision | **circuncisión** (*f.*) |
| "cold in the womb" | **"frío** (*m.*) **en la matriz"** |
| cyst in the ovaries | **quiste** (*m.*) **en los ovarios** |
| cyst on the penis | **quiste** (*m.*) **en el pene** |
| discharge from the penis/vagina | **secreción** (*f.*)**/desecho** (*m.*) **del pene/ de la vagina/flujo de la vagina** |
| dysmenorrhea | **dismenorrea** (*f.*) |
| excessive pain during period | **dolor** (*f.*) **excesivo durante la regla** |
| fibroids, tumors | **fibroma** (*f.*), **fibroides** (*m. pl.*), **tumores** (*m. pl.*) |
| fistula in the anus | **fístula** (*f.*) **en el ano** |
| fissure in the anus | **fisura** (*f.*) **en el ano** |
| flow, menstrual flow | **sangrado** (*m.*), **flujo** (*m.*), **flujo menstrual** |
| frigidity | **frigidez** (*f.*) |
| gonorrhea | **gonorrea** (*f.*), **purgación** (*f.*), **blenorragia** (*f.*) |
| heavy feeling in the abdomen | **pesadez** (*f.*) **en el abdomen** |
| hydrocele | **hidrocele** (*f.*) |
| hypertrophy of the prostate | **hipertrofia** (*f.*) **de la próstata** |
| hysterectomy | **histerectomía** (*f.*) |
| inflammation of the epidermis | **epidermitis** (*f.*) |

| | |
|---|---|
| loss of sexual desire | **pérdida** (*f.*) **de deseo sexual** |
| menopause, change of life | **menopausia** (*f.*), **cambio** (*m.*) **de vida** |
| menstrual period | **regla** (*f.*), **menstruación** (*f.*), **período** (*m.*), **"mes"** (*m.*) |
| pain during sexual intercourse | **dolor** (*m.*) **durante las relaciones sexuales** |
| pain or soreness in the ovaries | **dolor** (*m.*) **en los ovarios** |
| pain or soreness in the womb | **dolor** (*m.*) **en la matriz** |
| piles, hemorrhoids | **almorranas** (*f. pl.*), **hemorroides** (*m. pl.*) |
| polyps in the uterus | **pólipos** (*m. pl.*), **fibromas** (*f. pl.*) **en la matriz** |
| prolapse of the uterus | **"caída** (*f.*) **de la matriz"** |
| sterility | **esterilidad** (*f.*) |
| syphilis | **sífilis** (*f.*), **"sangre** (*f.*) **mala"** |
| torsion, twisting of testicles | **torsión** (*f.*) **de los testículos** |
| tumors | **tumores** (*m. pl.*) |
| to urinate | **orinar** |
| varicocele | **varicocele** (*f.*) |
| venereal disease, STDs, STIs | **enfermedades** (*f. pl.*) **venéreas** |
| venereal lesion, chancre | **úlceras** (*f.*), **chancro** (*m.*), **grano** (*m.*) |

| Extremities | **Extremidades o miembros** |
|---|---|
| to amputate | **amputar** |
| any defect of foot, ankle, knee | **patizambo** (*m.*), **chueco** (*m.*) |
| athlete's foot | **pie** (*m.*) **atleta** |
| blisters on the foot | **ampollas** (*f. pl.*) **en pie** |
| bow-legged | **corvo(-a), cascorvo(-a), "zambo(-a)"** |
| bunion | **juanete** (*m.*) |
| bursitis | **bursitis** (*f.*) |
| cold moist hands | **manos** (*m. pl.*) **frías y** (*f. pl.*) **húmedas** |
| corns; soft corns | **callos** (*m. pl.*); **callos** (*m. pl.*) **blandos** |
| enlargement/pain of joints | **engrandecimiento** (*m.*) **de/ dolor** (*m.*) **en las coyunturas/articulaciones** |
| flat foot | **pie** (*m.*) **plano** |
| fracture, broken bones | **fractura** (*f.*)/**quebradura** (*f.*)/ **rotura** (*f.*) **de los huesos** |
| gout | **gota** (*f.*), **podagra** (*f.*) |

| | |
|---|---|
| ingrown nail | uña (f.) enterrada |
| sprain | torcedura (f.), "falseado" (as in me falseé, from falsear) |
| to sprain, to twist | torcer, descoyuntar, dislocar, desconcertar |
| swelling of the ankles | hinchazón (f.)/inflamación (f.) de/en los tobillos |
| torn ligament; "pulled muscle" | ligamento (m.) roto; "un desgarre" |
| varicose veins | várices (f. pl.), venas (f. pl.) varicosas |
| wart | verruga (f.), mezquino (m.) |
| bottom of the foot (sole) | planta (f.) del pie |

| The skin | La piel |
|---|---|
| abrasion | raspadura (f.) |
| abscess | absceso (m.), postema (f.) |
| birthmark | lunar (m.), "mancha o marca (f.) de nacimiento" |
| blister | ampolla (f.) |
| boil, carbuncle | grano (m.) enterrado, nacido (m.), "tacotillo" (m.) |
| bruise | moretón (m.) |
| burn | quemadura (f.) |
| chapped skin; to chap | grieta (f.); agrietarse, "rajarse" |
| chilblain | sabañones (m. pl.), "saballones" (f. pl.) |
| cut (noun) | cortada (f.) |
| cyanosis | cianosis (f.), "piel (f.) azulada" |
| dermatitis | dermatitis (f.) |
| dry skin | piel (f.) seca, piel reseca |
| eczema | eczema (m.), eccema (m.) |
| eruption | erupción (f.) |
| erysipelas | erisipela (f.) |
| fester, a sore, bedsore | llaga (f.) |
| itch | picazón (f.), "comezón" (f.) |
| oily skin (face) | piel (f.) grasosa (cara) |
| shingles | herpes (m. pl.) zoster, culebrilla (f.) |

# APPENDIX A

# Verb Tables

# REGULAR VERBS

## Simple Tense

| | tomar<br>tomando<br>tomado | toser<br>tosiendo<br>tosido | sufrir<br>sufriendo<br>sufrido |
|---|---|---|---|
| INFINITIVE<br>PRESENT PARTICIPLE<br>PAST PARTICIPLE | | | |
| PRESENT | tomo<br>tomas<br>toma<br>tomamos<br>toman | toso<br>toses<br>tose<br>tosemos<br>tosen | sufro<br>sufres<br>sufre<br>sufrimos<br>sufren |
| FUTURE | tomaré<br>tomarás<br>tomará<br>tomaremos<br>tomarán | toseré<br>toserás<br>toserá<br>toseremos<br>toserán | sufriré<br>sufrirás<br>sufrirá<br>sufriremos<br>sufrirán |
| FUTURE (MOST COMMONLY USED) | voy a tomar<br>vas a tomar<br>va a tomar<br>vamos a tomar<br>van a tomar | Voy a toser<br>vas a toser<br>va a toser<br>vamos a toser<br>van a toser | voy a sufrir<br>vas a sufrir<br>va a sufrit<br>vamos a sufrir<br>van a sufrir |
| PRETERIT | tomé<br>tomaste<br>tomó<br>tomamos<br>tomaron | tosí<br>tosiste<br>tosió<br>tosimos<br>tosieron | sufrí<br>sufriste<br>sufrió<br>sufrimos<br>sufrieron |
| IMPERFECTO | tomaba<br>tomabas<br>tomaba<br>tomábamos<br>tomaban | tosía<br>tosías<br>totiá<br>tosíamos<br>tosías | sufría<br>sufrías<br>sufría<br>sufríamos<br>sufrían |
| CONDITIONAL | tomaría<br>tomarías<br>tomaría<br>tomaríamos<br>tomarían | tosería<br>toserías<br>tosería<br>toseríamos<br>toserían | sufriría<br>sufrirías<br>sufriría<br>sufriríamos<br>sufrirían |

| | tomar | toser | sufrir |
|---|---|---|---|
| IMPERATIVE UD | tome | tosa | sufra |
| TÚ | toma (no tomes) | tose (no tosas) | sufre (no sufras) |
| | tomen | tosan | sufran |
| PRESENT SUBJUNCTIVE | que tome | que tosa | que sufra |
| | que tomes | que tosas | que sufras |
| | que tome | que tosa | que sufra |
| | que tomemos | que tosamos | que suframos |
| | que tomen | que tosan | que sufran |
| PAST SUBJUNCTIVE | que tomara | que tosiera | que sufriera |
| | que tomaras | que tosieras | que sufrieras |
| | que tomara | que tosiera | que sufriera |
| | que tomáramos | que tosiéramos | que sufriéramos |
| | que tomaran | que tosieran | que sufrieran |

## Simple Tense

| | tomar | | toser | | sufrir | |
|---|---|---|---|---|---|---|
| PRETERIT | tomé<br>tomaste<br>tomó | tomamos<br>tomaron | tosí<br>tosiste<br>tosió | tosimos<br>tosieron | sufrí<br>sufriste<br>sufrió | sufrimos<br>sufrieron |
| PRESENT PERFECT | he<br>has<br>ha<br>hemos<br>han | tomado | | tosido | | sufrido |
| PAST PERFECT | había<br>habías<br>había<br>habíamos<br>habían | tomado | | tosido | | sufrido |
| FUTURE PERFECT | habré<br>habrás<br>habrá<br>habremos<br>habrán | tomado | | tosido | | sufrido |
| CONDITIONAL PERFECT | habría<br>habrías<br>habría<br>habríamos<br>habrían | tomado | | tosido | | sufrido |

| | | |
|---|---|---|
| PRESENT PERFECT SUBJUNCTIVE | que haya<br>que hayas<br>que haya<br>que hayamos<br>que hayan | tomado / tosido / sufrido |
| PAST PERFECT SUBJUNCTIVE | que hubiera<br>que hubieras<br>que hubiera<br>que hubiéramos<br>que hubieran | tomado / tosido / sufrido |

## IRREGULAR VERBS

| | yo | tú | él, ella, Ud. | nosotros | ellos, ellas, Uds. |
|---|---|---|---|---|---|
| INFINITIVE: **ser** | | | PRESENT PARTICIPLE: siendo | | PAST PARTICIPLE: sido |
| PRESENT | soy | eres | es | somos | son |
| FUTURE | seré | serás | será | seremos | serán |
| | voy a ser | vas a ser | va a ser | vamos a ser | van a ser |
| PRETERIT | fui | fuiste | fue | fuimos | fueron |
| IMPERFECTO | era | eras | era | éramos | eran |
| CONDITIONAL | sería | serías | sería | seríamos | serían |
| IMPERATIVE | | sé (no seas) | sea | seamos | sean |
| PRESENT SUBJUNCTIVE | que sea | que seas | que sea | que seamos | que sean |
| PAST SUBJUNCTIVE | que fuera | que fueras | que fuera | que fuéramos | que fueran |

| | yo | tú | él, ella, Ud. | nosotros | ellos, ellas, Uds. |
|---|---|---|---|---|---|
| INFINITIVE: **estar** | | | PRESENT PARTICIPLE: estando | | PAST PARTICIPLE: estado |
| PRESENT | estoy | estás | está | estamos | están |
| FUTURE | estaré | estarás | estará | estaremos | estarán |
| | voy a estar | vas a estar | va a estar | vamos a estar | van a estar |
| PRETERIT | estuve | estuviste | estuvo | estuvimos | estuvieron |
| IMPERFECTO | estaba | estabas | estaba | estábamos | estaban |
| CONDITIONAL | estaría | estarías | estaría | estaríamos | estarían |
| IMPERATIVE | | está (no estés) | esté | estemos | estén |
| PRESENT SUBJUNCTIVE | que esté | que estés | que esté | que estemos | que estén |
| PAST SUBJUNCTIVE | que estuviera | que estuvieras | que estuviera | que estuviéramos | que estuvieran |

| | *yo* | *tú* | *él, ella, Ud.* | *nosotros* | *ellos, ellas, Uds.* |
|---|---|---|---|---|---|
| INFINITIVE: **hacer** | | | PRESENT PARTICIPLE: haciendo | | PAST PARTICIPLE: hecho |
| PRESENT | hago | haces | hace | hacemos | hacen |
| FUTURE | haré | harás | hará | haremos | harán |
| | voy a hacer | vas a hacer | va a hacer | vamos a hacer | van a hacer |
| PRETERIT | hice | hiciste | hizo | hicimos | hicieron |
| IMPERFECTO | hacía | hacías | hacía | hacíamos | hacían |
| CONDITIONAL | haría | harías | haría | haríamos | harían |
| IMPERATIVE | | haz (no hagas) | haga | hagamos | hagan |
| PRESENT SUBJUNCTIVE | que haga | que hagas | que haga | que hagamos | que hagan |
| PAST SUBJUNCTIVE | que hiciera | que hicieras | que hiciera | que hiciéramos | que hicieran |
| INFINITIVE: **poner** | | | PRESENT PARTICIPLE: poniendo | | PAST PARTICIPLE: puesto |
| PRESENT | pongo | pones | pone | ponemos | ponen |
| FUTURE | pondré | pondrás | pondrá | pondremos | pondrán |
| | voy a poner | vas a poner | va a poner | vamos a poner | van a poner |
| PRETERIT | puse | pusiste | puso | pusimos | pusieron |
| IMPERFECTO | ponía | ponías | ponía | poníamos | ponían |
| CONDITIONAL | pondría | pondrías | pondría | podríamos | pondrían |
| IMPERATIVE | | pon (no pongas) | ponga | pongamos | pongan |
| PRESENT SUBJUNCTIVE | que ponga | que pongas | que ponga | que pongamos | que pongan |
| PAST SUBJUNCTIVE | que pusiera | que pusieras | que pusiera | que pusiéramos | que pusieran |

|  | yo | tú | él, ella, Ud. | nosotros | ellos, ellas, Uds. |
|---|---|---|---|---|---|
| INFINITIVE: **salir** | | PRESENT PARTICIPLE: **saliendo** | | PAST PARTICIPLE: **salido** | |
| PRESENT | salgo | sales | sale | salimos | salen |
| FUTURE | saldré | saldrás | saldrá | saldremos | saldrán |
|  | voy a salir | vas a salir | va a salir | vamos a salir | van a salir |
| PRETERIT | salí | saliste | salió | salimos | salieron |
| IMPERFECTO | salía | salías | salía | salíamos | salían |
| CONDITIONAL | saldría | saldrías | saldría | saldríamos | saldrían |
| IMPERATIVE | | sal (no salgas) | salga | salgamos | salgan |
| PRESENT SUBJUNCTIVE | que salga | que salgas | que salga | que salgamos | que salgan |
| PAST SUBJUNCTIVE | que saliera | que salieras | que saliera | que saliéramos | que salieran |

|  | yo | tú | él, ella, Ud. | nosotros | ellos, ellas, Uds. |
|---|---|---|---|---|---|
| INFINITIVE: **venir** | | PRESENT PARTICIPLE: **viniendo** | | PAST PARTICIPLE: **venido** | |
| PRESENT | vengo | vienes | viene | venimos | vienen |
| FUTURE | vendré | vendrás | vendrá | vendremos | vendrán |
|  | voy a venir | vas a venir | va a venir | vamos a venir | van a venir |
| PRETERIT | vine | viniste | vino | vinimos | vinieron |
| IMPERFECTO | venía | venías | venía | veníamos | venían |
| CONDITIONAL | vendría | vendrías | vendría | vendríamos | vendrían |
| IMPERATIVE | | ven (no vengas) | venga | vengamos | vengan |
| PRESENT SUBJUNCTIVE | que venga | que vengas | que venga | que vengamos | que vengan |
| PAST SUBJUNCTIVE | que viniera | que vinieras | que viniera | que viniéramos | que vinieran |

|  | yo | tú | él, ella, Ud. | nosotros | ellos, ellas, Uds. |
|---|---|---|---|---|---|
| INFINITIVE: **tener** |  |  | PRESENT PARTICIPLE: teniendo |  | PAST PARTICIPLE: tenido |
| PRESENT | tengo | tienes | tiene | tenemos | tienen |
| FUTURE | tendré | tendrás | tendrá | tendremos | tendrán |
|  | voy a tener | vas a tener | va a tener | vamos a tener | van a tener |
| PRETERIT | tuve | tuviste | tuvo | tuvimos | tuvieron |
| IMPERFECTO | tenía | tenías | tenía | teníamos | tenían |
| CONDITIONAL | tendría | tendrías | tendría | tendríamos | tendrán |
| IMPERATIVE |  | ten (no tengas) | tenga | tengamos | tengan |
| PRESENT SUBJUNCTIVE | que tenga | que tengas | que tenga | que tengamos | que tengan |
| PAST SUBJUNCTIVE | que tuviera | que tuvieras | que tuviera | que tuviéramos | que tuvieran |

| INFINITIVE: **traer** |  |  | PRESENT PARTICIPLE: trayendo |  | PAST PARTICIPLE: traído |
|---|---|---|---|---|---|
| PRESENT | traigo | traes | trae | traemos | traen |
| FUTURE | traeré | traerás | traerá | traeremos | traerán |
|  | voy a traer | vas a traer | va a traer | vamos a traer | van a traer |
| PRETERIT | traje | trajiste | trajo | trajimos | trajeron |
| IMPERFECTO | traía | traías | traía | traíamos | traían |
| CONDITIONAL | traería | traerías | traería | traíamos | traían |
| IMPERATIVE |  | trae (no traigas) | traiga | traigamos | traigan |
| PRESENT SUBJUNCTIVE | que traiga | que traigas | que traiga | que traigamos | que traigan |
| PAST SUBJUNCTIVE | que trajera | que trajeras | que trajera | que trajéramos | que trajeran |

## INFINITIVE: decir  PRESENT PARTICIPLE: diciendo  PAST PARTICIPLE: dicho

|  | yo | tú | él, ella, Ud. | nosotros | ellos, ellas, Uds. |
|---|---|---|---|---|---|
| PRESENT | digo | dices | dice | decimos | dicen |
| FUTURE | diré | dirás | dirá | diremos | dirán |
|  | voy a decir | vas a decir | va a decir | vamos a decir | van a decir |
| PRETERIT | dije | dijiste | dijo | dijimos | dijeron |
| IMPERFECTO | decía | decías | decía | decíamos | decían |
| CONDITIONAL | diría | dirías | diría | diríamos | dirían |
| IMPERATIVE |  | di (no digas) | diga | digamos | digan |
| PRESENT SUBJUNCTIVE | que diga | que digas | que diga | que digamos | que digan |
| PAST SUBJUNCTIVE | que dijera | que dijeras | que dijera | que dijéramos | que dijeran |

## INFINITIVE: oir  PRESENT PARTICIPLE: oyendo  PAST PARTICIPLE: oído

|  | yo | tú | él, ella, Ud. | nosotros | ellos, ellas, Uds. |
|---|---|---|---|---|---|
| PRESENT | oigo | oyes | oye | oímos | oyen |
| FUTURE | oiré | oirás | oirá | oiremos | oirán |
|  | voy a oir | vas a oir | va a oir | vamos a oir | van a oir |
| PRETERIT | oí | oíste | oyó | oímos | oyeron |
| IMPERFECTO | oía | oías | oía | oíamos | oían |
| CONDITIONAL | oiría | oirías | oiría | oiríamos | oirían |
| IMPERATIVE |  | oye (no oigas) | oiga | oigamos | oigan |
| PRESENT SUBJUNCTIVE | que oiga | que oigas | que oiga | que oigamos | que oigan |
| PAST SUBJUNCTIVE | que oyera | que oyeras | que oyera | que oyéramos | que oyeran |

| | yo | tú | él, ella, Ud. | nosotros | ellos, ellas, Uds. |
|---|---|---|---|---|---|
| INFINITIVE: **dar** | | PRESENT PARTICIPLE: **dando** | | PAST PARTICIPLE: **dado** | |
| PRESENT | doy | das | da | damos | dan |
| FUTURE | daré | darás | dará | daremos | darán |
| | voy a dar | vas a dar | van a dar | vamos a dar | van a dar |
| PRETERIT | di | diste | dió | dimos | dieron |
| IMPERFECTO | daba | dabas | daba | dábamos | daban |
| CONDITIONAL | daría | darías | daría | daríamos | darían |
| IMPERATIVE | | da (no des) | dé | demos | den |
| PRESENT SUBJUNCTIVE | que dé | que des | que dé | que demos | que den |
| PAST SUBJUNCTIVE | que diera | que dieras | que diera | que diéramos | que dieran |

| | yo | tú | él, ella, Ud. | nosotros | ellos, ellas, Uds. |
|---|---|---|---|---|---|
| INFINITIVE: **ir** | | PRESENT PARTICIPLE: **yendo** | | PAST PARTICIPLE: **ido** | |
| PRESENT | voy | vas | va | vamos | van |
| FUTURE | iré | iras | irá | iremos | irán |
| | voy a ir | vas a ir | va a ir | vamos a ir | van a ir |
| PRETERIT | fuí | fuiste | fue | fuimos | fueron |
| IMPERFECTO | iba | ibas | iba | íbamos | iban |
| CONDITIONAL | iría | irías | iría | iríamos | irían |
| IMPERATIVE | | ve (no vayas) | vaya | vayamos | vayan |
| PRESENT SUBJUNCTIVE | que vaya | que vayas | que vaya | que vayamos | que vayan |
| PAST SUBJUNCTIVE | que fuera | que fueras | que fuera | que fuéramos | que fueran |

|  | yo | tú | él, ella, Ud. | nosotros | ellos, ellas, Uds. |
|---|---|---|---|---|---|
| INFINITIVE: **haber** | | PRESENT PARTICIPLE: habiendo | | PAST PARTICIPLE: habido |
| PRESENT | he | has | ha | hemos | han |
| FUTURE | habré | habrás | habrá | habremos | habrán |
| | voy a haber | vas a haber | va a haber | vamos a haber | van a haber |
| PRETERIT | hube | hubiste | hubo | hubimos | hubieron |
| IMPERFECTO | había | habías | había | habíamos | habían |
| CONDITIONAL | habría | habrías | habría | habríamos | habrían |
| PRESENT SUBJUNCTIVE | que haya | que hayas | que haya | que hayamos | que hayan |
| PAST SUBJUNCTIVE | que hubiera | que hubieras | que hubiera | que hubiéramos | que hubieran |

*Note:* The above conjugations are generally followed by past participles, such as tomado, tosido, sufrido, hecho, visto, vuelto, roto.

# Dialogues and Monologues: English Translations

**Note:** The terms in brackets are either literal translations or words and expressions not stated in Spanish that are implicitly understood when translated into English. The terms in parentheses are the alternatives given in the dialogue or monologue.

### DIÁLOGO 1.1 | Introductions—Greeting your patient

| | |
|---|---|
| DOCTOR/NURSE | Good morning, Mrs. Gómez. I'm Dr. Pérez. (I'm Bob/Sandra, your nurse.) |
| PATIENT | It's nice to meet you! |
| DOCTOR/NURSE | Do you prefer [to be called] Juana or Mrs. Gómez? |
| PATIENT | I prefer Juana, please. |
| DOCTOR/NURSE | Fine, Juana. Come right this way and please take a seat. [Come in and sit down.] |
| PATIENT | Thank you, doctor. (Thank you, sir/madam.) |

### DIÁLOGO 1.8 | Beginning a patient interview

| | |
|---|---|
| DOCTOR/NURSE | Good morning, Mrs. Gómez. I'm Dr. Pérez. (I'm Bob/Sandra, your nurse.) |
| PATIENT | It's nice to meet you! |
| DOCTOR/NURSE | Do you prefer [to be called] Juana or Mrs. Gómez? |
| PATIENT | I prefer Juana, please. |
| DOCTOR/NURSE | Fine, Juana. Come right this way and please have a seat. [Come in and sit down.] |
| PATIENT | Thank you, doctor. (Thank you, sir/madam.) |
| DOCTOR/NURSE | What seems to be the problem? [What brings you here today?] How do you feel? [How are you feeling?] |
| PATIENT | Oh, doctor (sir/madam), my head hurts and my eyes hurt me. |

| | |
|---|---|
| DOCTOR/NURSE | Where does your head hurt? What part? |
| PATIENT | Here, doctor (sir/madam). |

## DIÁLOGO 2.2 | Taking vital signs

| | |
|---|---|
| NURSE | Good morning, Mrs. Gómez. I'm Bob/Sandra, your nurse. |
| PATIENT | Nice to meet you. |
| NURSE | Do you prefer Juana or Mrs. Gómez? |
| PATIENT | I prefer Juana, please. |
| NURSE | Fine [Very well], Juana. Come right in and sit down. |
| PATIENT | Thank you, sir (madam). |
| NURSE | Is this your first visit? |
| PATIENT | No, it's the [my] second. |
| NURSE | Ah, okay [good]. Please get on the scale. I need to weigh you. Fine. You weigh 50 kilos. |
| PATIENT | Oh, no! I weigh a lot! |
| NURSE | No, it's not much. I also need to take your blood pressure— your arm, please. |
| PATIENT | Okay, here it is. |
| NURSE | Fine. It's 140 over 100. |
| PATIENT | Is it okay [all right/good]? |
| NURSE | It's a little [a bit] high, and now for your pulse. . . . Good, it's 72. Please open your mouth. I need to take your temperature. |
| PATIENT | Okay, sir (madam). |
| NURSE | It's 98 point 6 degrees. |
| PATIENT | Is it normal? |
| NURSE | Yes, Juana, it's fine, too. Thánk you. The doctor will be here in just a moment. |

## DIÁLOGO 2.6 | Chief complaints

| | |
|---|---|
| DOCTOR | What seems to be the problem? [What brings you here today?] How are you feeling? |
| PATIENT | Oh, doctor, my head hurts and my eyes hurt me. |
| DOCTOR | Where does it hurt? What part of your head? |
| PATIENT | Here, doctor. What do I need? |
| DOCTOR | Well, let's see . . . your blood pressure is a bit high. Your temperature is normal and your pulse [is] too. It's neither fast nor slow. For the moment, Juana, you need to take two aspirins for your headache. |
| PATIENT | How often? |

DOCTOR    You need to take two aspirins, four times a [per] day. Also, the lab tech needs to take a urine and blood sample.
PATIENT   Okay, doctor, and [by] when do you need the samples?
DOCTOR    First, Juana, you need to make an appointment with the receptionist for tomorrow.
PATIENT   Okay [Fine], thank you, doctor.

## DIÁLOGO 3.6 | Basic interview

DOCTOR    Good morning, Mrs. Sánchez. I'm Dr. Brown.
SEÑORA    Good morning, doctor. It's nice to meet you.
DOCTOR    How are you?
SEÑORA    I'm sick. I don't feel well [I'm not well], doctor.
DOCTOR    What seems to be the problem? (What hurts?)
SEÑORA    My head, stomach, and nose hurt me, and my whole body in general.
DOCTOR    How long have you had these problems? [For how much time do you have these problems?]
SEÑORA    It's been two days. [For two days./It makes two days.]
DOCTOR    Are you taking [Do you take] any medicine or remedies now, ma'am?
SEÑORA    Yes, doctor, I'm drinking [I drink/take] tea and some pills.
DOCTOR    What are the pills and tea called?
SEÑORA    Well, doctor, it's chamomile tea, and they're little white pills.
DOCTOR    Okay, you need to call the receptionist with the names of the pills. Do the pills help you, ma'am?
SEÑORA    "Wull" [Well], I don't know. They relieve the discomforts a bit, but tea is always helpful [always helps].
DOCTOR    Okay, then, very well, and now you need a physical exam. Please take off your clothes and put on the gown. Excuse me. I'll be back in a moment. (I'll be right back.)
SEÑORA    Yes, doctor.

## DIÁLOGO 3.6 | Basic interview (take II)

DOCTOR    What seems to be the problem? (What hurts?)
SEÑORA    My head, stomach, and nose hurt me, and [actually] my whole body in general.
DOCTOR    For how long have you had the [these] problems?
SEÑORA    Well, I don't know, doctor, it's been two or three days.
DOCTOR    Are you taking medicine or any remedies now, ma'am?

SEÑORA    Yes, doctor, I'm drinking tea and [taking] some pills.

DOCTOR    What are the pills and tea called?

SEÑORA    Well, doctor, it's chamomile tea and [some] little white pills. I don't know the name; they're from my friend [my child's godmother].

DOCTOR    Okay, ma'am, you need to call the receptionist with the names of the pills. Do the pills help?

SEÑORA    "Wull," I don't know. They relieve the discomforts a bit, but the tea always helps.

DOCTOR    Okay, ma'am. Do you have a fever, chills, or exhaustion?

SEÑORA    Yes, I have a fever and some chills, but I'm not very exhausted [I don't have exhaustion]. But I've been vomiting, also.

DOCTOR    Oh, but are you dizzy, have a runny nose, or feel weak?

SEÑORA    Well, you see, [It's just that] doctor, yes, I am dizzy and I feel weak. Doctor, it's just that generally I'm constipated, but now I have diarrhea. I feel like my body is aching all over. [I feel like that I have my body all cut up].

DOCTOR    Um . . . Do you have a cough or phlegm as well [also]?

SEÑORA    I have a slight [a bit of a] cough, but I don't have phlegm.

DOCTOR    Okay [Oh], and it's been two or three days that you've been having these problems. (Well, ma'am,) You [You'll] need a physical exam. Please take off your clothing and put on the [this] gown. Excuse me and I'll be back in a moment.

SEÑORA    Okay [Yes], doctor.

### DIÁLOGO 3.7 | Qualifying and quantifying pain

DOCTOR    Sir, what kind of pain is it? Is it sharp like needles or [sharp] like a knife or not [any of these]?

SEÑOR    No, doctor, it just comes and goes.

DOCTOR    Is the pain slight, moderate, or strong?

SEÑOR    No, well, doctor, it's just that it's strong when it comes [does come].

### DIÁLOGO 4.8 | A pediatric visit

DOCTOR    Good morning, Mrs. Sánchez. I'm Dr. Brown.

SEÑORA    Good morning, doctor. It's nice to meet you.

DOCTOR    How are you [doing]?

SEÑORA    I'm fine, doctor. It's [just] that my son, Joselito Manuel [Little Joey] is sick.

| | |
|---|---|
| DOCTOR | Oh, poor thing. What seems to be the little one's problem? What (Such) a strong, manly boy! |
| SEÑORA | Thank you, doctor. His head, stomach, and throat hurt him, and his whole body in general. |
| DOCTOR | For how long has he had these problems? |
| SEÑORA | I don't know, doctor, for [about] two or three days. |
| DOCTOR | Is he taking medicine, tea or (any) home remedies now, Mrs. [Sánchez]? |
| SEÑORA | Yes, doctor, he's drinking tea, and [takes/is taking] some pills for children. |
| DOCTOR | What pills and tea? [What are the pills and tea called?] |
| SEÑORA | Well, doctor, it's chamomile tea, and they're little white pills. I don't know their name. They're from my friend. |
| DOCTOR | Okay, Mrs. Sánchez, you need to call the receptionist with the names of the pills. Do the pills help Joselito, ma'am? |
| SEÑORA | Well, I don't know. They relieve the discomfort a bit, but the tea always helps. |
| DOCTOR | Okay, Mrs. Sánchez. Does little Joselito have a fever or chills? Does he eat [Is he eating] well? |
| SEÑORA | Yes, he has a fever and chills, but he doesn't have (much) appetite. |
| DOCTOR | How high is the fever, Mrs. Sánchez? |
| SEÑORA | Well, doctor, it's just that, I don't know. I don't have a thermometer at home. |
| DOCTOR | Don't worry! We'll take his temperature now. Um, does he have a cough? |
| SEÑORA | Yes, doctor, he has a slight cough and he also has phlegm. |
| DOCTOR | What color is the phlegm? |
| SEÑORA | It doesn't have a [any] color, doctor, it's clear. |
| DOCTOR | Well [that's] good, now little José needs a physical exam. I need to take off [remove] your son's clothes and examine him. |
| SEÑORA | Oh, of course, doctor. [Okay, yes, doctor.] |

## DIÁLOGO 4.10 | Emergency room—difficulty breathing

| | |
|---|---|
| DOCTOR | Good morning, Mrs. Valdez. How are you [doing]? And your husband and your other children? |
| SEÑORA | Very well [Just fine], doctor, we're all [doing] very well, except José Manuelito here. He has a cold and a cough. |
| DOCTOR | Oh, I see [understand], Mrs. Valdez. Well, then I need to examine José Manuelito [little José] now. I'm going to look at |

|          | his ears and throat, and also [am going to] listen to his lungs and heart. |
| SEÑORA | Is there a problem, doctor? |
| DOCTOR | When did the cough begin? (For how long has he had a cough?) |
| SEÑORA | Well, more or less three days ago. |
| DOCTOR | Is this the first time that he has had [suffered from] these symptoms? Does he have a lot of colds and coughing? |
| SEÑORA | Yes, doctor, every winter. |
| DOCTOR | Oh, I understand. Does he cough more in the morning or at night? |
| SEÑORA | Well, doctor, he coughs more at night when he goes to bed (I put him to bed). But sometimes he coughs in the morning too. |
| DOCTOR | What kind of cough is it? [What is the cough like?] What does it sound like? Is it a dry, hoarse cough or a cough with phlegm? |
| SEÑORA | It's a strong cough, like a seal's bark [dog's bark]. He also has a lot of difficulty breathing when he coughs. |
| DOCTOR | Is there anyone else [Are there other people] sick in your house (household) now? |
| SEÑORA | Well, we're all fine; except it's just that [it's only that] all the [my] kids [do] have the flu. |
| DOCTOR | Then, [your answer is] yes, they are all sick. |
| SEÑORA | Well, yes, doctor. But, what does my son need . . . does he need IV fluids, shots, amoxicillin . . . ? |
| DOCTOR | Don't worry, Mrs. Valdez. In just a while I'm going to prescribe medicine [for him]. |

## MONÓLOGO 5.1 | The family

Let's meet the García family.

| WOMAN | My name is Carmen Romero de García, and I am a woman. I am also a mother and a wife. I have a husband and his name is Carlos García. |
| MAN | My name is Carlos García Flores, and I am a man. I am also a father and a husband. I have a wife and her name is Carmen Romero de García. |
| NARRATOR | The mother and the father are the parents. The parents have two children. |
| GIRL | Hi! I am the Garcías' daughter. I am a child or a young girl. My name is Carmencita. I have a mother, a father, |

and a brother. My brother's name is Carlitos. He is eight years old. I am ten. I am older and he is younger.

BOY    Hi! I am the Garcías' son. I am a child or a young boy. My name is Carlitos. I have a mother, a father, and a sister. My sister's name is Carmencita. She is ten years old. I am eight.

NARRATOR    Carmencita and Carlitos are the García children. The Garcías—Mrs. and Mr.—are the parents. Carmencita and Carlitos are siblings [sister and brother].

## MONÓLOGO 6.6 | A physical exam

(The doctor is conducting a physical exam.)

Good morning, Mrs. . . . I need to [I'm going to] examine you, okay? / First, I'm going to examine your eyes. Please, look at the [this] light. / Good, stick out your tongue, please. / Thank you, [now] please open your mouth and say "Ah." / Swallow, please. / Thank you. Now I want to listen to your lungs. / Take a deep breath through your mouth, please. [Breathe deeply through your mouth, please.] / Again . . . again. / Cough, please. / Lie down! / Bend your knees, please. / Relax, I need to palpate [examine] your stomach. / Thank you. Sit up again. / Relax your leg . . . thank you. / Fine, that's all. / You can [may] get dressed now and I'll return in a moment. (I'll be right back.)

## MONÓLOGO 6.7 | A neurological exam

Good afternoon. . . . Come in, please. . . . Have a seat here. [Sit down, here.] / I'm going to give you a neurological exam. / Please look here. / Follow my finger with your eyes, but don't move your head. / Do you hear this? (Can you hear this?) / Lift [Raise] your eyebrows. Lower your eyebrows. / Close your eyes. Open your eyes. / [Give me] A big smile, please. / Do this. Inflate your cheeks. / Push against my hand with your head. Resist. / Now against my other hand. Resist. / Bite [down] very hard. Like this. Lift up [Shrug or raise] your shoulders. / Squeeze my fingers hard. / Push against my hands. Resist. Pull my hands. Resist. / Stand up. Close your eyes. Open your eyes. Walk straight ahead. / Turn around and walk on your heels. / Turn around and walk on your tiptoes. / Touch my finger with your finger. Touch your nose with your finger. Again. [Another time.] Again. / Raise your arms in front of you, palms up [upward]. Now, palms down, palms up, palms down, . . . Faster. Fine. Thank you. / Sit down and extend your legs (feet). Do you feel this? / Do you feel more here or here? / Thank you very much. Wait here, [for just] a moment.

## MONÓLOGO 7.3 | Pap smear

Is it [this] your first pap smear? / I am going to examine you in general, and examine your breasts and genital area, as well. / I need to examine your thyroid gland. I am going to listen to your heart. / I am going to listen to your lungs. Please, take a deep breath [breathe deeply] through your mouth. / Lie down, please. / Place (Put) your feet here. / I am going to listen to your heart again—and now your stomach. / Now I need to examine your breasts. Do you examine your breasts at home? Do you notice anything that worries you? / Now I am going to apply [put] pressure on your stomach. Does it [this] hurt? / Move down, please. [Move more toward me, please.] / These are [That's just] my hands . . . These are [That's just] my fingers. / Now, I am going to insert the speculum. You are going to feel [You will feel] a bit of pressure now. / Here are the cultures and the exam sample. / And now I am going to insert my fingers [in order] to examine you. / Okay, that's all. You can move back and sit up now. / In [just] a moment the nurse will take the samples to the lab. Later [Then] I'll return with some of the results and we'll talk more. / You can get dressed now.

## MONÓLOGO 7.7 | Blood test

Madam, [give me] your right arm, please. I want to get a blood sample. / Hold out your arm, and please keep it straight. / Don't bend it. / Hold still, please. I'm going to put on the tourniquet. / Please make a fist. / The needle hurts a little at first, but not for long. / Don't be afraid. It's fast. / Now, open your hand and put pressure on your arm to hold the cotton in place.

## MONÓLOGO 7.8 | Urine test

Now I need a sample of your urine.

(*For women*) Take the disposable towels with you to the bathroom and wash your hands. Separate your labia with the disposable towels. Then, you need to clean each labium [side] from the front toward the back and between the labia. Begin to urinate (You can urinate) in the toilet, then in the jar, and finish urinating in the toilet. Put the lid [top] on the jar and leave it in the little window (on the shelf/cabinet). And wash your hands afterwards.

(*For men*) You need to clean yourself around your penis. Begin by urinating in the toilet, then in the jar, and you need to finish by urinating in the toilet. Put the lid [top] on and leave the jar on the shelf (on the cabinet, in the little window). And wash your hands afterwards.

## MONÓLOGO 7.9 | Sputum test

Take this jar home with you. / Tomorrow morning, cough deeply two or three times. / Spit the phlegm in the jar. / Then [Later], please bring it to the lab.

## MONÓLOGO 7.10 | Skin tests

Please hold out your arm and don't move [hold still]. The technician is going to do some skin tests [on you]. One is for TB and the other is for valley fever [coccidioidomycosis]. / The first is in your right arm. The second is in your left arm. / Please observe your skin for a swelling or reddening reaction. / Please do not scratch the area. / If you have any of these reactions after 24 hours, return to the clinic [doctor's office]. / I want to see you in my office the day after tomorrow.

## MONÓLOGO 7.11 | Taking X rays

The technician needs to take X rays. / So, come tomorrow at 8:00 in the morning. / You can wash out [brush] your mouth or teeth, without swallowing water. / Then, you need to drink a liquid in order to [so that we can] see your internal organs.

## DIÁLOGO 7.12 | Results and diagnosis

DOCTOR    Okay, sir, your blood, urine, and sputum are normal. But the skin test and X ray show a slight variation in your right lung. This indicates that you have the beginnings of an illness that's very common in this area and climate called valley fever.

SEÑOR    What should I do, doctor?

DOCTOR    Don't worry. With a diet high in proteins [a high-protein diet] and with a lot of rest, you will get better in [about] three months.

SEÑOR    At least I know what I have. I feel a little calmer [knowing]. But, I can't miss so much work.

DOCTOR    Well, sir, you [just] need to get better. I'm going to prescribe some vitamins for you, and continue with [stay on] this diet for two months.

**DIÁLOGO 8.7** | **An emergency room visit for a failed treatment of an ear infection**

DOCTOR  Good morning, Mrs. Soto. How is it [are things] going for you? How is little Jaime coming along with his ear infection?

SEÑORA  Well, doctor, I'm fine, but my son is still sick. He hasn't gotten better. He still has a fever and a cold.

DOCTOR  Did you give little Jaime the antibiotics that I prescribed for him the last visit?

SEÑORA  Yes, doctor, but it seems to me that the medicine didn't work.

DOCTOR  Let's see, Mrs. [Soto]. How did you give him the medicine? How much and how many times a day did you give him the antibiotics?

SEÑORA  Well, I gave him a teaspoonful once a day, doctor.

DOCTOR  *(Thinking to himself)* That's why . . . no wonder . . . she didn't listen to me. She could have avoided this visit, but she didn't follow my instructions the first time.

DOCTOR  *(Speaking aloud)* Aha, well, Mrs. [Soto], a teaspoonful is fine, but he needs to take the medicine three times a day for ten days. It's very important to take the exact dosage [amount].

SEÑORA  Ay! How embarrassing, doctor. What should I do?

DOCTOR  Well, Mrs. Soto, I'm going to prescribe antibiotics for him again, but you need to be very careful with the instructions. This time *(because it's the second time)* you have to give little Jaime one teaspoonful, but two times per day for a period of one week. Am I being clear?

SEÑORA  Yes, doctor, now I understand . . . a teaspoonful two times each day and for a whole week. But, can I give him Tylenol or is it okay to give him Motrin as well, with the medicine you prescribed?

DOCTOR  Yes, the antibiotic works well with either Tylenol or Motrin for the pain and fever. It's okay, but only [give him] the antibiotic with Tylenol or the antibiotic with Motrin, he shouldn't take the three medicines together. Am I being clear? [Do you understand?]

SEÑORA  Yes, doctor.

DOCTOR  Do you have any other question or concern?

SEÑORA  No, doctor, I think that's all.

DOCTOR  Good, Mrs. Soto, call me if you have [any] questions or doubts, and take care of yourself and little Jaime. May it go well for you!

SEÑORA  The same to you, doctor, thank you.

## DIÁLOGO 8.8 | An asthma attack in the emergency room

(The emergency room: an adult with an asthma attack)

DOCTOR   Good evening, sir. I know you have difficulty breathing. Try not to speak, please, and breathe deeply into this nebulizer. Very good, Mr. López. Afterwards, I am going to speak with you about your medical history and examine you in general. But now I need to listen to your heart and lungs.

DOCTOR   *(after 10 minutes)* Do you feel better now? I see that you are no longer wheezing.

SEÑOR    Yes, doctor, I can breathe better now. I feel better, thank you. I've had asthma for twenty years, but this is the worst attack that I've [ever] had in my whole life.

DOCTOR   Ah, well, what happened this time, Mr. López?

SEÑOR    Well, this attack came on suddenly. I was at home, I was working and painting and I began to cough. Then I began to wheeze. I grabbed my inhaler and took [gave myself] two puffs, but it didn't help me. After a half hour of suffering, my wife finally took [brought] me to the hospital.

DOCTOR   That's good [then]. Aside from [Besides] asthma, do you have any other illnesses?

SEÑOR    Yes, doctor, I have high blood pressure and take Vasotec.

DOCTOR   Do you have allergies to any medication [problems with or allergic reactions to any medicines]?

SEÑOR    Well, when I took penicillin once, I got a rash.

DOCTOR   Do you have any relatives [family members] who have or have had diabetes or heart problems?

SEÑOR    Yes, diabetes, but, thank God, I don't yet.

DOCTOR   Okay, Mr. López, the lab tech is going to take some X rays of your lungs, and then I am going to examine you completely [give you a complete exam].

SEÑOR    That's fine, doctor. Thank you very much.

DOCTOR   Good, I'll be right back.

## DIÁLOGO 9.4 | A patient with abdominal pain

DOCTOR   Good morning, Mr. Gómez. Come in and have a seat, please. I'm Doctor Martínez.

PATIENT  Thank you, doctor. It's nice to meet you.

DOCTOR   Fine, do you prefer Rafael or Mr. Gómez?

PATIENT  I prefer Rafael, please.

DOCTOR   Well, then, Rafael, tell me, what seems to be the problem?

PATIENT  Well, doctor, my gut hurts.

DOCTOR   Since when (For how long) has it been hurting you, Rafael?

PATIENT   Okay, well, doctor, it's [just] that the pain began about two or three days ago.

DOCTOR   What kind of pain is it? Is it sharp, fixed [in one place], or does it come and go?

PATIENT   Well, doctor, it comes and goes, but when I have it, it's very strong [painful].

DOCTOR   Well, is it like cramps (abdominal pains)?

PATIENT   Yes, doctor. That's how it is . . . like a cramp.

DOCTOR   Okay. Do you have other symptoms like diarrhea, vomiting, or a fever?

PATIENT   About two or three days ago I had a fever and diarrhea. I've never had vomiting, but I don't have any of these symptoms now, and that's why this pain concerns me [has me worried], doctor.

DOCTOR   Don't worry, Rafael. Tell me, how did the pain begin: after eating, spontaneously [suddenly, without warning], or after some physical exertion?

PATIENT   Ay, doctor! The truth is that it happened a few days ago at my daughter's birthday party. I think I ate too much, and at night the pain came on very strong with diarrhea. Afterward, in the morning I had a fever, but it went away with some aspirins, and I haven't had any diarrhea since yesterday.

DOCTOR   Okay, Rafael, don't be distressed [don't get upset]. I need to examine your abdomen. Please lie down here. Rafael, show me with your finger where it hurts. Tell me if it hurts when I apply pressure.

PATIENT   It's there, doctor, right there when you put pressure [on it]. Ay, it hurts!

DOCTOR   It's over [I'm done] now, Rafael. Stand up, but first sit up and then you can stand to avoid dizziness. It appears that your pain will be relieved with this medication, but the technician also needs to do [to run] some tests.

PATIENT   Okay, doctor, and how do [should] I take the medicine?

DOCTOR   I'll explain it to you now. Take one tablet every eight hours for five days. Is that clear? (Did you understand?) Or in other words, three times a day, before breakfast, before lunch, and before dinner.

PATIENT   I understand, and when do I need to go for the analysis [tests]?

DOCTOR   Make the appointment for tomorrow and return here within five days, in other words, next Monday.

PATIENT  Thank you, doctor; see you [we'll see each other] in five days.

DOCTOR  I'll see you [We'll see each other] on Monday. Take good care of yourself, Rafael!

## DIÁLOGO 10.7 | Sexually transmitted diseases (STDs or STIs)

MRS. SOTO  I need to make an appointment with the doctor.

NURSE  Why, ma'am? What are your symptoms?

MRS. SOTO  I don't know, but it burns a lot when I urinate and a liquid comes out.

NURSE  What color is the discharge?

MRS. SOTO  It's green and it doesn't smell very good.

NURSE  Do you have (any) sores or lesions?

MRS. SOTO  No, miss.

NURSE  When did the burning start and when did the discharge begin?

MRS. SOTO  Ay, well, I don't know, but about two weeks ago more or less (it's been about two weeks).

NURSE  And does your partner have these symptoms?

MRS. SOTO  Ay, well, I don't know. I'm embarrassed, but he said he has herpes.

NURSE  You didn't use protection, like condoms, when you had sexual relations?

MRS. SOTO  No, miss. My husband doesn't like to use condoms.

NURSE  It is very important to use condoms when you have sexual relations. If you don't use protection you are taking a big health risk. You can get venereal diseases and even AIDS.

MRS. SOTO  Oh my God!

NURSE  It looks like you have gonorrhea. You need to go to the venereal disease (Sexually Transmitted Disease) clinic.

NARRATOR  *At the VD clinic*

NURSE  How long have you had these symptoms?

MRS. SOTO  For about two weeks.

NURSE  When was the last time you had sexual relations?

MRS. SOTO  I think about five days ago, more or less.

NURSE  Well, then, the doctor has to talk to your partner, ma'am.

MRS. SOTO  Oh no! Why?

NURSE  Gonorrhea is a very contagious disease and he needs treatment, and the sooner the better.

| | |
|---|---|
| MRS. SOTO | But I didn't sleep with anyone else. I've only been with my husband. |
| NURSE | I understand, ma'am, but I have to treat him also. |
| MRS. SOTO | I don't like this idea because he is going to become angry with me. |
| NURSE | But if you have only had sexual relations with your husband, then he is the one who gave it to you. Don't worry, ma'am! The doctor is going to talk to your husband. But during your treatment, you must not drink alcoholic beverages—not even beer or wine. You shouldn't (must not) have sexual relations either. You two are going to continue infecting one another. |
| MRS. SOTO | Well, OK, when do I have to come back? |
| NURSE | Come back Friday at 10:30 in the morning. |
| MRS. SOTO | OK. See you Friday! |
| NURSE | OK, Mrs. Soto. Don't worry! The doctor is going to speak to your husband and (is going to) make him understand the situation. |
| MRS. SOTO | Thank you, miss. See you (We'll see each other) on Friday. |

### DIÁLOGO 11.2 | A child who needs to lose weight

| | |
|---|---|
| PA | Good afternoon, Mrs. López. I'm Bob, your Physician Assistant. Ma'am, unfortunately, it's that your son, little Jimmy, is going to have to lose weight. |
| MRS. LÓPEZ | Yes, doctor, I know you're right, but Jimmy doesn't stop eating, he's always eating (gulping down) sweets and drinks a lot of sodas. It seems that he's always hungry and his weight worries me quite a bit, doctor. Look (Just imagine), he weighs 72 kilos and is only 9 years old. |
| PA | He has to lose weight because obesity is very dangerous. Jimmy will have to follow a very strict diet. |
| MRS. LÓPEZ | Doctor, I worry a lot because my father has heart problems and my grandfather died of complications from diabetes. Many people in my family have diabetes. Is it true that obesity causes this disease? |
| PA | It is true that obesity could contribute to diabetes and also to heart problems. That is why we must be very careful. I am going to give you a list of foods that your son should eat. Would (Will) he eat what's on this list? Would (Will) he follow such a strict diet? |
| MRS. LÓPEZ | I will try to make him (do so), doctor. |

| | |
|---|---|
| PA | Well (OK but), I'm not a doctor, I'm a Physician Assistant. But, at any rate, in order to not frustrate Jimmy, he could (can) chose from a variety of foods. These foods contain few calories, but he should eat small portions. He should eat something from each group of the different food groups. |
| MRS. LÓPEZ | Would (Do) I have to count calories? |
| PA | No, you wouldn't (don't) have to count calories, but Jimmy would (will) have to eat half of what he eats now and would (will) need to exercise to lose weight. |
| MRS. LÓPEZ | OK, doctor, thank you for everything. |
| PA | You're welcome, Mrs. López, it's just that I'm not a doctor, I'm a Physician Assistant. |
| MRS. LÓPEZ | OK, doctor, I don't know what a Physician Assistant is, but thank you (anyway). |
| PA | Well, OK, then. I hope it all goes (May it go) well for you, Mrs. López! |
| MRS. LÓPEZ | See you later. Thank you very much. Come on my little one (son). |

## DIÁLOGO 11.4 | Prenatal instructions

| | |
|---|---|
| NURSE | Good afternoon Mrs. Gómez. I'm Susan Ayudatodos (Help everybody), your nurse. Please sit down. |
| PATIENT | Good afternoon, miss. |
| NURSE | I'm here today, Mrs. Gómez, to talk about prenatal care and take your medical history for the doctor. Before starting, do you have any questions? |
| PATIENT | No, no, miss. I don't have any questions. |
| NURSE | Fine, then. We're going to start with your clinical history. How old were you when you had your first period? |
| PATIENT | I think I was about 13 years old. |
| NURSE | Is your period normal and regular, in other words, do you menstruate every month on time? |
| PATIENT | Yes, I believe it is normal. |
| NURSE | How many days do you bleed? |
| PATIENT | Well, uh . . . I bleed for about 3 or 4 days. |
| NURSE | When was the first day of your last period? |
| PATIENT | Well, it's like this, well really, I don't know, I don't remember. |
| NURSE | But do you remember if it was a normal period? Did you bleed for 3 or 4 days? |
| PATIENT | Yes, it was normal and I bled for 3 days. |

| | |
|---|---|
| NURSE | Have you ever had a sexually transmitted illness (venereal disease)? |
| PATIENT | Ay, no! |
| NURSE | Have you ever had an operation, surgery, or problems with your genitals or breasts? |
| PATIENT | No, miss. |
| NURSE | Do you want to breast-feed your baby? |
| PATIENT | Oh yes, yes, I want to. |
| NURSE | Very well, now we're going to talk about the health of the rest of your body. Have you ever had a serious illness? |
| PATIENT | No. |
| NURSE | Are you allergic to any medicine? |
| PATIENT | Yes, I'm allergic to penicillin. |
| NURSE | Ah, OK. It seems that everything is fine, ma'am. Remember, you need to take good care of yourself and eat well during your pregnancy. You also have to make an appointment each month for an exam, to make sure that everything is going well. You need to eat healthy food, do not drink alcoholic beverages, (implies "that includes") not even wine or beer, and you shouldn't smoke either (nor should you smoke). |
| PATIENT | I can't smoke? |
| NURSE | No, if you smoke during your pregnancy your baby can be born prematurely, not develop well, or weigh very little. Besides, smoking is not good for you. It's very important to quit smoking. |
| PATIENT | Very well, I will do it for my baby. |
| NURSE | That's good! Your next appointment is in 30 days, the eighth at 10 in the morning, OK? |
| PATIENT | Fine, thank you for everything, miss. See you (Until) the eighth. |
| NURSE | See you soon. Take good care of yourself, ma'am! |

## DIÁLOGO 11.8 | The delivery

| | |
|---|---|
| MRS. GÓMEZ | Hello. Well, doctor, I'm calling to tell you that I think my baby is coming. |
| DR. PICO | When did the pains begin? |
| MRS. GÓMEZ | They started about 1½ hours ago. |
| DR. PICO | How often are you having the contractions? How many minutes are there in between each contraction? |
| MRS. GÓMEZ | (I have them) every ten minutes, more or less. |
| DR. PICO | And do the pains begin in your back and then in your stomach? |

| | |
|---|---|
| MRS. GÓMEZ | Yes, more or less. |
| DR. PICO | Are you in a lot of pain? |
| MRS. GÓMEZ | Oh yes, doctor, it's horrible! |
| DR. PICO | Please come to the hospital as soon as possible. |
| NARRATOR | *After 25 minutes, Mrs. Gómez and her husband arrive at the hospital . . .* |
| MR. GÓMEZ | Nurse, nurse! Please help us. I think her water broke! |
| NURSE | OK Mrs. Gómez. I need to do an internal exam. Please separate your knees and bend your legs, so that I may examine you. Relax, everything looks fine. |
| MRS. GÓMEZ | Do I have to stay in the hospital? |
| NURSE | Yes, but now we're going to take you to the delivery room. When was the last time you had a bowel movement? |
| MRS. GÓMEZ | Three hours ago, when I got up. |
| MR. GÓMEZ | Calm down my love. Everything is going fine. I'm going to be here with you. |
| NARRATOR | *In the delivery room . . .* |
| DR. PICO | Don't push if you're not having a contraction. Breathe normally. |
| MR. GÓMEZ | Here I am, my love. How do you feel? |
| MRS. GÓMEZ | Ay, now I'm feeling a lot of pain! I can't stand it! Can't they give me something? |
| DR. PICO | I'm going to start an IV in your arm to maintain the (level of) fluids. Later I'll give you medicine for the pain through the IV. |
| MRS. GÓMEZ | Am I going to need a cesarean? |
| NURSE | No, you're a bit narrow, but you won't need a cesarean. |
| NARRATOR | *Two hours later . . .* |
| MR. GÓMEZ | How much longer is it going to take? |
| NURSE | Not very much longer. We're almost there. |
| MRS. GÓMEZ | Ay, I'm having a contraction! |
| DR. PICO | Push! Very good. I'm going to have to use forceps. |
| MR. GÓMEZ | Is it going to hurt my baby? |
| DR. PICO | No, it's only to help a bit. Don't worry. |
| MRS. GÓMEZ | Here comes another contraction. |
| DR. PICO | Push! It's coming (crowning) . . . *(after delivery)* It's a boy! |
| MR. GÓMEZ | That's great! Thank you my love. |
| MRS. GÓMEZ | I had a boy. I gave you what you wanted, my love! |

| | |
|---|---|
| DR. PICO | Now the placenta has to come out. Push again during your next contraction. Like that . . . that's it . . . |
| MRS. GÓMEZ | Can I get up? |
| DR. PICO | No, with the pain injection it's better not to get up. The nurse is going to take your baby to get cleaned up. Do you plan to bottle feed your baby or to breast-feed him? |
| MRS. GÓMEZ | I want to breast-feed. |
| DR. PICO | Very good. I recommend breast-feeding (I recommend it). |
| NURSE | Here is your baby. He is gorgeous and healthy. He weighs 3 kilos 900 grams. |
| MR. GÓMEZ | Ay, how beautiful (precious) my little boy is! |
| MRS. GÓMEZ | My son! . . . Thank God! |
| NURSE | Now the doctor is going to examine your baby. |
| MR. GÓMEZ | I'm going to call your mother and mine and everyone else to give them the good news. I have to tell my grandma also. We'll see each other later . . . Thank you my love! Rest well. |
| NURSE | It's also very important that you and your baby rest. Later, both of you can go home healthy and strong. |

## DIÁLOGO 12.2 | A postpartum visit

| | |
|---|---|
| NURSE | Did your baby nurse well? |
| MRS. GÓMEZ | It seems so, doctor. |
| NURSE | Well, then breast-feed (it's very important to breast-feed) your baby on each breast. Your baby needs to nurse on one breast and burp before changing to the other breast. |
| MRS. GÓMEZ | And if I don't have any milk yet? My baby nurses but I don't think I have any milk. |
| NURSE | If you don't have milk yet, breast-feed your baby anyway to stimulate milk production. That makes the milk come (flow) earlier. Before the milk comes, your baby is going to obtain something called colostrum when he nurses. Colostrum is very nutritious and healthy for your baby. Don't worry, Mrs. Gómez, with time you'll have milk (your milk will flow normally). And remember, every time you go to the bathroom, wash your breasts with warm water and pat them dry. Don't rub, so your breasts won't have cracks. |
| MRS. GÓMEZ | OK, I think I understand everything. |
| NURSE | If you have any questions, call me. I hope it all goes (May it go) well for you! |

## DIÁLOGO 12.4 | A patient with high blood pressure

PA      Well, Mr. Paz, unfortunately you have high blood pressure.

MR. PAZ    But, I'm only 35 years old. Isn't that a problem for the elderly?

PA      No, no, this can happen at any age. Is there anyone in your family who has high blood pressure?

MR. PAZ    Well, my grandfather takes medicine to control his blood pressure.

PA      Sometimes hypertension is hereditary.

MR. PAZ    Yeah, but, I'm not nervous and don't have palpitations like my grandfather does either.

PA      It's because it's (only) beginning; if we don't treat you now, you could possibly suffer from those symptoms and they may affect your heart.

MR. PAZ    Could I have other problems?

PA      Look, if you follow (were to follow) all the instructions, you wouldn't have problems. But, if you don't take care of yourself, it is possible, but not definite, that you could have a stroke. A stroke or an embolism could result in partial or total paralysis, and even affect your kidneys.

MR. PAZ    But . . . am I going to end up paralyzed?

PA      No, Mr. Paz, but you would have to follow the treatment to control your blood pressure. You would need to eliminate, or at least reduce, your salt intake.

MR. PAZ    Well, that's going to be a bit difficult, but what else would I have to do?

PA      You would need to avoid (quit drinking) alcohol, beer, and wine. Do you smoke?

MR. PAZ    Yes but very little, only half a pack a day.

PA      Well, you would have to stop smoking. Look, I'm going to prescribe some pills for you. If you feel any discomfort (problems) after taking them, just take half a pill. If you continue having problems or side effects, call me and I'll prescribe another (a different) medication or the patch.

MR. PAZ    Doctor, how long am I going to have to take the medicine?

PA      You will have to take medication to control your blood pressure for the rest of your life. We can only control it, but there is no cure.

MR. PAZ    Well, sir, since there's no other way (alternative) . . . , what can you do about it? (never mind). Thank you very much, doctor.

PA      Well . . . take care of yourself and call me if you have problems.

## DIÁLOGO 13.3 | First visit of a patient with diabetes

NP    Mr. Gómez, unfortunately, you have type 2 diabetes. Do you know what diabetes is?

MR. GÓMEZ    Well, I know that it's when you have a lot of sugar in your blood and can lose your sight and they can amputate body parts. Is that going to happen to me?

NP    If you don't take care of yourself, you could have the complications you mentioned, but if you followed (were to follow) an appropriate diet, take the medicine the doctor prescribed and exercise, you wouldn't have those complications. I'm going to explain a bit more to you about this illness, Mr. Gómez.

MR. GÓMEZ    Yes, please. I ought to know more, shouldn't I?

NP    Yes, sir. There are two types of diabetes, type 1—which is when the body doesn't produce enough insulin and one has to inject it (insulin). The other type is what you have. It is type 2 and generally can be controlled with diet and exercise.

MR. GÓMEZ    Do I have to inject myself with insulin?

NP    No, but you should be taking the medicine the doctor has prescribed for you, called Metformin. These are pills that are going to help you.

MR. GÓMEZ    Look, miss, does diabetes cause people to be in a bad mood or angry?

NP    Diabetes does not allow the sugar in the body to be converted into energy. Without this energy, the body does not function very well. That's why with the onset of diabetes, one feels lethargic and irritable.

MR. GÓMEZ    Ah, well, no wonder, that's why my wife says that I'm always annoyed. Well then, is this medicine going to help me?

NP    The medicine helps to process the sugar, but you must reduce and control the amount of sugar you consume.

MR. GÓMEZ    Well, I don't use much sugar. I don't even put sugar in my coffee!

NP    Well, Mr. Gómez, that is one of the problems. Sugar is found in many forms that you will now have to be careful with. For example, fruit contains a type of sugar, and other foods like potatoes, casaba, and pasta also contain carbohydrates that turn into sugar. I am going to make an appointment for you with a nutritionist. She is going to explain to you what types of food you should eat and how you should change your eating habits.

| | |
|---|---|
| MR. GÓMEZ | And what about tortillas? Won't I be able to eat my tortillas anymore? |
| NP | Possibly one or two per day, but not very many. But you will have to exercise also, Mr. Gómez. Exercise helps burn sugar. It would also be very important for you to lose weight. Do you think you could comply with all of this? |
| MR. GÓMEZ | If I eat (were to eat) less and start exercising, I think I could lose weight. How much weight should I lose? |
| NP | I think you should lose about 15 pounds. Do you have any other questions, sir? |
| MR. GÓMEZ | How long would I have to do all this? |
| NP | Well Mr. Gómez, diabetes is not curable. But you can control it. You will have to eat well and exercise the rest of your life. |
| MR. GÓMEZ | Well . . . if that's God's will . . . , thank you for your help, miss. |
| NP | You're welcome Mr. Gómez, and if you have any other questions, please call me. |

## DIÁLOGO 13.5 | Instructions for taking birth control pills

| | |
|---|---|
| NURSE | Good afternoon Mrs. Lara. I am Julia Capilla, your nurse. *(cousin of Julio Iglesias)* |
| PATIENT | Good afternoon. Are you going to explain how I should take birth control pills? I've never taken them before, but I don't want to have any more children and I have to do something. What would I have done if I had become pregnant? |
| NURSE | OK, don't worry, it's neither difficult nor complicated. You have to begin to take the pills on a Sunday while you're not having your period. In other words, begin to take the first pill on the first Sunday after your period ends. |
| PATIENT | And what should I do if my period starts this Sunday? |
| NURSE | If your period starts (were to start) this Sunday, you would take the first pill on the following Sunday, that is, a week from this Sunday, as long as your period has ended. Does that make sense? |
| PATIENT | Yes, now it does! |
| NURSE | It is also important that you take the pill everyday at the same time. It's good to take it with food so that it doesn't upset your stomach. |
| PATIENT | And what should I do if I forget to take it one day? |
| NURSE | Take it as soon as you remember. If it were the next day, you |

would take two pills together that day. If you forget to take the pill more than once in a cycle, you need to use condoms for the rest of that cycle. You may bleed if you forget a pill, but you should continue taking them. (*Thinking to herself* . . . "Perhaps it would be better to use the patch!")

PATIENT   What should I do if the pills cause me discomfort?

NURSE   The pills may cause some new (uncomfortable) sensations or you may have side effects, but don't stop taking them. You can call us or make an appointment if you have a lot of discomfort, but continue taking the pills. For the first three or four months your body will be adapting to the hormone levels, and you may feel somewhat uncomfortable.

PATIENT   The doctor prescribed the pills that come in a package of 28. There are seven that look different. Which ones do I take first and what do I do with the others?

NURSE   Take the ones on top first. These are the ones that contain hormones. When you finish these, take the others that contain iron. If you take a pill each day, you will create a habit and, that way, it will be more difficult to forget to take them.

PATIENT   OK, miss, I think I understood everything quite well now. Thank you for your help. Can I call you later if I have any questions?

NURSE   Of course you can. Call me anytime. You need to see the doctor in a month. Please make an appointment with the receptionist. I hope it all goes (May it go) well for you!

PATIENT   Thank you, miss. See you later.

### DIÁLOGO 14.1 | A rape victim

DOCTOR   I'm Dr. Martínez. How do you feel?

PATIENT   I feel pretty bad and I'm ashamed, doctor. I feel bad physically and mentally.

DOCTOR   Yes, I understand. You know that what happened was not your fault. I'm sorry, but I have to ask a few questions for medical reasons and for your security.

PATIENT   OK. It's OK.

DOCTOR   When did it happen?

PATIENT   Tonight.

DOCTOR   What time did it happen?

PATIENT   About two hours ago.

DOCTOR   Was there vaginal penetration?

PATIENT   Yes, but, how horrible, I don't want to think about it!

DOCTOR   I understand, but only a few more questions. Was there rectal penetration?

PATIENT   No, I don't think so, but I was so scared that I don't remember everything that happened very well.

DOCTOR   Yes, of course, it's normal to feel how you do. But, was there oral penetration?

PATIENT   No, not that!

DOCTOR   Did he use any objects?

PATIENT   No. He hit me with his fists.

DOCTOR   You have some bruises on your face and arms. Did he hurt you in other places too?

PATIENT   Yes, down there.

DOCTOR   . . . and on your legs or stomach?

PATIENT   Yes, he hit me in the stomach.

DOCTOR   I know it's embarrassing to answer all of these questions, but they are necessary to be able to help you. Is it OK?

PATIENT   Yes, I'm very ashamed, but I didn't do anything wrong . . . Right?

DOCTOR   That is the truth! Do you know who did it?

PATIENT   Not personally . . . but I believe he is a student here in this university.

DOCTOR   OK. Are you worried about a possible pregnancy? When was your last period?

PATIENT   About two weeks ago, but I take birth control pills and don't think I'd get pregnant.

DOCTOR   OK. It's possible that some of the tests we're going to perform hurt a little bit, but they're necessary and we're going to do them as quickly as possible.

PATIENT   It's OK.

DOCTOR   Would you like me to call a friend or a family member? Or do you prefer that I call someone from the Rape Crisis Center?

PATIENT   Yes. Can you call my sister? My parents aren't going to understand this. I'm afraid and ashamed to tell my boyfriend.

DOCTOR   Of course. I'll call your sister right now.

PATIENT   Thank you, I appreciate it. Here's her phone number.

DOCTOR   Don't worry, you're safe here with us and I'll be back in a few minutes after I talk to your sister.

## DIÁLOGO 14.2 | Victim of a car accident in the ER

| | |
|---|---|
| DR. BROWN | Good evening, I'm Dr. Brown. What happened? Tell me. |
| PATIENT | Ay, doctor, I crashed my car. I was looking for my cell phone 'cause it fell and when I sat up straight, the car in front of me was stopped and I couldn't brake in time. I used to drive a lot for my job before and nothing like this had ever happened to me. |
| DR. BROWN | Did you have your seat belt on? |
| PATIENT | Yes, but I took it off when I was looking for the cell phone, since I couldn't reach it. |
| DR. BROWN | Where did you hit yourself? Where does it hurt? |
| PATIENT | Here, doctor. I hit my head, my right arm, and my shoulder hurts me too. Ay, doctor, I think I have something broken. |
| DR. BROWN | Did you lose consciousness or faint? |
| PATIENT | No, but when I stood up, I felt dizzy. Then, I walked a bit and I still felt dizzy. |
| DR. BROWN | Do you have any wounds or are you bleeding? |
| PATIENT | No, I don't think so. |
| DR. BROWN | I need to examine your chest. |
| DR. BROWN | Does your stomach hurt when I apply pressure? |
| PATIENT | No, doctor. |
| DR. BROWN | Do you feel (any) tingling or is any part of your body numb? |
| PATIENT | Ay, no, "doc." |
| DR. BROWN | Do you have (any) pain in your back or neck? |
| PATIENT | Yes, doctor, my lower back hurts and also my neck. |
| DR. BROWN | Follow my finger with your eyes and don't move your head. Fine. Do you have any problems with your sight? |
| PATIENT | No, doctor. |
| DR. BROWN | Now I'm going to examine your ears. Open your mouth. Close (it). Do your teeth feel OK? |
| PATIENT | Yes, doctor. |
| DR. BROWN | Where is the pain in your arm? Here or here? |
| PATIENT | Ay, there. |
| DR. BROWN | Listen, you have a wound here. You know what? The lab tech has to take X-rays to see if you have any fractures. Do you have any medical problems such as diabetes or seizures? |
| PATIENT | No, doctor. |
| DR. BROWN | Are you allergic to any medications? |
| PATIENT | Yes, doctor, I'm allergic to penicillin. |

| | |
|---|---|
| DR. BROWN | Were you taking any medicine before the accident? |
| PATIENT | No, doc, I just take (drink) cat's claw tea and nopal (prickly pear cactus) tea. |
| DR. BROWN | OK, now I'm going to take you to the lab for some X-rays of your arm and shoulder. I'll come back when you return. |
| NARRATOR | *One hour later.* |
| DR. BROWN | The X-rays indicate that you don't have any broken bones. Therefore, I don't have to put a cast on your arm, but I'm going to stitch up your cut, OK? I'm going to give you a shot now to numb the area. The shot may hurt a bit, but afterwards you won't feel anything. |
| DR. BROWN | Well, you need to return within seven to eight days to have the stitches removed, but if it appears that the wound is infected, return as soon as possible. |
| PATIENT | Fine, doctor. |
| DR. BROWN | Since (Due to the fact that) you hit your head, it's very important to return to the ER if you begin to vomit excessively or if you feel you are going to lose consciousness. I don't think you'll have problems, but it's very important to return if you have those symptoms. You are going to feel sore in the morning. I'm going to prescribe some pain pills for you. The instructions will be (are going to be) in Spanish. Do you have any questions? |
| PATIENT | No, doc. |
| DR. BROWN | *(Thinking to himself . . . )* "If he wouldn't have been looking for his cell phone, nothing would have happened to him." |
| DR. BROWN | OK, but remember that cell phones and IPods are very dangerous when you drive a car. |
| PATIENT | Yes, doc. |
| DR. BROWN | *(in a loud voice)* You shouldn't use them while you are driving. Does that make sense? (Do I make myself clear?) |
| PATIENT | Yes, doc. |
| DR. BROWN | OK, very well, you can go home. If someone can pick you up, better yet. Don't forget the pills and that you have to rest. |
| PATIENT | Yes, doc. |
| DR. BROWN | Take good care of yourself. |
| PATIENT | Well, thank you doc. My buddy is here to take me home. |
| DR. BROWN | Good night, then. |
| PATIENT | Good night, sir. |

## OCCUPATIONAL THERAPY

### DIÁLOGO 14.3, CASE 1 | Patient with right hemiparesia

THERAPIST    Good morning. How are you feeling today?

PATIENT    Much better.

THERAPIST    I'm glad to hear that. How is your right hand coming along?

PATIENT    I have difficulty moving it. I feel as though I can't move it at all.

THERAPIST    Don't worry. We'll work together so that you'll be able to move the right side of your body and today we'll begin by looking at your range of movement. Is that OK with you?

PATIENT    That would be great. The only thing I want is to be able to move my right side, since I'm right-handed and do absolutely everything with that hand.

THERAPIST    OK. Let's go ahead and measure your strength and resistance. Please squeeze my hand as hard as you can.

PATIENT    It's really difficult. I can't.

THERAPIST    Don't worry. At first it's difficult, but as you continue on with the therapy, day by day, you'll feel better and will be able to move your hand. Don't allow yourself to become discouraged. We're going to succeed.

PATIENT    Thank you. I was always a very active person and now I have to depend on others. It's so frustrating.

THERAPIST    Try to think positively. With a lot of work and effort you will succeed, but you have to do your part in order to attain our goals. Every day we will carry out a treatment plan. Now I am going to start by moving your hand in circles while you try to follow the same movements.

PATIENT    OK, I'm going to try.

### DIÁLOGO 14.3, CASE 2 | Child with hyperactivity

THERAPIST    Good morning, Johnny. How are you? How are you doing?

JOHNNY    Fine.

THERAPIST    How are you doing in school?

JOHNNY    Bad. I don't like it. I'm always getting punished.

THERAPIST    But why, Johnny?

JOHNNY    I dunno. *(Johnny is very restless.)*

THERAPIST    Well, OK, Johnny. Why don't you come over here and draw me your house. Then, I want you to draw me a person with this crayon.

JOHNNY    *(Draws and colors the house, then draws a person.)*

THERAPIST Very good, Johnny. Congratulations. You did a very nice job. It's a lovely house and the figure is very pretty too.

JOHNNY    I wanna go now. Can I? Can't I do this another day? *(He continues being restless and unable to sit still.)*

## DIÁLOGO 14.3, CASE 3 | Geriatric patient exhibiting dementia

THERAPIST Good morning, Don José (Mr. Vásquez).

DON JOSÉ  Good morning, Ana.

THERAPIST No, Don José, my name is Petra and today I am going to ask you some questions. Is that OK?

DON JOSÉ  Yes, of course. Go ahead and ask me.

THERAPIST What is your date of birth?

DON JOSÉ  I don't remember.

THERAPIST Do you remember what you ate yesterday?

DON JOSÉ  Um . . . No, I don't remember.

THERAPIST Where do you live?

DON JOSÉ  I don't know . . .

THERAPIST That's OK. Don't worry. We're going to work together through therapy so that you can remember everything.

DON JOSÉ  Thank you. I really don't remember many things . . . I even forget to eat.

THERAPIST Don't worry. I'm going to teach you how to carry out different activities that you do each day, such as bathing yourself, getting dressed, making your dinner, and many other things. Is that alright with you, Don José?

## DIÁLOGO 14.4 | A burn

DR. AYUDA Good afternoon. I'm Dr. Ayuda (Dr. Help).

ARMANDO   Good afternoon, doctor.

DR. AYUDA It looks like you have a burn on your arm. What happened?

ARMANDO   Well, it's like this doctor. I was working on my car and I didn't realize that I touched the muffler with my arm.

DR. AYUDA Tell me if this hurts.

ARMANDO   Yes, a little bit.

DR. AYUDA Well, the burn is not very deep. I'm going to clean it and apply (put on) an antibacterial ointment to prevent infections.

| | |
|---|---|
| ARMANDO | Am I going to have a scar? |
| DR. AYUDA | It's possible you may have one, but not necessarily. We'll see. |
| ARMANDO | What should I (do I need to) do? |
| DR. AYUDA | Clean the burn everyday and change the bandage. Be careful and don't get the bandage wet. |
| ARMANDO | Should I (Do I need to) use the ointment every day? |
| DR. AYUDA | Yes, use the ointment every time you change the bandage. Return in five days to see how you are doing. |
| ARMANDO | Thank you doctor. |

## DIÁLOGO 14.5 | Patient regaining consciousness

| | |
|---|---|
| NP | You're in the hospital, you were in an accident. |
| ARMANDO | OWWWW! |
| NP | Are you in pain? |
| ARMANDO | Well . . . yes. |
| NP | Where does it hurt? Show me where it hurts. |
| ARMANDO | My head. |
| NP | Do you know where you are? |
| ARMANDO | Here in the hospital. |
| NP | What year is it? |
| ARMANDO | 2012. |
| NP | What day is today? |
| ARMANDO | It's Saturday. |
| NP | What's your name? |
| ARMANDO | My name is Armando. |
| NP | What time is it? |
| ARMANDO | I don't know. |
| NP | How is the pain? Is it sharp or fixed? |
| ARMANDO | It's sharp, but it comes and goes. |
| NP | Tell me when you feel the pain. |
| ARMANDO | Ow, now! |
| NP | I'm going to give you a shot for the pain. Do you have other symptoms such as nausea? |
| ARMANDO | Well I feel like I have an upset stomach, but I don't have nausea. |
| NP | That will go away, stay here lying down for a while. Don't get up and try not to move. The medicine will take effect soon and you'll feel better. I'll be right back. |

## DIÁLOGO 14.6 | Monthly breast self-examination

NURSE     Do you examine your breasts at home each [every] month?

PATIENT     Well, it's just that, uh . . . no. Do I need to examine myself? I don't know how to do it. Can you explain to me how to examine them?

NURSE     Of course. There are three very easy steps. First, examine your breasts when you are bathing [taking a bath]. It's easier to feel lumps with wet skin. After bathing, look at yourself in the mirror and examine your breasts again. Then, lie down and put your right hand behind your head, like this. Use the opposite hand, in other words, your left hand to touch your right breast. Use your finger pads [the flat part of your fingers] to search for lumps. Move your finger pads around your breast. Then, use your right hand to examine your left breast . . . like this. Then squeeze your nipples, softly, to see if there is any secretion or discharge.

PATIENT     How often should I examine my breasts?

NURSE     You should examine yourself after your period, not before.

PATIENT     And if I no longer get my period because of my change of life [menopause] . . . ?

NURSE     If you have had a hysterectomy or are in menopause, you should do it at the beginning of each month.

PATIENT     And if I find something, what do I do?

NURSE     Call us to make an appointment. Your doctor is going to examine you in more detail.

PATIENT     Thank you, miss. I think I understand now. I'm going to begin to examine myself every month. Thank you very much, and see you soon.

NURSE     You're welcome, ma'am, take good care of yourself and may it go well for you.

## MONÓLOGO 14.7 | Neonatology

### Scene: A visit with the obstetrician before delivery

Hello, ma'am. How are you doing? Your baby will weigh about one kilo, if he is born 12 weeks early, and he'll weigh one and a half kilos if he is born 8 weeks early. Your baby will need an IV until he is able to eat on his own. If you use a breast pump, we can use your milk to feed your baby.

If your baby's lungs are not yet fully developed at the time of birth, he may have difficulty breathing. Many preemies (premature babies) need help breathing. If your baby needs help, we will use a tube and a ventilator, until he can breathe on his own.

Dr. Brown, your doctor, is giving you medicine to help you avoid having a premature birth. He also gave you medicine to help your baby have an easier birth.

You and the baby's father can visit him whenever you want, day and night, and one of us will also call you each day to let you know how your baby is doing.

### Scene: In the NICU

Hello Mrs. Molina, I'm Dr. Cauteloso. Your pediatrician asked me to take care of your baby here in the Newborn Intensive Care Unit until he can go home.

Hello Mrs. Molina, it's good to see that you are feeling better. Your baby is stable. He needs the ventilator to help with his breathing and we are going to give him oxygen through this tube. When your baby cries, it is harder for him to breathe, so we'll give him a sedative from time to time to keep him relaxed. We'll only give your baby a sedative as long as he is on the respirator.

This tube in the navel allows us to give him fluid and we also use the tube to take blood samples for testing. Don't worry, it doesn't hurt.

The tube in your baby's mouth was removed this morning; and your baby is getting better. There is a tube in your baby's nose that provides oxygen, and it's possible that he may need it for several weeks.

These wires on the baby's chest help us monitor your baby's heart rate and breathing. It is very common for a preemie (premature baby) to stop breathing for a moment. If your baby stops breathing, the monitor will sound an alarm to alert the nurses. Then the nurses will lightly touch your baby and he will start breathing again.

Mrs. Molina, your baby has jaundice, which is why he has a yellowish tint to his skin and eyes. This is very common in babies. We use this light on the baby's skin to remove the yellow color. Your baby will probably need this treatment for three or four days.

Mrs. Molina, your baby has a heart murmur, a noise that can be heard in the heart. We will look at the heart and blood vessels with an ultrasound machine. The noise in your baby's chest is made by a blood vessel that connects the aorta with the pulmonary artery. All babies have this blood vessel before they are born, but it should close on its own. If not, we use medication to correct it.

Your baby is not ready to digest milk, so we will give him all the necessary nourishment in the IV fluids: sugar, fat, protein, vitamins, minerals . . . everything.

Your baby will be ready to go home in a few days and will need to take vitamins with iron as well as use oxygen at home. We will arrange for the equipment.

You will be able to take your baby home when your baby can eat without using the tube, breathe without stopping (apnea), and stay warm without the incubator. Most babies will be able to go home when they weigh two kilos.

Your baby will have to return home with equipment to monitor his breathing and his heart; we will arrange for the equipment.

We recommend immunizing your baby for hepatitis B, after the baby is larger than 2 kilograms. We can do this before the baby goes home.

## MONÓLOGO 14.8 | Myocardial infarction or cerebrovascular thrombosis

You are having a heart attack/myocardial infarction (stroke).
This is caused by a blood clot in the arteries.
There is a medication that can help dissolve the clot and stop the heart attack (may reverse some of the effects of the stroke).

I need to ask you some questions to see if it is safe to give you this medication because it can have side effects.

How long ago did you first notice the symptoms?

(for stroke) When was the last time you did not have symptoms/weakness/slurred speech, etc.?)

Please tell me the exact time.

Do you take any blood thinning medication, such as aspirin, or do you have any blood clotting problems?

Have you ever had any bleeding in the brain?

Have you had another stroke within the last year?

Do you have any brain tumors?

Have you had any surgery or internal bleeding within the last 2-4 weeks?

Have you suffered from any trauma within the last 4 weeks?

I need to do a rectal exam to check for internal bleeding now.

It is not safe to give you the clot dissolving medicine, but we will give you other medicine to protect your heart (or brain).

We can give you the clot dissolving medicine if you give us your permission to do so; however, I need to explain the possible side effects to you first.

Because this medication dissolves clots, it can also cause bleeding in other parts of your body. If severe bleeding occurs, there is a small chance of death, or you may need a blood transfusion. You are also at risk of dying from a heart attack. The medication may not work. It works better if given as soon as possible. You may be allergic to the medication, but this is very rare.

Have I explained this clearly to you? Do you have any questions?

If you understand and would like us to give you the clot-dissolving medication, please sign your name here. The medication may take several hours to work.

The medication is not dissolving the clot quickly enough. We need to transfer you to another hospital so a cardiologist can evaluate you.

## APPENDIX C

# Useful Documents and Forms

## ADVANCE DIRECTIVES AND DO NOT RESUSCITATE (DNR) ORDERS

### What is an advance directive?

An advance directive allows your physician to know what kind of care you would like to have if you become unable to make medical decisions (if you are in a coma, for example). It describes the kind of treatment you would want, depending on how sick you are. The directives indicate the type of care you wish to receive if you have an illness that you are unlikely to recover from, or if you are permanently unconscious. Advance directives usually tell your physician that you don't want certain kinds of treatment. However, they can also say that you want a certain treatment no matter how ill you are.

**¿Qué es una instrucción (directiva) anticipada?** Una instrucción (directiva) anticipada le dice a su médico qué clase de cuidado le gustaría recibir si llegara a no poder tomar sus propias decisiones médicas (por ejemplo, si usted se encontrara en un estado de coma). Describe la clase de tratamiento que usted desea, dependiendo de qué tan enfermo(-a) se encuentre. Las instrucciones describirían qué tipo de cuidado Ud. desea si tiene una enfermedad de la cual es muy probable que no se recupere, o si usted está inconsciente permanentemente. Las instrucciones anticipadas típicamente le señalan a su médico que Ud. no quiere ciertos tipos de tratamiento. Sin embargo, también pueden indicar que Ud. quiere cierto tipo de tratamiento sin importar qué tan enfermo(-a) se encuentre.

## What is a living will?

A living will is one type of advance directive. It is a written, legal document that describes the kind of medical treatments or life-sustaining treatments you would want if you were seriously or terminally ill. A living will doesn't let you select someone to make decisions for you.

**¿Qué es un testamento en vida?** Un testamento en vida es un tipo de directiva anticipada. Es un documento legal y por escrito, que describe el tipo de tratamiento médico, o de tratamientos para mantenerse vivo, que Ud. desearía recibir, si tuviera una enfermedad grave o mortal. Un testamento en vida no le permite nombrar a alguien para que tome decisiones por usted.

## What is a do not resuscitate order?

A do not resuscitate (DNR) order is another kind of advance directive. A DNR is a request not to have cardiopulmonary resuscitation (CPR) if your heart stops or if you stop breathing. Unless given other instructions, hospital staff will try to help any patient whose heart has stopped or who has stopped breathing. You can use an advance directive form or tell your doctor that you don't want to be resuscitated. Your doctor will put the DNR order in your medical chart. Doctors and hospitals in all states accept DNR orders.

**¿Qué es una orden de no resucitar (reanimar)?** Una orden de no resucitar es otro tipo de instrucción anticipada. Es una solicitud de que no le den resucitación cardiopulmonar si su corazón se para o si Ud. deja de respirar. Si el personal del hospital no recibe otras instrucciones, tratará de ayudar a todo paciente cuyo corazón ha dejado de latir o que ha dejado de respirar. Ud. puede usar una forma / un formulario de directiva anticipada o puede decirle a su médico que no quiere ser resucitado. En este caso, su médico le colocará una orden de no resucitar en su expediente médico. Estas órdenes son aceptadas por doctores y hospitales en todos los estados.

## QUESTIONS ABOUT DNR CODE STATUS

| | |
|---|---|
| I direct these questions to all of my patients. / I ask all of my patients these questions. | **Les hago estas preguntas a todos mis pacientes.** |
| What would you like us to do in the unlikely event that your heart should stop or you stop breathing? | **¿Qué prefiere que hagamos en el caso muy improbable de que tuviera un paro cardiaco (que se le pare el corazón) o que deje de respirar?** |

Would you like us to do everything reasonably possible to try to resuscitate you?

¿Prefiere que hagamos todo lo posible para resucitarlo(la)?

Would you like us to let you go in peace?

¿Quisiera que lo/la dejáramos morir en paz?

If we thought you had suffered brain damage, would you like us to continue resuscitation efforts anyway?

¿Si ha sufrido de un daño cerebral, quisiera que continuáramos con la resucitación/reanimación?

Would you like us to continue resuscitation efforts as long as we thought there was a reasonable likelihood that you could get back to how you are now?

¿Quisiera que continuáramos con la resucitación/reanimación mientras creyéramos que existiera una posibilidad razonable de que pudiera recuperarse, como se encuentra ahora? / ¿Preferiría que continuáramos con la resucitación, siempre y cuando existiera una posibilidad razonable de recuperarse tal y como está ahora?

Would you like to name a family member or close friend who could advise us regarding your care in case you become unable to communicate?

¿Quisiera nombrar a un familiar o a un amigo de confianza quien pudiera avisarnos sobre su cuidado médico en caso de que Ud. se quedara incapaz de comunicarse? / ¿Quiere nombrar a un familiar o a un amigo de confianza quien pueda tomar decisiones sobre su cuidado médico, en caso de ya no poder comunicarse / en caso de que ya no pueda comunicarse?

## QUESTIONS FOR DETERMINING GERIATRIC DEPRESSION SCALE

Are you basically satisfied with your life?

En general, ¿se siente satisfecho(-a) con su vida?

Have you dropped many of your activities and interests?

¿Ha dejado de hacer muchas de sus actividades o intereses?

Do you feel your life is empty?

¿Siente que su vida esta vacía?

| Do you often get bored? | ¿Se aburre frecuentemente? |
|---|---|
| Are you in good spirits most of the time? | ¿Está de buen humor la mayoría del tiempo? |
| Are you afraid something bad is going to happen to you? | ¿Tiene miedo que algo malo le va a pasar? |
| Do you feel happy most of the time? | ¿Se siente alegre la mayoría del tiempo? |
| Do you often feel helpless? | ¿Se siente indefenso(-a)/incapaz frecuentemente? |
| Do you prefer to stay at home, rather than going out and doing new things? | ¿Prefiere quedarse en casa en vez de salir y hacer cosas nuevas? |
| Do you feel you have more problems with memory than most? | ¿Siente que tiene más problemas o dificultad con la memoria en comparación a otros / los demás? |
| Do you think it is wonderful to be alive now? | ¿Siente que es maravilloso estar vivo ahora? |
| Do you feel pretty worthless the way you are now? | ¿Se siente inútil actualmente/ últimamente? |
| Do you feel full of energy? | ¿Se siente con mucha energía? |
| Do you feel that your situation is hopeless? | ¿Siente que su situación no tiene esperanza? |
| Do you think most people are better off than you? | ¿Piensa que la mayoría de la gente está / se encuentra en mejor situación que Ud.? |

## COMMUNICATION WITH ADVANCED DISEASE PATIENTS (PALLIATIVE CARE)

| How do you like to receive or discuss medical information? How about difficult information like a serious diagnosis or limited prognosis? | ¿Cómo desea recibir o hablar de información médica? ¿Qué tal de información delicada como un diagnóstico grave o pronóstico limitado? |
|---|---|
| Are you someone who likes to have pain well controlled if possible, or do you feel most comfortable taking less medications? | ¿Prefiere tener su dolor bien controlado, si es posible, o se siente más cómodo(-a) tomando menos medicamentos? |

Palliative care is a specialty focused on improving quality of life for those who face advanced illness. For some people, it means avoiding pain or the side effects of medicines. For others, it means avoiding painful procedures that have no known benefit.

I would like to share with you medical orders that are used in case you are in an emergency. It is important that we fill it out carefully so that everything that can be done to help you will be provided as quickly as possible. It is my recommendation that we provide you with the full treatment available for your cancer/illness, and do whatever it takes to help you live long and comfortably. But I also recommend avoiding invasive surgery or CPR, because at this time there is no evidence that it will help you.

One of the normal changes in the body when we reach the final days is increased secretions in the throat and lungs. It is therefore important that we don't give artificial hydration, because this can cause more fluid to gather in the lungs and more of a struggle with breathing.

**El cuidado paliativo es una especialidad que se enfoca en mejorar la calidad de vida para la gente que enfrenta una enfermedad avanzada. Para ciertas personas, significa evitar el dolor o los efectos secundarios de las medicinas. Para otras personas, significa evitar procedimientos dolorosos que no tienen ningún beneficio.**

**Permítame explicarle las órdenes médicas que se usan si se encuentra en una emergencia. Es sumamente importante completar la forma cuidadosamente para asegurarnos que todo lo que se pueda hacer para ayudarle, se haga lo más pronto posible. Es mi recomendación ofrecerle el tratamiento más completo disponible para su cáncer/ enfermedad, y hacer todo lo posible para ayudarle vivir el máximo tiempo posible y de la manera más cómoda. Por lo tanto, le recomiendo evitar cirugías invasivas o resucitación cardiopulmonar porque no existe evidencia que, en realidad, le va a ayudar.**

**Uno de los cambios normales en el cuerpo, cuando llegamos a la última etapa de la vida, es un aumento en secreciones en la garganta y en los pulmones. Debido a eso, es importante que no demos hidratación artificial porque puede causar una acumulación de líquido en los pulmones y mayor dificultad al respirar.**

Many people once believed that morphine caused dying to happen more rapidly. But research indicates that it does not shorten survival. In general, morphine is deadly only when large immediate-release doses are administered intravenously.

Anteriormente, se creía que la morfina causaba la muerte más rápido. Pero, últimamente, las investigaciones indican que no es así. Generalmente, la morfina es mortal únicamente en dosis grandes e inmediatas aplicadas intravenosamente.

## PRIMARY CARE POST TRAUMATIC STRESS DISORDER (PTSD) SCREENING

In your life, have you ever had any experience that was so frightening, horrible, or upsetting that . . .

Alguna vez en su vida, ¿ha tenido una experiencia tan aterradora, horrible o desagradable que...

In the past month:

Durante el último mes:

Have you had nightmares about it or thought about it when you did not want to?

¿Ha tenido pesadillas acerca de eso o ha pensado en eso cuando no quería?

Have you tried hard not to think about it or gone out of your way to avoid situations that reminded you of it?

¿Ha tratado mucho en no pensar en eso o ha evitado situaciones que le recuerda de eso?

Were you constantly on guard, watchful, or easily startled?

¿Ha estado constantemente vigilante, al pendiente o fácilmente alarmado/ sobresaltado?

Have you felt numb or detached from others, activities, or your surroundings?

¿Se ha sentido distanciado, distante o desconectado de otras personas, actividades o en sus alrededores?

## PATIENT HEALTH QUESTIONNAIRE (PHQ-9)

Over the last 2 weeks, how often have you been bothered by any of the following problems?

0  Not at all
1  Several days
2  More than half the days
3  Nearly every day

\_\_\_\_\_ 1. Little interest or pleasure in doing things
\_\_\_\_\_ 2. Feeling down, depressed or hopeless

_____ 3. Trouble falling or staying asleep, or sleeping too much
_____ 4. Feeling tired or having little energy
_____ 5. Poor appetite or overeating
_____ 6. Feeling bad about yourself—or that you are a failure or have let yourself or your family down
_____ 7. Trouble concentrating on things, such as reading the newspaper or watching television
_____ 8. Moving or speaking so slowly that other people could have noticed. Or the opposite—being so fidgety or restless that you have been moving around a lot more than usual
_____ 9. Thoughts that you would be better off dead or of hurting yourself in some way

If you checked off any problems, how difficult have these problems made it for you to do your work, take care of things at home, or get along with other people?

☐ Not difficult at all
☐ Somewhat difficult
☐ Very difficult
☐ Extremely difficult

**Durante las últimas 2 semanas, ¿qué tan seguido ha tenido molestias debido a los siguientes problemas?**

0  **Nunca**
1  **Varios días**
2  **Más de la mitad de los días**
3  **Casi todos los días**

_____ 1. **¿Poco interés o placer en hacer cosas?**
_____ 2. **¿Se ha sentido decaído(-a), deprimido(-a) o sin esperanzas?**
_____ 3. **¿Ha tenido dificultad al dormir o quedarse dormido(-a), o duerme demasiado?**
_____ 4. **¿Se ha sentido cansado(-a) o con poca energía?**
_____ 5. **¿Sin apetito o ha comido en exceso?**
_____ 6. **¿Se ha sentido mal consigo mismo(-a)—o que es un fracaso o que ha quedado mal con Ud. mismo(-a) o con su familia?**
_____ 7. **¿Ha tenido dificultad al concentrarse en ciertas actividades como leer el periódico o mirar la televisión?**
_____ 8. **¿Se ha movido o hablado tan lento que otras personas lo han notado? O lo opuesto, ¿se ha sentido tan inquieto(-a) o agitado(-a) que ha estado moviéndose mucho más de lo normal?**

_____ 9. ¿Ha tenido pensamientos de que estaría mejor muerto(-a) o de lastimarse de alguna manera?

**Si indicó alguno de los problemas anteriores, ¿qué tanta dificultad le han dado estos problemas para hacer su trabajo, encargarse de las tareas del hogar o llevarse bien con otras personas?**

☐ No ha sido difícil
☐ Un poco difícil
☐ Muy difícil
☐ Extremadamente difícil

# APPENDIX D

# Answer Key

## Chapter 1

**1A**    1. las casas    2. las plumas    3. las agujas    4. las bolsas    5. las recetas
6. las sillas    7. las básculas    8. las mesas    9. las cervezas    10. las cápsulas

**1B**    1. los carros    2. los palos    3. los pisos    4. los vasos    5. los libros
6. los termómetros    7. los helados    8. los goteros

**1C**    1. las bases    2. las calles    3. los nombres    4. los trámites

**1D**    1. las inyecciones    2. los pulmones    3. las infecciones    4. los tamales
5. los frijoles    6. las mujeres

**1E**    1. unas inyecciones    2. unos papeles    3. unas infecciones
4. unas clínicas    5. unos sueros    6. unos termómetros

**1F**    *The question for each answer is* ¿Qué es esto?    1. Es una báscula.
2. Es una cerveza.    3. Es una silla.    4. Es una mesa.    5. Es un sombrero.
6. Es un libro.    7. Es un otoscopio.    8. Es una aguja.    9. Es un termómetro.

**1G**    1. Es una casa.    2. Es un depresor.    3. Es un termómetro.    4. Es una
aguja.    5. Es una silla.    6. Es un suero.    7. Es (el) vino.    8. Es dinero.
9. Es una puerta.    10. Es un carro.

**1H**    1. El sombrero grande está en la silla (chica).    2. El vaso chico está en
la mesa (grande).    3. El libro está en la silla (grande).    4. El termómetro grande
está en la mesa (grande).    5. La pluma está en el piso.    6. El baño está derecho.

**1I**    1. Necesito un vaso grande, por favor.    2. Necesito un sombrero grande,
por favor.    3. Necesito un depresor chico, por favor.    4. Necesito un termómetro
grande, por favor.    5. Necesito una aguja chica, por favor.    6. Necesita una
pastilla.

**1J**    (el *or* la *could be replaced by* mi)    1. el brazo    2. el ojo    3. la cabeza
4. la oreja/el oído    5. la espalda    6. el pie    7. la pierna    8. el tobillo
9. la rodilla    10. el estómago

**IK**    (los *or* las *could be replaced by* mis)    1. los ojos    2. las piernas
3. los brazos    4. las orejas/los oídos    5. las manos    6. los tobillos    7. los pies
8. los dedos    9. las rodillas    10. las caderas

# Chapter 2

**2A**    1. quince   2. veinte y ocho *or* veintiocho   3. ciento diez y nueve *or*
ciento diecinueve   4. doscientos cincuenta y seis   5. trescientos setenta y cuatro
6. cuatrocientos setenta y tres

**2B**    1. No, es la segunda visita de la señora Gómez.   2. La paciente prefiere
Juana.   3. La señora Gómez pesa cincuenta (50) kilos.   4. La presión arterial
de Juana Gómez es ciento sesenta sobre cien.   5. El pulso es normal y la
temperatura es normal.

**2C**    (*possible answers*)   1. El paciente necesita una receta.   2. (Usted)
necesita la inyección en el brazo.   3. Sí, (necesita una receta) porque necesita
antibióticos.   4. Necesita una inyección ahora/cada día/dos veces por día, etc.
5. Necesita tomar la medicina cuatro veces por día.   6. Necesita tomar la
medicina en pastillas.   7. Prefiero tomar tabletas/cápsulas.   8. Tomo las
pastillas con agua.

**2D**    (*possible answers*)   1. ¿Qué es esto?   2. ¿Cuándo toma (usted) la
medicina?   3. ¿Dónde está el baño/el hospital/usted?   4. ¿Cuánto vino toma
al día?   5. ¿Cada cuándo necesito tomar el té?   6. ¿Cuántas pastillas toma usted
al día?   7. ¿Cuál prefiere (usted) tomar—té de manzanilla o medicina?
8. ¿Por qué toma usted la medicina?

**2E**    1. Le duele la cabeza y le duelen los ojos.   2. La presión arterial de la
paciente es un poco alta.   3. La paciente necesita tomar aspirinas y hacer una
cita con la recepcionista.   4. Necesita tomar dos pastillas cuatro veces al día.
5. El técnico necesita tomar una muestra de orina y de la sangre.

**2F**    *Horizontales:*  1. puerta   2. silla   3. carro   *Verticales:*   4. aguja
5. libro   6. mesa   7. bolsa

# Chapter 3

**3A**    hablar: (yo) hablo, (tú) hablas, (él) habla, (ella) habla, (Ud.) habla,
(nosotros) hablamos, (ellos) hablan, (ellas) hablan, (Uds.) hablan; pesar:
(yo) peso, (tú) pesas, (él) pesa, (ella) pesa, (Ud.) pesa, (nosotros) pesamos,
(ellos) pesan, (ellas) pesan, (Uds.) pesan

**3B**    1. toma   2. toma   3. tomamos   4. tomas   5. toman   6. toma
7. toman/tomamos   8. toman   9. toma

**3C**    1. hablas   2. hablamos   3. hablamos   4. hablamos   5. hablan   6. habla
7. hablan   8. hablan

**3D**    1. tomo vino   2. toma leche   3. toman cerveza   4. tomamos té
5. toman café   6. toman sopa   7. tomamos helado   8. toman Tylenol

**3E**    (*possible answers*)   1. Sí, toman mucho vino en Francia.
2. Tomo mucho café y mucha cerveza.   3. Tomamos agua en el desierto.
4. Toman mucho tequila en México.   5.   No, no tomo mucha medicina.
6. Sí, los norteamericanos toman mucha aspirina.   7. Tomamos la temperatura
en la clínica.   8. Tomo (el) café por la mañana.

**3F**   1. Los norteamericanos no toman mucha salsa picante.   2. Uds. no toman té.   3. María no toma leche en el carro.   4. Yo no tomo vino en la clase.

**3G**   1. No, nuestro presidente no habla español.   2. No, no hablo español en el hospital.   3. No, no hablan francés en Cuba.   4. No, no hablamos inglés y español en la clínica.

**3H**   (*possible answers*)   1. No, no bajo de peso rápido.   2. No, no escucho a los pacientes siempre.   3. Sí, examino a los pacientes.   4. El doctor visita a los pacientes en el hospital.   5. No, no peso mucho.   6. Trabajo en el hospital/en la clínica.   7. No, no llevo una maleta al hospital.   8. Toman aspirinas los pacientes/los doctores/los dos.   9. Los pacientes toman Tylenol.   10. Sí, toman hielo después de la diálisis.   11. No, no respiro bien cuando tengo gripe.   12. Sí, los pacientes vomitan mucho.   13. El polen y los animales/Los dos causan la alergia.   14. Sí, inmunizo a los pacientes.   15. No, no limpio mi carro en el hospital.   16. Tomo Tylenol.   17. Sí, el paciente con asma respira con dificultad.   18. No, no saco muchas radiografías.   19. Sí, vacuno a muchos niños.   20. No, no orino con dificultad. Orino poco por lo general.

**3I**   1. Necesita las inyecciones.   2. Necesita dos inyecciones por día.   3. Necesita las inyecciones en el glúteo.   4. Juan necesita las inyecciones.   5. Necesita las inyecciones para controlar los síntomas de su enfermedad. Necesita dos por día por un período de diez días en el glúteo.

**3J**   1. Necesito examinar su oreja/oído.   2. Necesito tomar su pulso.   3. Necesito inyectar su glúteo.   4. Necesito recetar las pastillas/píldoras.   5. (Usted) necesita tomar su medicina.   6. (Usted) necesita examinar los senos en casa.   7. (Usted) necesita tomar muchos líquidos.

**3K**   1. estamos enfermos   2. están enfermos   3. está enfermo   4. estoy enfermo(-a)   5. están enfermos   6. estás enfermo(-a)   7. están enfermos

**3L**   (*possible answers*)   1. Estoy en casa hoy.   2. Tucsón está en Arizona.   3. Están en el hospital.   4. Estamos en la clínica.   5. Estoy en una cantina.   6. Está en el vaso.

**3M**   1. No está contenta cuando está cruda.   2. No están contentos cuando están crudos.   3. No estamos contentos cuando estamos crudos.   4. No estás contento(-a) cuando estás crudo(-a).   5. No estamos contentos cuando estamos crudos.   6. No están contentos cuando están crudos.

**3N**   (*possible answers*)   1. Estoy bien, gracias.   2. No, no estoy triste cuando no trabajo.   3. Sí, Uds. están (*or* nosotros estamos) contentos cuando Uds. escuchan (*or* nosotros escuchamos) música.   4. Sí, está alegre si toma mucho vino.   5. Sí, estamos enfermos cuando fumamos puros todo el día.   6. Sí, están borrachos si toman demasiado licor.   7. Sí, están crudos después.   8. No, no está enfermo hoy.   9. No, no está borracho hoy.   10. Sí, están nerviosos la primera vez.

**3O**   1. Se llama la señora Sánchez.   2. Está mal; no está bien.   3. Le duele la cabeza, el estómago, la nariz y todo el cuerpo.   4. Le duele hace (or desde hace) dos días.   5. Toma té de manzanilla y unas pastillas.   6. Alivian las molestias un poco, pero el té siempre ayuda.   7. Toma pastillas blancas y chicas.
8. Se llama té de manzanilla.   9. Necesita un examen físico.

**3P**   1. sombrero   2. maleta   3. té   4. tomo   5. hablo   6. cerveza   7. gotero
8. leche

# Chapter 4

**4A**   1. eres   2. son   3. son   4. somos   5. es   6. somos   7. es   8. son   9. es

**4B**   (*possible answers*)   1. No, no es de los Estados Unidos.   2. Soy de los Estados Unidos.   3. Son de México.   4. Es de Canadá.   5. Son de Italia.

**4C**   1. Son las dos.   2. Son las cuatro y quince.   3. Son las siete y media.
4. Son las cinco y diez.   5. Son las tres y cinco.   6. Son las dos y veinte.
7. Son las nueve y siete.

**4D**   1. Son las ocho y treinta y cinco. (Son veinte y cinco para las nueve/las nueve menos veinte y cinco.)   2. Son las once y cincuenta y cinco. (Son cinco para las doce/las doce menos cinco.)   3. Son las tres y cincuenta. (Son diez para las cuatro/las cuatro menos diez.)   4. Son las cuatro y cuarenta y cinco. (Son quince para las cinco/las cinco menos quince.)   5. Son las dos y cuarenta. (Son veinte para las tres/las tres menos veinte.)   6. Son las ocho y cincuenta y cinco. (Son cinco para las nueve/las nueve menos cinco.)

**4E**   1. ¿De qué color es el sombrero? El sombrero es negro.   2. ¿De qué color es la mesa? La mesa es blanca.   3. ¿De qué color es el dinero? El dinero es verde.   4. ¿De qué color es la máquina? La máquina es gris.   5. ¿De qué color es la aguja? La aguja es café (de color café).   6. ¿De qué color es la pluma? La pluma es azul.   7. ¿De qué color es la cobija? La cobija es café (de color café).   8. ¿De qué color es la almohada? La almohada es amarilla.   9. ¿De qué color es la casa? La casa es roja.

**4F**   1. ¿De qué color son los libros? Los libros son rojos.   2. ¿De qué color son los relojes? Los relojes son blancos.   3. ¿De qué color son las sillas? Las sillas son verdes.   4. ¿De qué color es el mostrador? El mostrador es negro.
5. ¿De qué color son las bolsas? Las bolsas son cafés (de color café).   6. ¿De qué color es el sombrero? El sombrero es azul.   7. ¿De qué color es el termómetro? El termómetro es rosa (rosado/de color rosa).   8. ¿De qué color son las cervezas? Las cervezas son naranjas (anaranjadas/de color naranja).   9. ¿De qué color son las mesas? Las mesas son rojas.

**4G**   1. Hay un sombrero.   2. Hay seis sombreros.   3. Hay cuatro sombreros.

**4H**   1. comes   2. comemos   3. come   4. comen   5. come   6. comen
7. comemos   8. comen (*or* comemos)   9. come

**4I** (*possible answers*)  1. Sí, Uds. comen (*or* comemos) muchos tacos.
2. Como tacos y enchiladas.  3. No, no comemos enchiladas por la mañana.
4. Comemos enchiladas por la tarde.  5. Los mexicanos comen chiles.
6. No, no como chiles con salsa picante.  7. Comen tortillas en el restaurante.
8. No, no como mucha grasa.  9. Como a las ocho de la mañana, a las doce
de la tarde y a las siete de la noche.  10. Come cereal a las siete de la mañana.

**4J** (*possible answers*)  1. Leo las revistas *Time* y *Newsweek*.  2. Sí, aprendo
muy rápido el español.  3. Bebo leche a las seis de la mañana.  4. Sí, Uds.
comprenden (*or* nosotros comprendemos) bien el inglés.  5. Sí, corro en el
parque cada día.  6. Sí, cree que está enfermo.  7. No, no respondo a todas las
preguntas.  8. No, no venden Uds. (*or* no vendemos) carros usados en el
hospital.  9. Uds. ven (*or* Nosotros vemos) a los pacientes en la sala de
emergencias.  10. No, no come chiles.  11. Sí, es difícil correr.  12. No, no debe
dinero al hospital.  13. Sí, es difícil leer la receta del doctor.  14. Sí, muchos
pacientes tienen dolor de cabeza por el estrés.

**4K**  1. viven  2. vive  3. viven  4. vivimos  5. vive  6. viven  7. vive

**4L** (*possible answers*)  1. Macho Camacho vive en Puerto Rico. Es boxeador.
2. Vivo en Florida, en los Estados Unidos.  3. Viven en los Estados Unidos
o Canadá.  4. Vive en los Estados Unidos.  5. Fidel Castro vive en Cuba.
6. Los franceses viven en Francia.  7. Los italianos viven en Italia.  8. Octavio
Paz fue[1] de México.

**4M**  1. abres  2. abre  3. abrimos  4. abren  5. abre

**4N**  1. abro la maleta  2. abres la bolsa  3. abren las cervezas  4. abren
el vino  5. abrimos la puerta  6. abre

**4O** (*possible answers*)  1. Abrimos los libros de español mucho.  2. Viven
en Chile.  3. No, no abro los libros de español durante "Monday Night Football".
4. Una mujer en la clase vive en Chihuahua. Un hombre en la clase tiene un
chihuahua.  5. Yo abro la ventana en la clase.

**4P**  1. El hijo de la señora Sánchez está enfermo.  2. Le duelen (*or* Tiene
dolor de) la cabeza, el estómago, la garganta y todo el cuerpo en general.
3. Toma un té y unas pastillas para niños.  4. Sí, tiene un poco de tos y flemas.
5. Necesita hacer un examen físico.

**4Q**  1. vas a tomar  2. van a tomar  3. vamos a tomar  4. van a tomar
5. va a tomar  6. van/vamos a tomar  7. va a tomar  8. va a tomar  9. va a
tomar

**4R**  voy, vas, va, vamos, van

---

[1] **fue** was (he died in 1998)

**4S**  (*possible answers*)  1. Pedro va a la clínica.  2. Vamos al cine a las ocho.
3. Voy a comer tacos a las ocho.  4. Marta va a ir al hospital mañana.
5. Cuarenta personas van a la clínica.  6. No, no voy a comer tacos en la noche.
7. Sí, vamos a aprender español en la clase.  8. Van a traer una cobija si un
paciente tiene frío.  9. Sí, voy a hablar español con los pacientes mexicanos.
10. Sí, van a mirar la televisión.

**4T**  (*possible answers*)  1. Voy a ir a la clínica después de la clase.
2. Voy a recetar antibióticos.

**4U**  1. José Manuelito no está bien; tiene un resfriado y tos.  2. Los hermanos
de José tienen gripa.  3. Comenzó hace tres días. Tose más por la noche cuando
se acuesta.  4. Es una tos muy fuerte. Suena como tos de perro.

**4V**  1. es  2. es  3. está  4. está  5. son  6. es  7. está  8. es  9. estoy
10. es

# Chapter 5

**5A**  (*sample response*) En mi familia somos cinco personas: mi esposo,
mis dos hijos, mi hija y yo.

**5B**  1. abuela  2. sobrino  3. hermano/cuñado  4. sobrina  5. suegro
6. nieta  7. abuelo  8. tíos  9. cuñada  10. prometido(-a) or novio(-a)/
esposo(-a)

**5C**  *Each healthcare professional will have his or her own answers.*

**5D**  (*possible answers*)  1. Usamos una cuchara para tomar sopa.  2. Usamos
un tenedor y un cuchillo.  3. No, comemos chícharos con una cuchara/
un tenedor.  4. Tomo café en una taza.  5. Dejo una propina a un mesero.
6. Tomamos el almuerzo a las doce y media.  7. El tenedor va al lado izquierdo
del plato.  8. Me gusta cuándo mi hijo limpia la boca con la servilleta.

**5E**  *Each healthcare professional will have his or her own answers.*

**5F**  (*possible answers*)  1. me gusta  2. me gusta  3. me gusta el flan
con chiles  4. Sí, me gustan las almejas.  5. No, no me gustan las uvas.
6. Sí, me gustan las zanahorias.  7. Me gustan las naranjas y las manzanas.
8. Me gustan los tacos, los pasteles y el helado.

**5G**  (*possible answers*)  1. Sí, me gusta comer los frijoles.  2. Me gusta comer
en el restaurante.  3. No, no me gusta tomar sopa caliente y picante en el
desierto.  4. Me gusta comer huevos en la mañana.  5. Sí, me gusta beber las
cervezas mexicanas.  6. No, no me gusta comer chícharos con las manos.

**5H**  1. tienes  2. tiene  3. tiene  4. tiene  5. tenemos  6. tienen
7. tenemos  8. tiene

**5I**  (*possible answers*)  1. No, no tengo una aguja grande.  2. La enfermera
tiene la aguja grande.  3. Sí, tengo dos Tylenol.  4. Tengo el Valium en casa
(*or* en el baño).  5. No, no tenemos anestesia para el dolor hoy.  6. Sí, los
pacientes tienen náusea a veces.  7. Sí, el doctor tiene alta presión.

**5J**  1. tienes  2. tiene  3. tiene  4. tenemos  5. tienen  6. tienen  7. tienen

**5K**  1. vienen, ponen  2. viene, pone  3. venimos, ponemos  4. vienen, ponen  5. vengo, pongo  6. vienes, pones  7. vienen, ponen

**5L**  (*possible answers*)  1. No, no tengo frío.  2. Tengo comezón en el brazo (*or* en el pie).  3. El paciente tiene calambres.  4. Sí, tenemos miedo de las agujas.  5. Sí, me duele el brazo después de tantas inyecciones.  6. Sí, tengo náuseas después de comer tripas.  7. No, no tengo la medicina que está tomando.  8. Sí, tengo algo/medicina para la náusea.

**5M**  *Horizontales:*  1. dedo  2. pierna  3. estómago  4. brazo  5. pelo  6. mano  7. corazón  *Verticales:*  8. pie  9. nariz  10. dientes  11. cabeza  12. boca  13. oído  14. espalda  15. ojo

# Chapter 6

**6A**  1. pongo, hago, salgo  2. pones, haces, sales  3. pone, hace, sale  4. ponen, hacen, salen  5. pone, hace, sale  6. pone, hace, sale

**6B**  1. traigo, caigo  2. trae, cae  3. traes, caes  4. traen, caen  5. trae, cae  6. trae, cae  7. traemos, caemos  8. traen, caen  9. traen, caen  10. traen, caen

**6C**  1. voy, doy  2. va, da  3. va, da  4. va, da  5. van, dan  6. van, dan  7. vamos, damos  8. van, dan  9. va, da  10. va, da

**6D**  1. quiere  2. quiere  3. quiero  4. quiere  5. quieren  6. quieren

**6E**  (*possible answers*)  1. Tú quieres comer las galletas y el pan dulce.  2. Ella quiere comer las tortas y los tacos.  3. Nosotros queremos comer las enchiladas.  4. Los pacientes quieren comer las uvas.  5. Ud. quiere comer el queso.

**6F**  1. puedo  2. puede  3. podemos  4. puedo  5. pueden

**6G**  (*possible answers*)  1. El paciente puede sentarse en la silla.  2. Puedo comprar tacos y enchiladas en el restaurante mexicano.  3. Podemos venir a la clínica a las siete y media de la tarde.  4. Yo puedo hablar español.  5. Podemos/Pueden ir al cine mañana.

**6H**  1. vuelvo, cierro, duermo  2. vuelve, cierra, duerme  3. vuelven, cierran, duermen  4. vuelve, cierra, duerme  5. vuelven, cierran, duermen  6. vuelve, cierra, duerme

**6I**  (*possible answers*)  1. Hoy es miércoles.  2. Mañana es jueves.  3. Pasado mañana es viernes.  4. Mañana es martes.  5. Pasado mañana es miércoles.  6. Mañana es viernes.  7. Pasado mañana es sábado.  8. Hay clases de español los viernes.  9. Hay trabajo los lunes, martes, miércoles, jueves y viernes.  10. Vamos a la iglesia el domingo.

**6J**   1. Domingo es después del sábado.   2. Viernes es antes del sábado.
3. Lunes es después del domingo.   4. Sábado es antes del domingo.   5. Noventa
y seis es después del número 95.   6. Cien es antes del número 101.   7. Las
cuatro de la tarde son después de las tres de la tarde.   8. La una es antes de las
dos de la tarde.

**6K**   1. Enero es antes de febrero.   2. Abril es antes de mayo.   3. Julio es
antes de agosto.   4. Octubre es antes de noviembre.   5. Marzo es antes de abril.
6. Junio es antes de julio.   7. Septiembre es antes de octubre.   8. Diciembre
es antes de enero.

**6L**   (*possible answers*)   1. Mi cumpleaños es el veinte y dos[2] de febrero.
2. El cumpleaños de mi madre es el cuatro de junio.   3. El cumpleaños de mi
padre es el doce de noviembre.   4. El Día de las Madres es en mayo.   5. El Día
de los Padres es en junio.   6. El Día de la Independencia norteamericana es en
julio.   7. El Día de la Independencia mexicana es en septiembre.   8. El Día de
dar Gracias es en noviembre.   9. El Día de los Novios es en febrero.   10. El Día
de la Raza es en octubre.   11. El Día de los Muertos es en noviembre.
12. Navidad es en diciembre.

**6M**   1. ¡Abra Ud.!   2. ¡Abran Uds.!   3. ¡Corra Ud.!   4. ¡No corra Ud.!
5. ¡No camine Ud.!   6. ¡Caminen Uds.!   7. ¡No tome Ud.!   8. ¡No tomen Uds.!
9. ¡Estudie Ud.!   10. ¡Estudien Uds.!   11. ¡Suba Ud.!   12. ¡No suban Uds.!
13. ¡Cante Ud.!   14. ¡No canten Uds.!   15. ¡Escriba Ud.!   16. ¡Escriban Uds.!
17. ¡No fume Ud.!   18. ¡No fumen Uds.!

**6N**   1. Primero va a examinar los ojos del paciente.   2. Dice al paciente
"Mire la luz."   3. (*possible answers*) Saque la lengua. Abra la boca. Diga "Ah."
Pase saliva. Respire profundo por la boca. Tosa. Acuéstese. Doble las rodillas.
Relájese. Siéntese otra vez. Afloje la pierna. Puede vestirse.

**6O**   pase (pasar), siéntese (sentarse), mire (mirar), siga (seguir), mueva
(mover), levante (levantar), baje (bajar), cierre (cerrar), abra (abrir), haga
(hacer), infle (inflar), empuje (empujar), resista (resistir), muerda (morder),
suba (subir), apriete (apretar), empuje (empujar), jale (jalar), resista (resistir),
levántese (levantarse), cierre (cerrar), abra (abrir), camine (caminar), dé (dar),
camine (caminar), dé (dar), camine (caminar), toque (tocar), toque (tocar),
levante (levantar), siéntese (sentarse), extienda (extender), espere (esperar)

# Chapter 7

**7A**   (*possible answers*) Necesito examinarle. ¿Dónde quiere hacer el ejercicio?
¿Cuándo va a sacarme los rayos X? ¿Me permite sacarle sangre? ¿Por qué es
necesario decir "ah"? Favor de extender el brazo. ¿Por qué necesito traer mis
medicinas? Debe hacerle una prueba. Voy a pesarle. ¿Cuándo quisiera hacer
una cita?

---

[2] more commonly written **veintidós**

**7B** 1. Take two pills three times a day for ten days until you finish all the pills. 2. Insert the suppository into your rectum each night before you go to bed for a period of two weeks. 3. Apply the cream on the bedsores three times a day for a week.

**7C** *Answers will vary.*

**7D** 1. Muévase más hacia mí. 2. Voy a introducir el espéculo. 3. Ahora Ud. puede vestirse.

**7E** (*possible answers*) 1. Necesita salir de la puerta del hospital y dé vuelta a la izquierda. Camine derecho por una cuadra y dé vuelta a la derecha. Camine derecho por dos cuadras. Necesita cruzar la calle y allí está la clínica. 2. Necesita salir de la puerta del hospital y dé vuelta a la derecha. Camine derecho por tres cuadras y dé vuelta a la izquierda. Camine derecho por cuatro cuadras. Necesita cruzar la calle y allí está el consultorio de dentistas. 3. Necesita salir de la puerta del hospital y dé vuelta a la derecha. Camine derecho por dos cuadras y dé vuelta a la izquierda. Camine derecho por dos cuadras. Necesita cruzar la calle y allí está la Cruz Roja. 4. Necesita salir/Salga de la puerta del hospital y dé vuelta a la derecha. Camine derecho por una cuadra y dé vuelta a la izquierda. Camine derecho por cuatro cuadras. Necesita cruzar la glorieta. Allí está el baile. 5. Necesita salir de la puerta del hospital y dé vuelta a la derecha. Camine derecho por dos cuadras y dé vuelta a la izquierda. Camine derecho por tres cuadras. Necesita cruzar la calle y allí está el banco.

**7F** 1. estás tomando 2. está tomando 3. están tomando 4. estamos tomando 5. está tomando

**7G** 1. estás comiendo 2. está comiendo 3. están comiendo 4. estamos comiendo 5. está comiendo

**7H** 1. La técnica quiere obtener una muestra de sangre del brazo derecho de la paciente. 2. Tiene que extender el brazo y mantenerlo derecho. 3. La técnica va a poner el torniquete. 4. La paciente necesita cerrar la mano. 5. La aguja duele un poco. 6. La señora tiene que poner presión en el brazo.

**7I** 1. El enfermero necesita una prueba de orina. 2. Necesita llevar las toallas desechables al baño. 3. Tiene que lavarse las (*or* lavar sus) manos. 4. Tiene que orinar en el frasco y en el excusado. 5. Necesita dejar el frasco en la ventanilla.

**7J** 1. Una es la prueba tuberculina y la otra es para la fiebre del valle. 2. Sacan las pruebas en los brazos. 3. Necesita observar la reacción de la piel por hinchazón o enrojecimiento. 4. La paciente tiene que regresar al consultorio si observa algunas de estas reacciones. 5. La doctora quiere ver a la paciente pasado mañana.

**7K**  1. La sangre, la orina y el esputo del señor están normales.
2. Las pruebas y la radiografía muestran una pequeña variante en el pulmón derecho.  3. Estos resultados indican que el paciente tiene los principios de la fiebre del valle.  4. La doctora sugiere una dieta alta en proteínas y mucho descanso.  5. La doctora le da unas vitaminas. *or* La doctora da al señor una receta para vitaminas.

## Chapter 8

**8A**  1. mis, mi, mi, mis  2. tu, tus, tu, tu  3. mis, mis, mi, mis  4. tu, tu, tus, tu

**8B**  1. nuestra, nuestra, nuestra, nuestras  2. nuestros, nuestros, nuestra, nuestro  3. nuestra, nuestra, nuestras, nuestra  4. nuestras, nuestros, nuestro, nuestros

**8C**  1. su pato  2. su bata  3. sus jeringas  4. su martillo  5. sus píldoras
6. sus goteros  7. su estetoscopio  8. sus otoscopios  9. su aguja  10. su receta
11. sus vendas  12. sus libros

**8D**  1. Aquí se fuman pipas.  2. Aquí se fuma tabaco.  3. Aquí se prepara la comida mexicana.  4. Aquí se preparan platos franceses.  5. Aquí se dan las inyecciones.  6. Aquí se da la vacuna.  7. Aquí se enyesa el brazo.  8. Aquí se enyesan los dedos.  9. Aquí se vende aspirina.  10. Aquí se vende gasa.

**8E**  1. Aquí se habla español.  2. Aquí se venden medicinas.  3. Se lee en la sala de espera.  4. Se compra medicina en la farmacia.  5. Se venden vendas aquí.  6. Se venden drogas en la calle.  7. Se abre la clínica a las ocho.  8. Allí se llevan guayaberas también.

**8F**  1. Esa  2. Estas  3. Esas  4. Esta  5. Esa

**8G**  1. Estos  2. Esos  3. Ese  4. Este  5. Ese

**8H**  1. tomaste  2. tomamos  3. tomó  4. tomaron  5. tomó  6. tomamos
7. tomaron  8. tomaron

**8I**  (*possible answers*)  1. Tomamos el vaso de vino el otro día.  2. Sí, Juan tomó el agua en México.  3. Ellos tomaron cerveza en la fiesta anoche.
4. Tomamos cinco tazas de café la mañana después de la fiesta.  5. Marta tomó la limonada en la cantina antier.  6. Sí, los turistas tomaron mucha agua en el desierto.

**8J**  1. comió  2. comiste  3. comimos  4. comió  5. comieron  6. comió
7. comimos  8. comieron

**8K**  1. comieron  2. comió  3. comiste  4. comimos  5. comieron  6. comí
7. comieron

**8L**    1. abrieron   2. abrió   3. abriste   4. abrió   5. abrió   6. abrí

**8M**    1. Tú recibiste una visita ayer.    2. Ella compró unos termómetros ayer.
3. Uds. vendieron unos otoscopios ayer.    4. Nosotros necesitamos unas vendas
ayer.   5. Juan y María corrieron un kilómetro ayer.   6. Yo caminé una cuadra
ayer.   7. Ud. aprendió unos verbos ayer.   8. Tú escribiste unas instrucciones
ayer.   9. Mis hermanos limpiaron unos cuartos ayer.   10. Uds. visitaron al
hospital ayer.

**8N**    1. El técnico perdió la jeringa y no sacó muestras de la sangre.
2. Uds. oyeron la música y durmieron profundamente.   3. Yo mostré y expliqué
los resultados a los pacientes.   4. Los niños salieron de la clínica pero no
cerraron la puerta.   5. Yo no alcancé la repisa alta y pedí ayuda.
6. Los farmacéuticos leyeron la receta pero no entendieron las instrucciones.
7. La doctora Ríos se cayó en la nieve y mordió la lengua.   8. Indiqué dónde me
dolió, pero la enfermera no comprendió.   9. Yo oí las noticias y desperté a mis
hijos.   10. Yo toqué la guitarra y mis hermanos huyeron del cuarto.

**8O**    1. hizo   2. hizo   3. hiciste   4. hicimos   5. hicimos   6. hicieron   7. hice

**8P**    1. Hiciste   2. Hizo   3. Hizo   4. Hicimos   5. Hicieron   6. Hicieron
7. Hiciste   8. Hice

**8Q**    *Answers will vary.*

**8R**    1. fuiste   2. fue   3. fuimos   4. fueron   5. fue   6. fuimos

**8S**    1. tuvo   2. tuviste   3. tuvo   4. tuvieron   5. tuvimos   6. tuvieron
7. tuvieron   8. tuve

**8T**    1. tuvo, fue   2. tuvimos, fuimos   3. tuviste, fuiste   4. tuvieron, fueron
5. tuvo, fue   6. tuvieron, fueron   7. tuvieron, fueron   8. tuve, fui

**8U**    1. estuvo   2. estuvieron   3. estuvieron   4. estuve   5. estuviste
6. estuvimos

**8V**    (*possible answers*)   1. Sí, estuvieron (*or* estuvimos) bien ayer en
la clínica.   2. No, no estuvieron (*or* estuvimos) enfermos durante el examen.
3. Sí, estuvieron (*or* estuvimos) contentos en la fiesta.   4. Sí, el baile folklórico
estuvo bonito.   5. Sí, estuve cansado al esperar en el hospital.

**8W**    1. Jaimito sigue mal, con calentura y gripa.   2. No, no sirvió la medicina
que recetó el doctor.   3. Ella dio una cucharadita de los antibióticos a Jaimito
una vez por día.   4. El doctor dijo, "Es muy importante tomar la dosis exacta."
La dosis exacta debe ser una cucharadita tres veces al día.   5. Ella preguntó al
doctor, "¿Puedo darle Tylenol o está bien darle Motrin también con la medicina
que le recetó?"   6. El doctor contestó a la señora, "Sí, el antibiótico sirve con
o Tylenol o Motrin."

**8X**    1. Primero, la doctora da explicaciones al paciente.    2. Ella preguntó al paciente primero, "¿Se siente mejor ahora?"    3. Sufre del asma y sufre de alta presión. Toma Vasotec.    4. Sí, fue el peor ataque que ha tenido en toda su vida. 5. El paciente estuvo en su casa, estuvo trabajando y pintando y comenzó a toser. Luego, empezó a respirar con un silbido. Agarró su inhalador y se dio dos bombazos.    6. Sí, tiene familiares que han sufrido de diabetes.    7. El técnico va a sacar unas radiografías de sus pulmones.    8. La doctora va a examinarle completamente después.

## Chapter 9

**9A**    1. lavo   2. me lavo   3. lavas   4. lavas   5. se lava   6. lava 7. nos lavamos   8. lavamos   9. lavan   10. se lavan

**9B**    1. pongo   2. me pongo   3. pone   4. te pones   5. ponen   6. se ponen 7. ponen, se pone   8. pones   9. nos ponemos   10. pone

**9C**    1. irnos   2. ingresarme   3. vestirse   4. sentarnos   5. levantarme 6. bajarse   7. llamarme   8. moverte   9. bañarme   10. limpiarme

**9D**    *Answers will vary.*

**9E**    1. el   2. a la   3. el   4. al   5. la   6. a la   7. el   8. al (*or* a la)

**9F**    1. La compra.   2. La hacemos.   3. Lo busco.   4. La toman. 5. Lo vemos en la mañana.   6. La venden en el mercado.   7. Lo escribe. 8. El doctor lo receta.   9. La miro.   10. Lo veo en la calle.

**9G**    1. Los llevo.   2. Las mira.   3. Los tocan.   4. Las comen.   5. Los toman por la tarde.   6. Las compramos en la tienda.   7. Las ves en el baño. 8. Los llamo.   9. Los empacan en la maleta.   10. Las miras en la playa.

**9H**    1. (a) Hay que hablar español. (b) Tienes que hablar español.   2. (a) Hay que comprar la medicina. (b) Tiene que comprar la medicina.   3. (a) Hay que hacer una cita con la doctora. (b) Tenemos que hacer una cita con la doctura. 4. (a) Hay que empacar sus medicinas en la maleta. (b) Tiene que empacar sus medicines en la maleta.   5. (a) Hay que tomar una ambulancia. (b) Tienen que tomar una ambulancia.   6. (a) Hay que llamar a la enfermera ahorita. (b) Tienen que llamar a la enfermera ahorita.   7. (a) Hay que pedir comida en el hospital. (b) Tengo que pedir comida en el hospital.   8. (a) Hay que preguntar dónde está el banco. (b) Tienes que preguntar dónde está el banco.   9. (a) Hay que cambiar los dólares por pesos. (b) Tiene que cambiar los dólares por pesos.   10. (a) Hay que recoger la receta en la clínica. (b) Tienen que recoger la receta en la clínica.

**9I**    *Answers will vary.*

## Chapter 10

**10A**   1. pido   2. pides   3. piden   4. pedimos

**10B**   1. pregunta   2. preguntamos   3. pido   4. pregunta, pide

**10D**   1. conoce, sabe   2. sé, conozco   3. conoce, sabe   4. sabe, sabe, conoce
5. conoce, sabe, sabe, conoce   6. conoces, sabes

**10F**   1. El otoscopio es mío.   2. La venda es tuya.   3. El reloj es suyo.
4. La gasa es suya.   5. La clínica es nuestra.   6. Las jeringas son suyas.
7. Las agujas son suyas.   8. Los papeles son tuyos.   9. La enfermera es suya.
10. Los doctores son suyos.

**10H**

| | | |
|---|---|---|
| examinaré | toseré | sufriré |
| examinarás | toserás | sufrirás |
| examinará | toserá | sufrirá |
| examinaremos | toseremos | sufriremos |
| examinarán | toserán | sufrirán |
| hablaré | leeré | subiré |
| hablarás | leerás | subirás |
| hablará | leerá | subirá |
| hablaremos | leeremos | subiremos |
| hablarán | leerán | subirán |

**10J**   1. estaba comprando   2. estaban comprando   3. estábamos comprando
4. estabas comprando   5. estaba comprando   6. estaban comprando
7. estaba comprando

**10M**   1. Yo he puesto _____ en la maleta.
2. _____ había abierto la puerta.   3. Yo he hablado/
comido/sufrido/etc. últimamente.   4. Sí,/No, (no) he cubierto la comida.
5. Ellos habían visto a muchos doctores y enfermeras

# Chapter 11

### 11A

| | |
|---|---|
| examinaría | examinaríamos |
| examinarías | |
| examinaría | examinarían |
| tosería | toseríamos |
| toserías | |
| tosería | toserían |
| sufriría | sufriríamos |
| sufrirías | |
| sufriría | sufrirían |

**11B**   1. tomarían   2. tomaría   3. tomarían   4. tomarías   5. tomaríamos
6. tomarían

**11C**   (Son ejemplos. Sus respuestas pueden ser totalmente diferentes, pero la
estructura debe ser igual o similar.)   1. Yo tomaría mucha agua.   2. Tomarían
Pepto Bismol.   3. Tomaría mucho tequila.   4. Tomaría Metformin/Glucophage.
5. Tomaríamos (Uds. tomarían) Lisinopril/Atenolol.   6. Tomaría aspirinas.

**11D**  1. comería  2. comería  3. comerían  4. comeríamos  5. comería
6. comerías

**11E**  (Ejemplo abriría)  1. abrirías  2. abriría  3. abrirían  4. abrirían
5. abrirían

**11H**  1. tomaba, tenía  2. tomabas, tenías  3. tomaba, tenía  4. tomábamos,
teníamos  5. tomaban, tenían  6. tomaba, tenía

**11I**  1. comía, entraron  2. comíamos, entró  3. comían, entramos
4. comía, entré  5. comían, entraron  6. comías, entró

**11J**  1. eras, ibas, veías  2. éramos, íbamos, veíamos  3. eran, iban, veían
4. era, iba, veía  5. era, iba, veía  6. eran iban, veían  7. éramos, íbamos,
veíamos  8. éramos, íbamos, veíamos  9. eran, iban, veían  10. era, iba, veía
11. era, iba, veía

**11K**  1. Juana me ve.  2. José te mira.  3. Laura lo oye.  4. Lisa los observa.
5. María las pone  6. Lo examino.  7. Ellos las compran.  8. Él nos ve.
9. El doctor nos recibe en su consultorio.  10. La enfermera los busca.

**11L**  1. Juan me da los lentes.  2. Yo le mando una tarjeta postal.
3. El técnico les saca rayos X.  4. La doctora le palpa el estómago.  5. Uds. me
pagan el dinero.  6. Ellas nos entregan los mensajes.  7. Juana me da los libros
y el dinero.  8. Ella le manda la cuenta del hospital.  9. El enfermero te aplica
el suero.  10. El médico le manda la receta.

**11M**  1. Él me lo da.  2. Ella me la da.  3. Él te lo muestra.  4. Él te la
muestra.  5. Ud. se las entrega.  6. Ella se lo entrega.  7. Yo se lo doy.
8. Ella se las da.  9. Yo se la mando.  10. Tú nos lo mandas.

**11N**  1. Me la quiere dar. Quiere dármela.  2. Te lo necesito vender. Necesito
vendértelo.  3. Se la necesitas enseñar. Necesitas enseñársela.  4. Se lo deben
dar. Deben dárselo.  5. Ella se la quiere enseñar. Ella quiere enseñársela.
6. Se la queremos demostrar. Queremos demostrársela.

# Chapter 12

## 12A

| | |
|---|---|
| hable | hablemos |
| hables | |
| hable | hablen |
| venda | vendamos |
| vendas | |
| venda | vendan |
| viva | vivamos |
| vivas | |
| viva | vivan |

**12B**  1. tome  2. tome  3. tomes  4. tomemos  5. tomen  6. tomen

**12C**  1. coma  2. coma  3. coma  4. comamos  5. coman  6. coman

**12D**  1. vuelva  2. vuelvan  3. vuelva  4. vuelvas  5. vuelvan  6. vuelva

**12E**  1. vaya  2. vaya  3. vayan  4. vayan  5. vayamos  6. vayas

**12F**  1. tome  2. aprenda  3. olvide  4. vayan  5. podamos  6. pongan

**12G**  Use the Sentences and Instructions to Answer in the Affirmative

1. Sí, él quiere que Ud. tome/tú tomes las pastillas.  2. Sí, él quiere que yo tome las pastillas.  3. Sí, él quiere que nosotros tomemos/Uds. tomen las pastillas.  4. Sí, él quiere que ella tome las pastillas.  5. Sí, él quiere que yo tome las pastillas.  6. Sí, él quiere que ellas tomen las pastillas.

**12K**  El imperfecto de subjuntivo

| | | |
|---|---|---|
| enyesara | extendiera | sufriera |
| enyesaras | extendieras | sufrieras |
| enyesara | extendiera | sufriera |
| enyesáramos | extendiéramos | sufriéramos |
| enyesaran | extendieran | sufrieran |

**12L**  1. tomara  2. tomara  3. tomaras  4. tomáramos  5. tomaran  6. tomaran

**12M**  (Ejemplo comiera)  1. comiera  2. comiera  3. comiéramos  4. comieran  5. comieran

**12N**  Use the Affirmative in the Instruction and Answers

1. Sí, él quería que Ud. pesara/tú pesaras al bebé.  2. Sí, él quería que ella pesara al bebé.  3. Sí, él quería que yo pesara al bebé.  4. Sí, él quería que nosotros pesáramos/Uds. pesaran al bebé.  5. Sí, él quería que ellos pesaran al bebé.  6. Sí, él quería que yo pesara al bebé.

**12O**  1. esperabas, sufriera  2. esperaba, sufriéramos  3. esperaba, sufriera  4. esperaban, sufrieran  5. esperaban, sufrieran

**12P**  1. volviera  2. volvieran  3. volviera  4. volvieras  5. volvieran  6. volviera

**12Q**  1. fuera  2. fuera  3. fueran  4. fueran  5. fuéramos  6. fueras

**12R**  1. tomara  2. aprendiera  3. olvidara  4. fueran  5. pudiéramos  6. pusieran

**12S**  Use the Affirmative in the Instruction and Answers

1. Sí, él quería que Ud. tomara/tú tomaras las pastillas.  2. Sí, él quería que yo tomara las pastillas.  3. Sí, él quería que nosotros tomáramos/Uds. tomaran las pastillas.  4. Sí, él quería que ella tomara las pastillas.  5. Sí, él quería que nosotros tomáramos las pastillas.  6. Sí, él quería que ellas tomaran las pastillas.

**12U**   1. trajera   2. trajeran   3. trajeras   4. trajera   5. trajéramos   6. trajeran

**12V**   1. Si tuviera dinero, yo viviría en _____.
2. Si pudiera, viajaría a _____.   3. Compraríamos
_____ si ganáramos la lotería.   4. Ellos
viajarían/leerían/irían a _____ si no fuera necesario
trabajar.   5. Si tuviera un año libre, yo viajaría a _____/
leería _____/iría a _____.

# Chapter 13

**13A**   1. haya   2. hayan   3. haya   4. hayas   5. hayan   6. haya

**13B**   1. haya   2. haya   3. hayan   4. hayan   5. hayamos   6. hayas

**13C**   1. haya tomado   2. haya aprendido   3. haya olvidado   4. hayan ido
5. hayamos podido   6. hayan puesto

**13E**   1. hubiera   2. hubieran   3. hubiera   4. hubieras   5. hubieran
6. hubiera

**13F**   1. hubiera   2. hubiera   3. hubieran   4. hubieran   5. hubiéramos
6. hubieras

**13G**   1. hubiera tomado   2. hubiera aprendido   3. hubiera olvidado
4. hubieran ido   5. hubiéramos podido   6. hubieran puesto

# English-Spanish Glossary

**a little/a little bit:** poco
**a lot:** mucho(a)(s)
**A1C:** A1C
**abdomen:** abdomen (*m.*)
**abdominal cramps:** retorcijones, retortijones (*m.*)
**abortion:** aborto (*m.*)
**abrasion:** raspadura (*f.*)
**abscess:** absceso (*m.*), postema (*f.*)
**abscessed tooth:** postemilla (*f.*)
**abused:** maltratado(a)
**according to:** según
**aching all over, flu-like symptoms:** el cuerpo cortado (*Mex., Sp.*)
**acidity:** acidez (*f.*)
**acne:** acné (*m.*)
**activities:** actividades (*f.*)
**adenoids:** adenoides (*m.*)
**admired:** admirado(a)
**admit to hospital (to):** ingresar, internar
**adrenaline:** adrenalina (*f.*)
**AFib:** fibrilación (*f.*) auricular
**after:** después de
**afterwards:** despúes
**aha:** ajá
**AIDS:** SIDA (*m.*)
**alcoholic beverages:** bebidas (*f.*) alcohólicas
**all** (*pl.*): todo(a)(s)
**allergy:** alergia (*f.*), coriza (*f.*) (*Cuba*)
**alleviate (to):** aliviar, ayudar
**almost done:** ya casi, ya mero (*Mex.*)
**aloe, aloe vera:** sábila (*f.*)
**also, too:** también
**always:** siempre
**amenorrhea:** amenorrea (*f.*), (ausencia de menstruación)
**amoebas:** amebas (*f.*) o amoebas (*f.*)
**amputate (to):** amputar

**analgesic:** analgésico (*m.*)
**analysis:** análisis (*m.*)
**and:** y
**and so, and then, therefore:** entonces
**anemia or problems related to the blood:** anemia (*f.*)
**anguish:** angustia (*f.*)
**anguished:** angustiado(a)
**ankle:** tobillo (*m.*)
**another:** otro(a)
**answer (to):** contestar, responder
**antacid:** antiácido (*m.*)
**antibiotic:** antibiótico (*m.*)
**antibiotic preparation:** preparación (*f.*) antibiótica
**antidote:** antídoto (*m.*)
**antihistamine:** antihistamínico (*m.*)
**anus:** ano (*m.*)
**anxiety:** ansiedad (*f.*)
**anxious:** ansioso(a)
**any:** algún, alguna
**appear (to), seem (to):** parecer (z)
**appendix:** apéndice (*m.*), "tripita" (*f.*)
**apple:** manzana (*f.*)
**applicator:** aplicador (*m.*)
**apply (to):** aplicar
**appointment:** cita (*f.*)
**April:** abril
**are you . . . ?** (*sing.*),(*pl.*): ¿Está . . . ?, Están . . . ?
**are, they are:** son
**arm:** brazo (*m.*)
**arm pit:** axila (*f.*)
**around:** alrededor (de)
**artery:** arteria (*f.*)
**arthritis:** artritis (*f.*)
**ascend (to):** subir
**ashamed:** avergonzado(a)
**ask (to):** preguntar

**ask for, request (to):** pedir
**aspirin:** aspirina (f.)
**asthma:** asma (m.)
**asthmatic respiration:** respiración (f.) asmática
**astigmatism:** astigmatismo (m.)
**astonished/in shock:** atónito(a)
**at:** a, en
**at least:** por lo menos
**at what age?:** ¿A qué edad?
**athlete's foot:** pie (m.) de atleta
**atrophy:** atrofia (f.)
**atropine:** atropina (f.)
**attend (to), (a meeting, a course):** asistir a
**audiology:** audiología (f.)
**August:** agosto
**aunt:** tía (f.)
**aunt and uncle (as a unit):** tíos (m.)
**authorization:** autorización (f.)
**avoid (to):** evitar, evadir

**back:** espalda (f.)
**back molar:** muela (f.) de atrás
**back pain:** dolor (m.) de espalda (f.)
**bacon:** tocino (m.)
**bacteriologist:** bacteriólogo(a)
**bacteriology:** bacteriología (f.)
**bad:** mal (m.)
**bad breath:** mal aliento (m.)
**bald:** calvo (m.), sin pelo, "el pelón"
**baldness:** calvicie (f.)
**banana:** plátano (m.) (Mex.), banana (f.), banano (m.), guineo (m.) (C.A. and Carib.)
**bandage:** venda (f.), vendaje (m.)
**barbiturates:** barbitúricos (m.)
**bathe oneself (to):** bañarse
**be (to):** estar, ser
**be able (to):** poder
**be in bed (to):** guardar (estar en) cama (f.)
**beans:** frijoles (m.), habas (f.), habichuelas (f.) (P.R.)
**beans, green:** ejotes (m.) (Mex.), habichuelas verdes (f.) (Cuba), judías verdes (f.) (Sp.)
**beat up (to):** golpear
**because:** porque
**become infected (to):** infectarse
**become pregnant (to):** embarazarse

**bed sore:** llaga (f.)
**beer:** cerveza (f.)
**before:** antes (de)
**began:** comenzó, empezó (Ud./he/she/it)
**begin (to):** comenzar, empezar
**beginnings:** principios (m.)
**believe (to):** creer
**belladonna:** belladona (f.)
**belly button:** ombligo (m.)
**bend (to):** doblar
**be sick (to):** estar enfermo(a), estar mal
**better (to), better (to get):** mejorar
**beverages:** bebidas (f.)
**bicarbonate:** bicarbonato (m.)
**bifocals:** bifocales (m.)
**big:** grande
**bile:** hiel (f.), bilis (f.), "yel" (m.)
**bill:** cuenta (f.)
**biological:** biológico(a)
**biologist:** biólogo(a)
**biology:** biología (f.)
**biopsy:** biopsia (f.)
**birth control pill:** píldora (f.), pastilla (f.) anticonceptiva
**birth mark:** marca (f.) de nacimiento
**bite (to):** morder
**bitter:** amargo(a)
**black:** negro(a)
**blackheads:** espinillas (f.)
**bladder:** vejiga (f.)
**bleed (to):** sangrar
**bleeding:** sangrado, desangramiento, pérdida de sangre
**blennorrhagia:** blenorragia (f.), purgación (f.)
**blind:** ciego(a)
**blink (to):** parpadear
**blister:** ampolla (f.)
**bloated:** inflado(a), aventado(a)
**block (street):** cuadra (f.)
**blond:** rubio(a), güero(a) (Mex.), chele (El Salv.)
**blond, light hair or skin:** güero(a) (Mex.)
**blood:** sangre (f.)
**blood in the sputum:** sangre (f.) en el esputo (m.) o la saliva (f.)
**blood pressure, arterial pressure:** presión (f.) arterial, presión sanguínea

**blood transfusion:** transfusión (*f.*) de sangre (*f.*)
**blood vessel:** vaso (*m.*) sanguíneo
**blue:** azul
**blurred vision:** vista (*f.*) borrosa, nublada, empañada
**body hair:** vello (*m.*)
**boil, carbuncle:** fornúculo (*m.*), abceso (de la piel), nacido (*Carib.*), "tacotillo" (*m.*), carbunco (*m.*)
**bolt down food (to):** tragar
**bonding (dental):** bonding
**bone:** hueso (*m.*)
**book:** libro (*m.*)
**borage (tea):** borraja
**both:** los dos, las dos, ambos(as)
**both lungs affected:** ambos pulmones (*m.*) afectados
**bothers, dicomforts, problems:** molestias (*f.*)
**bowel movement (to have a):** obrar, defecar
**bow-legged:** corvo (*m.*), cascorvo (*m.*), "zambo" (*m.*), las piernas arqueadas (*f.*)
**boy (girl):** niño(a)
**boyfriend (girlfriend):** novio(a)
**braces:** frenos (*m.*), frenillos (*m.*)
**brain:** cerebro (*m.*)
**bread:** pan (*m.*)
**breaded veal:** milanesa (*f.*)
**breast:** senos (*m.*), mamas (*f.*), pechos (*m.*)
**breast feed (to):** dar pecho (*m.*)
**breathe (to):** respirar
**bride/groom:** novia(o)
**bridge (dental):** puente (*m.*) fijo
**broken:** fracturado(a)(s), quebrado(a)(s), roto(a)(s)
**bromide:** bromuro (*m.*)
**bronchitis:** bronquitis (*f.*)
**bronchium:** bronquio (*m.*)
**brother:** hermano (*m.*)
**brother-in-law:** cuñado (*m.*)
**brown:** café (*m.*), marrón (*P.R.*), pardo(a)
**bruise:** moretón (*m.*)
**bruised:** moreteado(a)
**building:** edificio (*m.*)
**bunion:** juanete (*m.*)
**burn:** quemadura (*f.*)

**burn (to):** quemar
**burning/stinging/burn (to)/sting (to):** ardor (*m.*)/arder
**burning sensation when urinating:** ardor al orinar, "quemazón" al orinar
**burnt:** quemado(a)
**burp (to):** eructar
**bursitis:** bursitis (*f.*)
**burst (open) (to):** reventar
**but:** pero
**butt cheeks:** nalgas (*f.*), pompis (*f.*), glúteos (*m.*)
**butter:** mantequilla (*f.*)
**buy (to):** comprar
**buzzing in the ears:** tintineo (*m.*), zumbido (*m.*) de/en los oídos (*m.*)
**by:** por

**cabinet:** gabinete (*m.*)
**cake:** pastel (*Mex.*)(*m.*), bizcocho (*m.*), torta (*f.*), queque (*m.*) (*Carib.*, *N. Mex.*)
**calcium:** calcio (*m.*)
**calf:** pantorrilla (*f.*)
**call oneself (to):** llamarse
**camphor (tea, lotion):** alcanfor
**cancer:** cáncer (*m.*)
**cancerous:** canceroso(a)
**cane:** bastón (*m.*)
**canker sore, chancre:** pequeña úlcera (*f.*) en la boca (*f.*), fuego (*m.*), chancro (*m.*)
**capsule:** cápsula (*f.*)
**car:** coche (*m.*), carro (*m.*), automóvil (*m.*)
**carbohydrates:** carbohidratos (*m.*)
**cardiologist:** cardiólogo(a)
**cardiology:** cardiología (*f.*)
**care for (to)/take care of (to):** cuidar
**carrot:** zanahoria (*f.*)
**carry (to):** llevar, cargar
**casualty:** casualidad (*f.*)
**cataracts:** cataratas (*f.*)
**catheter:** sonda (*f.*), catéter (*m.*)
**cauliflower:** coliflor (*f.*)
**cause (to):** causar
**cautious:** cauteloso(a)
**cavities:** caries (*m.*), picaduras (*f.*)
**cells:** células (*f.*)

**cerebral infarct:** infarto (m.), derrame (m.) cerebral
**certain:** cierto(a)(s)
**cesarean:** cesárea (f.)
**chair:** silla (f.)
**chamomile tea:** té (m.) de manzanilla
**chancre:** postemillas o fuego (m.)
**chancre:** chancro (m.), grano (m.)
**chancre sores, fever blisters or cold sores:** fuegos (m.)
**change:** cambio (m.)
**change (to):** cambiar
**change of life:** cambio (m.) de vida (f.)
**chap (to):** agrietar, "rajar"
**chapped skin:** grieta (f.) en la piel
**chat (to):** charlar, platicar (Mex)
**cheekbone:** pómulos (m.)
**cheese:** queso (m.)
**chemotherapy:** quimioterapia (f.)
**chest:** pecho (m.)
**chest cold:** catarro (m.) o resfriado (m.) en el pecho (m.)
**chest pain:** dolor (m.) en el pecho (m.)
**chew (to):** masticar, mascar
**chicken:** pollo (m.), gallina (f.)
**chicken pox:** varicela (f.)
**chilblain:** sabañones (f.), "saballones" (f.)
**children:** niños (m.)
**chile:** chile (m.), ají (m.) (Carib.)
**chills:** escalofríos (m.)
**chin:** barbilla (f.), mentón (m.)
**chlamydia:** clamidia (f.) o chlamydia
**chloasma:** cloasma (f.)
**choke (to):** ahogarse, "atragantarse," "dar al galillo"
**cholesterol:** colesterol (m.)
**chop, i.e. pork chop:** chuleta (f.)
**choroiditis:** coroiditis (f.)
**chronic:** crónico(a)
**circumcision:** circuncisión (f.)
**clamp:** pinza(s)
**clams:** almejas (f.)
**clavicle:** clavícula (f.)
**clean (to):** limpiar
**cleft palate:** paladar (m.) hendido, grietas (f.) en el paladar
**clitoris:** clítoris (m.)
**close (to):** cerrar

**coated "dirty" tongue:** lengua (f.) sucia
**coated pill:** gragea (f.)
**coccidioidomycosis, valley fever:** fiebre (f.) del valle, coccidioidomicosis
**coccyx:** cóccix (m.)
**codeine:** codeína (f.)
**coffee:** café (m.)
**cold:** frío (m.)
**cold in the womb:** frío en la matriz (f.)
**cold moist hands:** manos (f.) frías, húmedas
**cold or flu:** gripe (f.)
**colic:** cólicos (m.)
**colitis:** colitis (f.)
**collagen:** colágeno (m.)
**color blind:** daltónico(a)/daltonismo (m.)
**come (to):** venir (g)
**complication:** complicación (f.)
**condoms, rubbers:** condones (m.), preservativos (m.)
**confused:** confundido(a)
**congenital heart defect:** defecto (m.) congénito del corazón
**congestion:** congestión (f.)
**conjunctivitis, pink eye:** conjuntivitis (f.)
**constant:** constante, fijo (Carib.)
**constipated:** estreñido(a), estítico(a) (C.A.)
**consult (to):** consultar
**contact lenses:** lentes (m.) de contacto, pupilentes (m.)
**contagious:** contagioso(a)
**container:** frasco (m.)
**contaminate (to):** contaminar
**content:** contento(a)
**continue (to):** continuar, seguir
**contraception:** contracepción (f.)
**control (to):** controlar
**contusion:** contusión (f.), golpe (m.)
**convalescence:** convalecencia (f.)
**converse (to):** conversar
**convulsions:** convulsiones (f.), ataques (m.)
**cookies:** galletas (f.)
**coriander (tea):** cilantro (m.)
**corn:** maíz (m.)
**corn silk (tea):** pelos (m.) o cabellos (m.) de elote (m.)
**cornea:** córnea (f.)

**corneal ulcers:** úlceras (f.) en la córnea (f.)
**corns, soft corns:** callos (m.), callos (m.) blandos
**cortisone:** cortisona (f.)
**cough:** tos (f.)
**cough (to):** toser
**cough with phlegm, wet cough:** tos con flema (f.), "desgarrando"
**cough, dry:** tos (f.) seca
**count (to):** contar
**counter:** mostrador (m.)
**cousin:** primo(a)
**cover (to):** cubrir, tapar (Mex.)
**cover, cap:** tapadera (f.)
**cover up (to):** tapar, cubrir
**cramps (abdomen):** retortijones (m.), (re)torcijones (m.)
**cramps (menstrual):** cólicos (m.)
**cramps (muscle):** calambres (m.)
**cranium:** cráneo (m.)
**crash (to):** chocar
**crawl (to):** gatear
**cream:** crema (f.)
**cross-eyed:** bizco(a)
**crown:** corona (f.)
**CT scan:** tomografía (f.), tomografía axial computarizada
**cup:** taza (f.)
**cure (to):** curar
**custard:** flan (m.)
**cut (noun):** cortada (f.)
**cut (to):** cortar
**cyanosis:** cianosis, "piel azulada"
**cycle (to)/circulate (to):** circular
**cyst:** quiste (m.)
**cytologist:** citólogo(a)
**cytology:** citología (f.)

**dance:** baile (m.)
**dandruff:** caspa (f.)
**dark:** oscuro(a)
**dark skin color:** moreno(a)
**dates (calendar):** fechas (f.)
**daughter:** hija (f.)
**daughter-in-law:** nuera (f.)
**day after tomorrow:** pasado mañana
**day before yesterday:** anteayer (antier)
**deaf:** sordo(a)
**deaf-mute:** sordomudo(a)
**deafness:** sordera (f.)

**December:** diciembre
**deer's eye** (lit.): ojo (m.) de venado (m.)
**defecate (to):** defecar
**defect of foot, ankle, knee:** defecto (m.) del pie, del tobillo, de la rodilla, patizambo(a), chueco(a)
**delicious:** delicioso(a), sabroso(a), rico(a)
**delivery:** parto (m.)
**denture:** dentadura (f.) completa
**Depo Provera®:** inyecciones (Depo) (f.)
**depressed:** deprimido(a)
**depression:** depresión (f.), estar triste
**dermatitis:** dermatitis (f.)
**dermatologist:** dermatólogo(a)
**dermatology:** dermatología (f.)
**descend (to), get out of (to), get off of (to):** bajar
**desire (to):** desear
**dessert spoon:** cucharita (f.)
**destination:** destino (m.)
**destiny:** destino (m.)
**diabetes:** diabetes (f.)
**diabetic retinopathy:** retinopatía (f.) diabética
**diaphragm:** diafragma (m.)
**diarrhea:** diarrea (f.), "estómago (m.) suelto," "chorro/chorrillo "
**die (to):** morir (ue)
**diet:** dieta (f.)
**difficulty breathing:** respiración (f.) dificultosa, dificultad al respirar
**diphtheria:** difteria (f.), "diteria" (f.)
**directory:** directorio (m.)
**discharge:** desecho (m.), secreción (f.)
**discomforts:** molestias (f.)
**disconnect (to):** desconectar
**dish:** plato (m.)
**disinfect (to):** desinfectar
**dislocation:** dislocación (f.)
**disposable:** desechable
**dizziness:** mareos (m.)
**dizzy:** mareado(a)
**do (to):** hacer (g)
**do it (to):** hacerlo
**Do this!:** ¡Haga esto!
**Do you feel . . . ?:** ¿Se siente . . . ?
**Do you pant (wheeze) when you walk?:** ¿Jadea cuando camina?

**Do you understand?:** ¿Me explico?
(*lit.,* Am I explaining
myself?), ¿entiende?,
¿comprende?

**Do you/Does s/he have an appetite?:**
¿Tiene apetito (*m.*)?

**doctor:** doctor(a)

**Does it hurt when I apply pressure?:**
¿Le duele cuándo pongo(aplico)
presión?

**Does it hurt when I remove the
pressure?:** ¿Le duele cuándo suelto
(quito) la presión?

**doll:** muñeca (*f.*)

**Don't worry!:** ¡No se preocupe!

**door:** puerta (*f.*)

**dosis:** dosis (*f.*)

**double pneumonia:** pulmonía
doble (*f.*)

**douches:** lavados (*m.*)

**Down syndrome:** síndrome (*m.*) de
Down

**Dr.'s office:** consultorio (*m.*)

**dress oneself (to):** vestirse

**drill:** taladro (*m.*)

**drink (to):** beber

**drive (to):** conducir, manejar

**dropper:** gotero (*m.*)

**dry:** seco(a)

**dry (to):** secar

**dry eyes:** ojos (*m.*) secos

**dry skin:** piel (*f.*) reseca, piel seca

**duck:** pato (*m.*)

**due date:** fecha apróximada (*f.*) de parto
(*m.*)

**due to that:** por eso

**dull:** sordo(a)

**during:** durante

**dysentery:** disentería (*f.*), "cursio"
(*m.*)

**dysmenorrheal:** dismenorrea (*f.*)

**ear of corn:** elote (*Mex.*) (*m.*), mazorca
(*f.*)

**ear wax:** cera (*f.*), cerumen (*m.*),
"cerilla" (*f.*)

**earache:** dolor de oído (*m.*)

**eardrum:** tímpano (*m.*)

**early:** temprano

**eat (to):** comer

**ectropion:** ectropión (*f.*)

**eczema:** eczema (*f.*)

**edifice:** edificio (*m.*)

**eggs:** huevos (*m.*), blanquillos (*m.*) (*N.
Mex.*)

**elbow:** codo (*m.*)

**elective abortion:** aborto (*m.*) inducido,
legrado (*m.*)

**embarrassed:** apenado(a),
avergonzado(a)

**embolism:** embolia (*f.*)

**embryologist:** embriólogo(a)

**emergency:** emergencia (*f.*)

**emphysema:** enfisema (*f.*)

**encephalitis:** encefalitis (*f.*)

**enchilada:** enchilada (*f.*)

**end (to):** acabar, terminar

**endodontics:** endodoncia (*f.*)

**enemas:** enemas (*f.*), lavativas (*f.*)

**enlargement of the . . . :** agrandamiento
del . . .

**enter (to):** entrar

**entropion:** entropión (*m.*)

**epidemic:** epidemia (*f.*), epidémico(a)
(adj)

**epididymis:** epidídimo

**epilepsy:** epilepsia (*f.*)

**episcleritis:** episcleritis (*f.*)

**erisipela, erysipelas:** erisipela (*f.*)

**eruption:** erupción (*f.*)

**esophagus:** esófago (*m.*)

**estrogen:** estrógeno (*m.*)

**examine (to):** examinar

**exception:** excepción (*f.*)

**excuse me (when leaving room):** con
permiso (*m.*)

**exhausted:** agotado(a)

**exhaustion:** agotamiento (*m.*)

**exist (to):** existir

**expel gas (to)/fart (to):** tener gas
(*m.*)/"echar un pedo" (*m.*), "tirar un
pedo"

**expensive:** caro(a)

**extend (to):** extender (ie)

**extended wear:** de uso extendido

**extract (to):** extraer, sacar

**extremities:** extremidades (*f.*)

**eye:** ojo (*m.*)

**eye chart:** carta (*f.*), gráfico(a) (*m., f.*)

**eyebrow:** ceja (*f.*)

**eyelash:** pestaña (*f.*)

**eyelid:** párpado (*m.*)

**face:** cara (f.)
**facial discoloration:** paño (m.)
**facial paralysis:** parálisis (f.) facial
**faint (to):** desmayar
**fainting spells:** desmayos (m.)
**fall (to):** caer(se), caer (g)
**fallen fontanel:** fontanela (f.) caída o
   deprimida, "mollera (f.) caída"
**fallopian tube:** trompa (f.), tubo (m.) de
   Falopio
**family:** familia (f.)
**family members:** familiares (m.)
**far sighted (hyperopic):** hiperópico
   (m.)
**fast:** rápido(a)
**fasting, without eating in the morning:**
   en ayunas
**fat:** gordo(a)
**father:** padre (m.)
**father-in-law:** suegro (m.)
**fathers (in general):** padres (m.) de
   familia
**fatigued:** fatigado(a)
**fats:** grasas (f.)
**fear:** miedo (m.), temor (m.)
**feather:** pluma (f.)
**February:** febrero
**feed (to):** alimentar, dar de comer
**feel (oneself) (to):** sentirse
**female:** hembra (f.)
**fetal alcohol syndrome:** síndrome (m.)
   fetal de alcohol (m.)
**fetoscope:** fetoscopio (m.)
**fever:** fiebre (f.), calentura (f.)
**fiancé(e):** prometido(a)
**fiber:** fibra (f.)
**fibroids, tumors:** fibroma (f.), fibroides
   (m.), tumores (m.)
**fill (to) (dental):** empastar, tapar,
   rellenar
**filling (dental):** amalgama (f.), relleno
   (m.)
**find (to):** encontrar, hallar
**finger:** dedo (m.)
**finger pads:** yemas (f.)
**first:** primer(o)(a)
**first time:** primera vez (f.)
**fish:** pescado(s)(m.)
**fistula:** fístula (f.)
**flat foot:** pie (m.) plano
**flow:** flujo (m.)

**fluids:** líquidos (m.)
**foam:** espuma (f.)
**folk healer:** curandero(a), santero(a)
   (Carib.)
**follicle:** folículo (m.)
**follows (as):** a continuación
**foment (to) bacterial proliferation:**
   fomentar la proliferación de bacteria
   (f.)
**food:** alimento (m.)
**foot:** pie (m.)
**for:** para, por
**for two days:** por dos días
**for the first time:** por primera vez (f.)
**for tomorrow:** para mañana
**for, in order to:** para
**forearm:** antebrazo (m.)
**forehead:** frente (f.)
**foreskin:** prepucio (m.)
**fork:** tenedor (m.)
**fowl:** aves (f.)
**freeze (to):** congelar
**frequency:** frecuencia (f.)
**fresh:** fresco(a)
**friend:** amigo(a)
**fright/scare:** susto (m.)
**frightened:** asustado(a), espantado(a)
**frigidity:** frigidez (f.)
**from:** de, desde
**from the front:** de frente
**full term:** nacido a tiempo (m.)

**gain weight (to):** subir de peso (m.)
**gall:** hiel (f.), bilis (f.), "yel" (m.)
**gall bladder:** vesícula (f.) biliar
**gallstones:** cálculos (m.) o piedras
   biliares (f.) or en la vesícula
**garlic:** ajo (m.)
**gastritis:** gastritis (f.), inflamación (f.)
   del estómago (m.)
**gel:** gel (m.)
**gelatin:** gelatina (f.)
**generally:** generalmente, por lo general
**generous:** generoso(a)
**genital warts:** verrugas (f.) genitales
**genitalia:** genitalia (f.), partes (f.)
   genitales
**get down from, get off of (to):** bajarse
**get dressed (command):** vístase.
**get on, get in, ascend (to):** subir
**get sick (to):** enfermarse

**get up (to):** levantar, levantar(se), subir
**gingivitis:** gingivitis (*f.*)
**give (to):** dar
**gland:** glándula (*f.*)
**glass:** vaso (*m.*)
**glasses:** lentes (*m.*), gafas, anteojos (*m.*), espejuelos (*m.*) (*Carib.*)
**glaucoma:** glaucoma (*f.*)
**glue (to):** pegar
**gluteus:** glúteo (*m.*)
**go (to):** ir
**go up (to):** subir
**godfather, godmother:** padrino(a)
**godmother/father's relationship to godchild's mother/father:** comadre (*f.*)/compadre (*m.*)
**goiter:** bocio (*m.*), "buche" (*m.*)
**gonorrhea:** gonorrea (*f.*), purgación (*f.*), blenorragia (*f.*)
**good:** bueno(a), bien
**gourd:** calabaza (*f.*)
**gout:** gota (*f.*), podagra (*f.*)
**grab (to):** agarrar
**gram:** gramo (*m.*)
**grandfather (grandmother):** abuelo(a)
**grandson (granddaughter):** nieto(a)
**grapefruit:** toronja (*f.*), pomelo (*m.*) (*Arg. and Sp.*)
**grapes:** uvas (*f.*)
**green:** verde
**groin:** ingle (*f.*)
**groom:** novio
**guard (to):** vigilar
**gums:** encías (*f.*)
**gynecologist:** ginecólogo(a)
**gynecology:** ginecología (*f.*)

**hair:** pelo (*m.*), cabello (*m.*)
**hairless:** calvo (*m.*), sin pelo, "el pelón"
**halitosis:** halitosis (*f.*)
**hallucination:** alucinación (*f.*)
**ham:** jamón (*m.*)
**hamburger:** hamburguesa (*f.*)
**hammer:** martillo (*m.*)
**hand:** mano (*f.*)
**handicapped:** deshabilitado(a), incapacitado(a), discapacitado(a), minusválido(a)
**happen (to):** pasar

**happy:** alegre
**"harelip":** labihendido(a), el labio (*m.*) leporino, "comido de la luna"
**harm (to):** dañar
**hat:** sombrero (*m.*)
**have (to):** tener (g)
**Have you ever had . . . ?:** ¿Alguna vez ha tenido (ha sufrido de) . . . ?
**hay fever:** fiebre de heno (*f.*), "romadizo" (*m.*)
**head:** cabeza (*f.*)
**headaches:** dolores (*m.*) de cabeza (*f.*), o jaquecas (*f.*)
**heart:** corazón (*m.*)
**heart attack:** ataque (*m.*) al corazón (*m.*), ataque cardíaco, infarto
**heartbeat:** latido (*m.*) del corazón
**heartburn:** agruras (*f.*), acidez (*f.*)
**heart diseases:** enfermedades (*f.*) del corazón (*m.*)
**heart murmur:** soplo del corazón (*m.*)
**heat in the bladder:** calor en la vejiga (*f.*)
**heavy/painful breast:** senos (*m.*) o pechos (*m.*) adoloridos/pesados
**help (to):** ayudar, aliviar
**hematologist:** hematólogo(a)
**hematology:** hematología (*f.*)
**hemorrhoid:** hemorroides (*f.*), almorranas (*f.*)
**hepatitis A, B, C, E:** hepatitis (*f.*) A, B, C, E
**here:** aquí, acá
**hernia:** hernia (*f.*)
**herpes:** herpes (*m.*)
**hers:** suyo(a)
**high:** alto(a)
**hips:** caderas (*f.*)
**his:** su(s)/suyo(s)/suya(s)
**histologist:** histólogo(a)
**hit (to):** pegar
**HIV:** VIH (*m.*)
**hives:** urticaria (*f.*)
**hoarse:** ronco(a)
**hoarseness:** ronquera (*f.*)
**home:** casa (*f.*), hogar (*m.*)
**home remedies:** remedios (*m.*) caseros
**homework:** tarea (*f.*)
**hormonal:** hormonal
**hormone treatment:** tratamiento (*m.*) hormonal

hormones: hormonas (*f.*)
hospitalizations: hospitalizaciones (*f.*)
hospitalize (to): ingresar, internar
hot: calor (*m.*)
hot flashes: bochornos (*m.*), sofocos (*m.*)
hot sauce: salsa (*f.*) picante
hot water bottle: bolsa (*f.*) de agua caliente
hot water compresses: fomentos (*m.*) de agua caliente
house: casa (*f.*)
How?: ¿Cómo?
How do you feel?: ¿Cómo se siente?
How embarrassing!: ¡Qué pena!
How many?: ¿Cuántos(as)?
How much?: ¿Cuánto(a)?
How often?: ¿Cada cuándo?/¿Con que frecuencia?
hunger: hambre (*m.*)
hurt: lastimado(a)
hurt (to) (as in "It hurts me"): doler (ue)
husband: esposo (*m.*)
hydrocele: hidrocele (*f.*)
hymen: himen (*m.*)
hyper: acelerado(a)
hyperglycemia: hiperglucemia (*f.*)
hypertension: hipertensión (*f.*)
hypochondria: hipocondría (*f.*)
hypoglycemia: hipoglucemia (*f.*)
hysterectomy: histerectomía (*f.*)
hysteria: histeria (*f.*)

I.V.: suero (*m.*)
I'm very sorry.: Lo siento mucho.
ice: hielo (*m.*)
ice cream: helado (*m.*), mantecado (*m.*) (*Carib.*), nieve (*f.*) (*N. Mex.*)
ice pack: bolsa (*f.*) de hielo (*m.*)
identity: identidad (*f.*)
if: si
illicit drugs: drogas (*f.*)
illness: enfermedad (*f.*)
immunization: inmunización (*f.*), vacuna (*f.*)
immunize (to): inmunizar, vacunar
immunology: inmunología (*f.*)
impaction, obstruction (intestinal): empacho (*m.*)
importance: importancia (*f.*)

impotence: impotencia (*f.*)
in: en
in a little while: al rato
in front: frente (*f.*)
in order to: para
increase (to): aumentar
indicate (to): indicar
indication: indicación (*f.*)
indigestion: indigestión (*f.*), indigesto (*m.*)
induced abortion: aborto (*m.*) inducido, legrado (*m.*)
infarct: infarto (*m.*)
infect (to): infectar
infectious: infeccioso(a)
inflamed: inflamado(a)
inflamed eyelids: párpados (*m.*) inflamados
inflamed throat: garganta (*f.*) inflamada
inflammation: inflamación (*f.*)
inflammation of the thyroid gland: inflamación (*f.*) de la glándula tiroides
inflate (to): inflar
ingrown nail: uña (*f.*) enterrada
inject (to), give a shot (to): inyectar
injection: inyección (*f.*)
injured: lesionado(a)
inner ear, ear: oído (*m.*) (*Mex.*)
insert: introducir
insist (to): insistir
insistence: insistencia (*f.*)
insufficiency: insuficiencia (*f.*)
insulin: insulina (*f.*)
insurance: seguro (*m.*), aseguranza (slang) (*f.*)
intermittent: intermitente, va y viene
intestinal worms: lombrices (*f.*)
intravenous feeding: suero (*m.*), alimentación (*f.*) intravenosa
introduce (to): presentar
iridectomy: iridectomía (*f.*)
iris: iris (*f.*)
iritis: iritis (*f.*), inflamación de la iris
irregular: irregular
irregularities: irregularidades (*f.*)
irrigate (to): irrigar
irritation: irritación (*f.*)
Is there anything that alleviates the pain?: ¿Hay algo que alivia el dolor?

**Is there anything that makes it feel better?:** ¿Con qué se siente mejor?

**Is there anything that makes it feel worse?:** ¿Con qué se siente peor?

**Is there?/Are there?/There is/There are:** ¿Hay?/Hay

**is, it is:** es, está

**isolate (to):** aislar

**It comes and goes.:** va y viene.

**it just/it only:** nada más, no más, sólamente, únicamente

**it seems to me:** me parece, se me hace

**it's just that:** nada más que, no más que

**it's that:** es que

**itch:** picazón (f.), comezón (f.)

**IUD:** dispositivo (m.), aparato (m.), DUI (Cuba)

**January:** enero

**jar:** frasco (m.)

**jaundice:** ictericia (f.), piel (f.) amarillenta

**jet-lignite:** azabache (m.)

**joint:** articulación (f.), coyuntura (f.)

**juice:** jugo (m.), zumo (m.)

**July:** julio

**jumpy:** acelerado(a)

**June:** junio

**keep (to):** guardar, mantener

**kidney:** riñón (m.)

**kidney stones:** cálculos (m.), piedras (f.) en los riñones (m.)

**knee:** rodilla (f.)

**knife:** cuchillo (m.)

**knock (to):** tocar

**know (to):** saber (facts), conocer (people or places)

**lab tech:** técnico(a)

**labia:** labios (m.) vaginales

**laboratory:** laboratorio (m.)

**laceration:** laceración (f.)

**large:** grande

**large intestine:** intestino (m.) grueso

**laryngitis:** laringitis (f.)

**larynx:** laringe (f.)

**laser treatment:** tratamiento del láser (m.)

**last (to):** durar

**last night:** anoche

**last time:** última (f.) vez

**last week:** semana (f.) pasada

**late:** tarde

**later:** luego, más tarde, después

**laxative:** laxante (m.)

**learn (to):** aprender

**leave behind (to):** dejar

**leg:** pierna (f.)

**leg cramps:** calambres (m.) en las piernas (f.)

**lemon:** limón (m.)

**let's see:** a ver

**lettuce:** lechuga (f.)

**lie back, lie down (to):** acostarse (L. Am.), tumbarse (Sp.)

**ligaments:** ligamentos (m.)

**light:** claro(a), luz

**light (to):** encender

**light hair or skin:** rubio(a), güero(a) (Mex.), chele (m.) (El. Salv.)

**like, as if:** como, como que

**lime:** lima (f.), limón (Mex.) (m.)

**linden:** tila (f.)

**liniment:** linimento (m.)

**lips:** labios (m.)

**liquid:** líquido (m.)

**lisping:** ceceo (m.)

**listen (to):** escuchar

**little:** pequeño(a), chico(a)

**little one:** pequeñito(a)

**little window:** ventanilla (f.)

**live (to):** vivir

**liver:** hígado (m.)

**lobster:** langosta (f.)

**loin, i.e. pork loin:** lomo (m.)

**long (length):** largo(a)

**look for (to):** buscar

**look at (to):** mirar

**loose:** flojo(a), suelto(a)

**loose bowels:** diarrea (f.), "estómago (m.) suelto," "chorro (m.)/chorrillo (m.)"

**lose (to):** perder

**lose weight (to):** bajar de peso (m.), perder peso

**loss:** pérdida (f.)

**lotion:** loción (f.)

**love (to):** querer (ie), amar

**low:** bajo(a)

lower (to): bajar
lozenges: trocitos (*m.*), pastillas (*f.*) para chupar
lubricate (to): lubricar, mojar
lump: bolita (*f.*), bulto (*m.*)
lung: pulmón (*m.*)
lung disease: enfermedad (*f.*) pulmonar

machine: máquina (*f.*)
macular degeneration: degeneración (*f.*) de la mácula (*f.*)
make (to): hacer (g)
malaria: malaria (*f.*), paludismo (*m.*)
males: machos (*m.*), varones (*m.*), hombres (*m.*)
man: hombre (*m.*)
manage (to): manejar
March: marzo
massage (to)/rub (to): masajear, dar un masaje (*m.*), sobar, frotar
maternity: maternidad (*f.*)
May: mayo
measles: sarampión (*m.*) o rubéola (*f.*)
measure (to): medir (i)
medical: médico(a)
medical doctor: médico (*m.*) (*f.*), doctor(a)
medical prescription: receta (*f.*) médica, prescripción (*f.*)
medication: medicamento (*m.*)
medicine: medicina (*f.*)
medicine man (woman): curandero(a), santero(a) (*Carib.*)
melted cheese in a tortilla: quesadilla (*f.*)
menopause: menopausia (*f.*), cambio (*m.*) de vida
menstrual cramps: cólicos (*m.*)
menstrual flow: flujo (*m.*) menstrual
menstrual period: regla (*f.*), período (*m.*), menstruación (*f.*), "mes" (*m.*)
mental illness: enfermedad (*f.*) mental
microscope: microscopio (*m.*)
migraine: migraña (*f.*)
mild rash: salpullido (*m.*), erupción (*f.*) en la piel (*f.*)
milk: leche (*f.*)
milliliter: mililitro (*m.*)
minimize (to): minimizar
mint (tea): yerba (*f.*) o hierba buena
mirror: espejo (*m.*)

miscarriages: malpartos (*m.*), abortos (*m.*) naturales o espontáneos
miss (to): faltar, perder (as in not attend or arrive)/extrañar (as in "I miss you")
moderate: así así, más o menos, moderado
moderately: así así, más o menos, regular
molar: molar (*m.*), muela (*f.*)
mole: lunar (*m.*)
moment: momento (*m.*)
money: dinero (*m.*)
mood, humor: humor (*m.*), estado de ánimo
more or less, sort of: más o menos
mortality: mortalidad (*f.*)
mortified, upset: mortificado(a)
mother: madre (*f.*)
mother-in-law: suegra (*f.*)
mothers (in general): madres (*f.*)
mouth: boca (*f.*)
move (to): mover
movie: película (*f.*), cine (*m.*)
movie theater: cine (*m.*)
MRI: resonancia (*f.*), resonancia magnética
mullein: gordolobo
mumps: paperas (*f.*), "bolas" (*f.*), "chanza" (*f.*)
museum: museo (*m.*)
must: deber
must, ought, owe (to): deber
myopic: miopía (*f.*)

nail: uña (*f.*)
name: nombre (*m.*)
nape: nuca (*f.*)
napkin: servilleta (*f.*)
narcotic: narcótico (*m.*)
nasal cavity: fosa (*f.*) nasal
nasal septum: tabique (*m.*)
natural fruit drinks made with water: aguas (*f.*) frescas
nausea: náusea (*f.*), asco (*m.*), basca (*f.*)
near sighted (myopic): miope (*m.*)
nebulizor: nebulizador (*m.*), tubito (*m.*)
neck: cuello (*m.*)
need (to): necesitar
needle: aguja (*f.*)
nephew: sobrino (*m.*)

**nerve:** nervio (*m.*)
**nervous:** estar nervioso(a), tener nervios
**neurologist:** neurólogo(a)
**neurology:** neurología (*f.*)
**neurotic:** neurótico(a)
**never:** nunca
**niece:** sobrina (*f.*)
**night before last:** antenoche
**nipple:** pezón (female) (*m.*), tetilla
(male) (*f.*)
**no longer:** ya no
**no wonder:** con razón
**nodule:** nódulo (*m.*)
**noise:** ruido (*m.*)
**normal:** normal
**Norplant®:** implantes (*m.*), Norplan
**nose:** nariz (*f.*)
**nostrils:** ventanas (*f.*) de la nariz (*f.*),
narices (*f.*)
**not yet:** todavía no
**November:** noviembre
**now:** ahora, ahorita, ya
**numb:** entumido(a), entumecido(a),
adormedico(a)
**nurse:** enfermera(o)
**nutritionist:** nutricionista (*f.*) (*m.*),
nutriólogo (a)

**observe (to):** observar
**obstetrical:** obstétrico(a)
**October:** octubre
**octopus:** pulpo (*m.*)
**of, from:** de
**oily:** grasoso(a)
**oily skin (face):** piel (*f.*) grasosa (cara)
**ointment:** ungüento (*m.*), pomada (*f.*)
**older:** mayor
**olive oil:** aceite (*m.*) de oliva
**on:** en
**on one's back:** boca arriba
**on one's side:** de lado
**on one's stomach:** boca abajo
**one that uses herbs for healing,**
**herbalist:** yerbero(a), hierbero(a)
**onion:** cebolla (*f.*)
**only/it's just that:** solamente/nada
más
**open:** abierto
**open (to):** abrir
**operate (to):** operar
**operation:** operación (*f.*), cirugía (*f.*)

**ophthalmologist:** oftalmólogo(a)
**ophthalmology:** oftalmología (*f.*)
**or:** o, ó
**or, in other words:** o sea
**oral surgeon:** cirujano(a) de la boca (*f.*)
**orange:** naranja (*f.*)
**orange blossoms:** flor de azahar (*f.*)
**orbital cellulites:** celulitis (*f.*) orbital
**orthodontics:** ortodoncia (*f.*)
**others:** otros(as)
**otoscope:** otoscopio (*m.*)
**out loud:** en voz alta
**outer ear:** oreja (*f.*)
**ovary:** ovario (*m.*)
**over:** sobre
**overwhelmed:** agobiado(a),
acongojado(a), abrumado
**owe (to), must, should:** deber
**oysters:** ostras (*f.*), ostiones (*m.*)

**pacifier:** chupón (*m.*), bobo (*m.*) (*P.R.*)
**pain (noun):** dolor (*m.*)
**pain or irritation in the eyes:** dolor
(*m.*) o irritación (*f.*) de los ojos (*m.*)
**pain or pressure in the chest:** dolor
(*m.*) o presión (*f.*) en el pecho (*m.*)
**painful/heavy breasts:** senos (*m.*) o
pechos (*m.*) adoloridos
**painting:** pintando(a)
**palate:** paladar (*m.*)
**paleness, pale:** palidez (*f.*), pálido(a)
**palm:** palma (*f.*)**palms down:** palmas
hacia abajo
**palms up:** palmas hacia arriba
**palpate (to):** palpar
**palpitations:** palpitaciones (*f.*)
**pancreas:** páncreas (*m.*)
**paragraph:** párrafo (*m.*)
**parasites:** parásitos (*m.*)
**paregoric:** paregórico
**parents:** padres (*m.*)
**partial bridge (dental):** puente (*m.*)
removible
**partner (business):** socio(a)
**partner (as in boy/girlfriend,**
**husband/wife):** pareja (*f.*)
**pass (to):** pasar
**patch:** parche (*m.*)
**pathologist:** patólogo(a)
**pathology:** patología (*f.*)
**pay (to):** pagar

**peach:** durazno (*m.*) (*Mex.*), melocotón (*m.*)

**peanuts:** cacahuates (*m.*) (*Mex.*), maní (*m.*) (*Carib.*), cacahuetes (*m.*) (*Sp.*)

**pear:** pera (*f.*)

**peas:** chícharos (*m.*) (*Mex.*), petit pois (*m.*) (*Carib. and C.A.*), guisantes (*m.*) (*Sp.*), arvejas (*f.*) (*S.Am.*)

**pelvis:** pelvis (*m.*)

**pen:** pluma (*f.*), bolígrafo (*m.*)

**penicillin:** penicilina (*f.*)

**penis:** pene (*m.*)

**pepper:** pimienta (*f.*)

**per day:** por día, al día

**perforated eardrum:** tambor (*m.*) o tímpano (*m.*) perforado/"roto"

**period:** regla (*f.*), período (*m.*), menstruación (*f.*)

**periodontal:** periodontal

**peritonitis:** peritonitis (*f.*)

**persistent headaches:** cefalgia (*f.*), cefalea (*f.*), dolores (*m.*) de cabeza persistentes

**pharmacy:** farmacia (*f.*)

**pharyngitis:** faringitis (*f.*)

**phlegm:** flema (*f.*)

**phosphorous:** fósforo (*m.*)

**physical:** físico(a)

**physical build:** complexión (*f.*)

**physiological:** fisiológico(a)

**pie:** pay (*Mex.*) (*m.*), tarta (*f.*)

**piles:** almorranas (*f.*), hemorroides (*f.*)

**pill:** píldora (*f.*), pastilla (*f.*)

**pimples:** granos (*m.*), granitos (*m.*), barros (*m.*)

**pin (to):** prender

**pinch (to):** pellizcar

**pineapple:** piña (*f.*), ananás (*f.*) (*Arg.*)

**pink:** rosa (*f.*), rosado (a)

**pink-eye (conjunctivitus):** conjuntivitis (*f.*)

**pins:** alfileres (*m.*)

**plantain:** plátano (*m.*) macho (*Mex.*), plátano (*m.*) (*Carib. and C.A.*)

**plaster:** yeso (*m.*), parche (*m.*)

**play (an instrument) (to):** tocar

**play (to) (a game):** jugar

**please:** por favor, favor de

**pleurisy:** pleuresía (*f.*)

**pneumonia:** neumonía (*f.*), pulmonía (*f.*)

**point:** punto (*m.*)

**poisonous:** ponzoñoso(a), venenoso(a)

**polio:** poliomielitis (*f.*)

**political:** político(a)

**polyps in the uterus:** pólipos (*m.*), fibromas (*f.*) en la matriz (*f.*)

**pomade:** pomada (*f.*)

**poor little one:** pobrecito(a)

**pore:** poro (*m.*)

**pork:** puerco (*m.*)

**potassium:** potasio (*m.*)

**potatoes:** papas (*f.*) patatas (*f.*) (*Sp.*)

**pregnancy:** embarazo (*m.*)

**premature:** prematuro(a)

**preoccupied:** preocupado(a)

**prepare (to):** preparar

**presbyopia:** prebiopia (*f.*)

**prescribe (to):** recetar

**prescription:** receta (*f.*)

**pressure:** presión (*f.*)

**pressure in the chest:** dolor (*m.*) o presión (*f.*) en el pecho (*m.*)

**pressure or tightness in the chest:** dolor (*m.*) o presión (*m.*) en el pecho (*m.*)

**problems:** problemas (*m.*), molestias (*f.*)

**produce (to):** producir (z)

**prolapse of the uterus:** caída de la matriz (*f.*)

**prostrate:** próstata (*f.*)

**protect (to):** proteger

**proteins:** protéinas (*f.*)

**psychologist:** psicólogo(a), sicólogo(a)

**psychotic:** sicótico(a), psicótico(a)

**ptosis:** ptosis/caída de párpado (*m.*)

**pubic hair:** vello (*m.*)

**pubic lice:** piojos (*m.*) púbicos (*m.*)

**pull (to):** jalar, halar

**pulled muscle or torn ligament:** desgarre (*m.*)

**pulmonary edema:** edema (*f.*) pulmonar

**pulsating:** pulsativo(a)

**pulse:** pulso (*m.*)

**pumpkin:** calabaza (*f.*)

**pupil:** pupila (*f.*), niña (*f.*) del ojo (*m.*)

**purgative:** purgante (*m.*)

**purple:** morado(a), púrpura

**put (to):** poner (g)

**put a cast on (to):** enyesar

**put on a splint (to):** entablillar

**quantity:** cantidad (*f.*)

**radiation treatment:** radiaciones (*f.*)
**radiology:** radiología (*f.*)
**raise (to), lift (to):** levantar
**rapid:** rápido(a)
**rash:** ronchas (*f.*), erupciones (*f.*)
**rash (mild), heat rash:** salpullido (*m.*) / sarpullido (*m.*)
**raw (a little):** crudo(a)
**raw fish in a tomato base, "cooked" in limes in the sun:** ceviche (*m.*)
**reaction:** reacción (*f.*)
**read (to):** leer
**receding:** retrocediendo
**receptionist:** recepcionista (*f.*) (*m.*)
**reconstruct (to):** reconstruir
**rectum:** recto (*m.*)
**recuperation:** recuperación (*f.*)
**red (color):** rojo(a)
**red snapper:** huachinango (*m.*), pargo (*m.*)
**reddening:** enrojecimiento (*m.*)
**redness:** enrojecimiento (*m.*)
**regular:** regular, normal
**relax (to):** relajar, relajarse, aflojar, aflojarse
**relaxation:** relajación (*f.*)
**relieve (to):** aliviar
**remain (to):** quedar, quedarse
**remember (to):** recordar, acordarse
**remove (to):** quitar, quitarse
**resist (to):** resistir
**respond (to):** responder
**rest:** descanso (*m.*)
**rest (to):** descansar
**result:** resultado (*m.*)
**result (to):** resultar
**retinal artery (vein) occlusion:** oclusión de la arteria (*f.*)/vena (*f.*) retinal
**return (to):** regresar, volver
**rheumatic fever:** fiebre (*f.*) reumática
**rheumatic heart:** reumatismo (*m.*) del corazón (*m.*)
**rhythm method:** método (*m.*) del ritmo (*m.*)
**rib:** costilla (*f.*)
**rice:** arroz (*m.*)
**rice and milk dessert/rice pudding:** arroz (*m.*) con leche (*m.*)

**rich, delicious:** rico(a)
**ring:** anillo (*m.*)
**ringing in the ears:** tintineo (*m.*), zumbido (*m.*)
**rinse (to):** rociar, enjuagar
**ripe:** maduro(a)
**root canal:** endodoncia (*f.*), extraer (sacar) el nervio, tratamiento (*m.*) de conductos
**rose (tea):** rosa de Castillo (*f.*)
**rub (to):** frotar, sobar, masajear
**rubber dam (dental):** hule (*m.*) protector
**rubella:** sarampión (*m.*), rubéola (*f.*)
**rue (tea):** ruda (*f.*)
**run (to):** correr
**runny nose:** nariz (*f.*) suelta

**sacrum bones:** huesos (*m.*) del sacro (*m.*)
**sad:** triste
**sage:** salvia (*f.*)
**saliva:** saliva (*f.*)
**salivation:** sialorrea (*f.*), mucha saliva (*f.*)
**salt:** sal (*f.*)
**sample:** muestra (*f.*)
**sauce for chicken (made of chocolate, peanuts, and chiles):** mole (*m.*)
**save (a life) (to):** salvar
**scabies:** sarna (*f.*)
**scale:** báscula (*f.*), balanza (*f.*)
**scalp:** cuero (*m.*) cabelludo
**scar:** cicatriz (*f.*)
**scarlet fever:** fiebre (*f.*) de escarlatina
**schizophrenic:** esquizofrénico(a)
**scleritis:** escleritis (*f.*)
**scratch:** rasguña (*f.*)
**scratch (to):** rascar
**scrawny:** raquítico(a)
**scrotum:** escroto (*m.*)
**scurvy:** escorbuto(a)
**seal's bark:** tos de perro (dog's cough (*lit.*))
**seat (to):** sentar, sentarse
**sebaceous glands:** glándulas (*f.*) sebáceas
**second:** segundo(a)
**secretion:** secreción (*f.*)
**sedative:** sedante (*m.*)
**see (to):** ver

**seizures:** ataques (*m.*), convulsiones (*f.*)
**sell (to):** vender
**senility:** senilidad (*f.*)
**separate (to):** separar
**September:** se(p)tiembre
**serious:** serio(a)
**service:** servicio (*m.*)
**sexuality:** sexualidad (*f.*)
**shark:** tiburón (*m.*)
**sharp:** agudo(a), punzante
**shave oneself (to):** afeitarse, rasurarse
**shelf:** repisa (*f.*)
**shellfish:** mariscos (*m.*)
**short (height):** bajo(a)
**short (length):** corto(a)
**shortness of breath:** falta de respiración (*f.*), dificultad (*f.*) al respirar
**shot:** inyección (*f.*)
**should, must, ought, owe (to):** deber (*m.*)
**shoulder:** hombro (*m.*)
**show (to):** mostrar, enseñar, señalar
**shrimp:** camarón (*m.*)
**siblings:** hermano(a)(s)
**sick:** enfermo(a)
**sign (to):** firmar
**signature:** firma (*f.*)
**sinus:** seno (*m.*)
**sinusitis:** sinusitis (*f.*)
**sister:** hermana (*f.*)
**sister-in-law:** cuñada (*f.*)
**sit (oneself) (to):** sentarse
**sit down (to):** sentarse
**sit up (to):** sentarse
**sitz bath:** baño (*m.*) de asiento (*m.*)
**skeleton:** esqueleto (*m.*)
**skin:** picl (*f.*)
**skin complexion:** cutis (*m.*), tez (*f.*)
**skinny:** flaco(a)
**slap (to):** bofetear (*Carib.*), cachetear (*Mex.*)
**sleep (to):** dormir (ue)
**sleep apnea:** apnea (*f.*) del sueño
**sleepy:** tener sueño
**slightly:** poco(a)
**slim:** delgado(a)
**slow:** lento(a)
**small:** pequeño(a), chico(a)
**small intestine:** intestino (*m.*) delgado
**small pox:** viruela (*f.*)

**smile:** sonrisa (*f.*)
**smoke (noun):** humo (*m.*)
**smoke (to):** fumar
**smoothie:** licuado (*m.*) (*Mex.*), batida (*f.*) (*Carib.*), batido (*m.*) (*C.A.*)
**so much:** tanto
**social worker:** trabajador(a) social
**sodium:** sodio (*m.*)
**soft drink:** soda (*f.*) refresco (*m.*), fresco (*m.*) (*C.A.*)
**sole fish:** lenguado (*m.*)
**solution:** solución (*f.*)
**some:** algunos(as), unos(as)
**somewhat depressed:** un poco deprimido(a), triste, agüitado(a) (*Mex.*), achicopalado(a) (*Carib.*)
**son (daughter):** hijo(a)
**son-in-law:** yerno (*m.*)
**sore:** llaga (*f.*)
**sore throat:** garganta inflamada (*f.*)
**soup:** sopa (*f.*), caldo (*m.*)
**sour:** agrio(a)
**Spanish:** español (*m.*)
**spasm:** espasmo (*m.*)
**spasmodic:** espasmódico(a)
**spasms:** espasmos (*m.*)
**speak (to):** hablar
**special:** especial
**speculum:** espéculo (*m.*), pato (*m.*)
**speedometer:** velocímetro (*m.*)
**spend (to):** gastar (as in money), pasar (as in time)
**sphincter:** esfínter (*m.*)
**spilling of bile:** derrame (*m.*) de bilis
**spinach:** espinacas (*f.*)
**spinal column:** columna (*f.*) vertebral
**spirit:** espíritu (*m.*)
**spit (to):** escupir
**spleen:** bazo (*m.*)
**sponge:** esponja (*f.*)
**spouse:** esposo(a)
**sprain:** torcedura (*f.*), "falseado" (as in "me falseé")
**squash:** calabaza (*f.*)
**squeeze (to):** apretar (ie)
**stabbing like a blade or knife (shooting pains):** punzante como una navaja (*f.*) o cuchillo (*m.*)
**stale:** seco(a), viejo(a)
**stammer (to):** tartamudear
**stand (to):** parar(se)

**STDs (STIs):** enfermedades (f.) venéreas, enfermedades tra(n)smitidas sexualmente
**steak, minute steak:** bistec (m.)
**sterility:** esterilidad (f.)
**sterilization:** esterilización (f.)
**sterilize (to):** esterilizar
**stethoscope:** estetoscopio (m.)
**stew:** guisado (m.)
**stick (to):** pegar
**stiff neck:** tortícolis (f.), "cuello tieso" (m.)
**still:** todavía
**still born:** nacido muerto
**stitches:** puntos (m.) o puntadas (f.)
**stomach:** estómago (m.)
**stomach gas:** gases (m.) en el estómago
**stool:** excremento (m.)
**stop (to):** parar, dejar de
**stop smoking:** dejar de fumar
**straight ahead:** derecho
**strawberry:** fresa (f.)
**straws:** popotes (m.) (Mex.), pajillas (f.)
**street:** calle (f.)
**stretch marks:** estrías (f.)
**strike (to):** golpear, pegar
**string beans:** ejotes (m.) (Mex.), judías verdes (f.) (Sp.), habichuelas verdes (f.) (Cuba)
**stroke:** embolia (f.)
**strong:** fuerte
**structure:** estructura (f.)
**study (to):** estudiar
**stuffed-up nasally:** nariz (f.) tapada, mormado(a), nariz tupida (Carib.)
**stutter (to):** tartamudear
**sty:** orzuelo (m.), "perrilla" (f.) (Mex.)
**suck (to):** chupar
**sudden mood swings or changes:** cambio de humor (estado de ánimo) de repente
**suddenly:** de repente, repentinamente
**suffer (to):** sufrir
**suffer from (to):** padecer (z), sufrir de
**sugar:** azúcar (f.) (m.)
**suggest (to):** sugerir
**suitcase:** maleta (f.), velis (m.) (Mex.), petaca (f.) (Mex.)
**sulfa:** sulfa (f.)
**suppository:** supositorio (m.)

**surgery:** cirugía (f.)
**surprised:** sorprendido(a), admirado(a)
**svelte:** esbelto(a)
**swallow (to):** tragar o pasar saliva (f.)
**sweats:** sudores (m.)
**sweet:** dulce (m.)
**sweet rolls (Danish):** pan (m.) (de) dulce
**swelling:** hinchazón (f.)
**swim (to):** nadar
**swollen:** hinchado(a)
**swollen glands:** glándulas (f.) inflamadas
**swollen glands (in groin):** incordio (m.), encordio (m.)
**swollen spleen:** bazo (m.) inflamado/hinchado
**syphilis:** sífilis (f.), "sangre mala" (f.)
**syringe:** jeringa (f.)
**syrup:** jarabe (m.), sirope (m.)

**table:** mesa (f.)
**table cloth:** mantel (m.)
**tablespoon:** cucharada (f.)
**tablet:** tableta (f.)
**tableware/utensils:** cubiertos (m.)
**taco:** taco (m.)
**take (to):** tomar
**take care of (to):** cuidar
**take off (to):** quitar, quitarse
**Take off or remove your clothing. (command):** Quítese la ropa. (f.)
**take out (to):** sacar (also for taking photos or X-rays)
**take someone (or something) somewhere (to):** llevar
**talk (to):** hablar
**tall:** alto(a)
**tapeworm:** lombriz (f.) solitaria
**tartar:** sarro (m.)
**tea:** té (m.)
**tear duct:** conducto (m.) lacrimógeno, lacrimal, lagrimal
**technician:** técnico(a)
**teeth:** dientes (m.), muelas (f.) (slang)
**telephone:** teléfono (m.)
**temperature:** temperatura (f.)
**tenderness in the breasts:** senos/pechos (m.) adoloridos
**terminate (to), end (to):** terminar
**test (to):** probar

**testicles:** testículos (*m.*), "bolas" (*f.*), "huevos" (*m.*), "talagas" (*f.*) (*last three slang*)

**tests:** pruebas (*f.*)

**texture:** textura (*f.*)

**That's good!:** ¡Qué bueno!

**That's why:** Por eso

**the bill, the account:** cuenta (*f.*)

**the last time:** la última vez

**the other day:** el otro día

**then (in a series), later:** luego

**then/and so:** entonces

**therapeutic abortion:** aborto (*m.*) inducido, legrado (*m.*)

**therapy:** terapia (*f.*)

**there:** allí, allá

**there is, there are:** hay

**thermometer:** termómetro (*m.*)

**these problems:** estos problemas (*m.*)

**thigh:** muslo (*m.*)

**thin:** delgado(a)

**think (to):** pensar

**thinking to oneself:** pensando a solas

**third:** tercer(o)(a)

**thirst:** sed (*f.*)

**thorax:** tórax (*m.*), pecho (*m.*)

**throat:** garganta (*f.*)

**throbbing:** pulsativo(a)

**thrombosis:** trombosis (*f.*)

**through:** por

**thrush:** algodoncillo (*m.*)

**thus, thusly, like this:** así

**thyroid gland:** glándula (*f.*) tiroides

**tight:** apretado(a)

**tightness in the chest:** dolor (*m.*) o presión (*f.*) en el pecho (*m.*)

**time:** hora (*f.*), tiempo (*m.*)

**time (sequence):** vez

**times (series):** veces

**tingling:** hormigueo (*m.*)

**tip:** propina (*f.*)

**tiptoes:** puntas (*f.*) del pie

**tired:** cansado(a)

**tired eyes, eye strain:** ojos (*m.*) cansados/fatigados

**tissues:** tejidos (*m.*)

**to:** a

**to the left:** a la izquierda

**to the right:** a la derecha

**to tie the tubes/tubal ligation:** amarrar los tubos/ligar las trompas

**today:** hoy

**toilet:** excusado (*m.*) (*Mex.*), inodoro (*m.*)

**tomato:** tomate (*m.*), jitomate (*m.*) (*Mex. City and S. Mex*)

**tomorrow morning:** mañana por la mañana (*f.*)

**tongue:** lengua (*f.*)

**tongue depressor:** depresor (*m.*), depressor de lengua

**tonic:** tónico (*m.*)

**tonsillitis:** amigdalitis (*f.*), tonsilitis (*f.*)

**tonsils:** amígdalas (*f.*) o anginas (*f.*)

**too much:** demasiado(a)

**too, also:** también

**toothache:** dolor de diente (*m.*), muela (*f.*)

**toothbrush:** cepillo (*m.*) de dientes (*m.*)

**torn ligament "pulled muscle":** desgarre (*m.*), ligamento (*m.*) roto

**torsion, twisting of testicles:** torsión (*f.*) de los testículos (*m.*)

**tortilla (flour or corn):** tortilla (*f.*)

**touch (to):** tocar

**toward the back:** hacia atrás

**towards:** hacia

**towel:** toalla (*f.*)

**tranquilizers:** tranquilizantes (*m.*), calmantes (*m.*)

**traquea:** tráquea (*f.*)

**treat (to):** tratar

**try on (to):** probar

**tubal ligation:** ligadura (*f.*) de trompas (*f.*)

**tuberculosis, T.B.:** tuberculosis (*f.*), "tisis," "tis"

**tumor:** tumor (*m.*)

**turkey:** pavo (*m.*), guajolote (*m.*) (*Mex.*), guanajo (*m.*) (*Cuba*)

**turn (command form):** dé vuelta

**turn (to) (as in walking or driving):** dar vuelta, doblar

**turn around (to), turn over (to) (when lying down):** voltear, voltearse

**turn on (lights) (to):** encender, prender

**tush:** pompis (*f.*)

**twist (to):** torcer, descoyuntar, dislocar, desconcertar

**twist or sprain (noun):** torcedura (*f.*)

**two days ago** (*lit.,* **it makes two days**):
hace dos días
**typhoid:** tifoidea (*f.*)

**uh, um:** em
**ulcers:** úlceras (*f.*)
**umbilical cord:** cordón (*m.*) umbilical
**umbilicus:** ombligo (*m.*)
**uncle:** tío (*m.*)
**uncomfortable:** incómodo (a)
**unconscious (to be):** perder el
conocimiento
**understand (to):** entender (ie),
comprender
**Undress (command):** Desvístase,
Quítese la ropa.
**uneasy, restless:** inquieto(a)
**university:** universidad (*f.*)
**upon finishing:** al terminar
**upon getting up:** al levantarse
**upset:** mortificado(a), molesto(a)
**upset stomach:** estómago (*m.*) revuelto
(*m.*)
**urether:** uréter (*m.*)
**urethra:** uretra (*f.*)
**urinary tract infection:** infección de la
vía orinaria, mal de orin (*m.*),
chistata (*Nica.*)
**urinate (to):** orinar
**urine:** orina (*f.*)
**urologist:** urólogo(a)
**urology:** urología (*f.*)
**use (to):** usar, utilizar
**uterus:** útero (*m.*), matriz (*f.*)

**vaccinate (to):** vacunar
**vagina:** vagina (*f.*)
**valley fever, coccidioidomycosis:**
fiebre (*f.*) del valle,
coccidioidomicosis
**variation:** variante (*f.*)
**varicocele:** varicocele (*f.*)
**varicose veins:** venas (*f.*) varicosas,
várices (*f.*)
**vas deferens:** vaso (*m.*) deferente
**vasectomy:** vasectomía (*f.*)
**vegetables:** vegetales (*m.*), verduras (*f.*),
legumbres (*f.*)
**vein:** vena (*f.*)
**veneers (dental):** frentes (*m.*)
estéticos

**venereal disease, STDs, STIs:**
enfermedades (*f.*) venéreas,
enfermedades tra(n)smitidas
sexualmente
**very good:** muy bien
**vessel:** vaso (*m.*)
**visit (to):** visitar
**vitamins:** vitaminas (*f.*)
**vomit:** vómito (*m.*)
**vomit (to):** vomitar
**vomiting:** estar vomitando, tener
vómitos (*m.*)

**waist:** cintura (*f.*)
**waiter, waitress, or server:** mesero(a)
**walk (to):** caminar, andar
**walker:** andador (*m.*), andadera (*f.*)
(*Mex.*)
**want (to):** querer (ie)
**wash (to):** lavar
**wash oneself (to):** lavarse
**waste (to):** gastar
**watch over (to):** vigilar
**water:** agua (*f., use "el" in the singular*)
**watermelon:** sandía (*f.*)
**watery eyes:** ojos (*m.*) llorosos
**weak:** débil
**wean (to):** destetar
**wear (to):** llevar, llevar puesto, usar
**weigh (to):** pesar
**weight, a coin:** peso (*m.*)
**well:** bueno, pues, entonces
**wet (to):** mojar
**what?:** ¿qué?
**wheelchair:** silla (*f.*) de ruedas
**wheeze (to):** respirar con
silbidos/chiflidos (*m.*)
**wheezing:** respirando con silbidos
(*m.*)/chiflidos (*m.*)
**when:** cuando
**when or upon going to bed:** al
acostarse
**when?:** ¿cuándo?
**where?:** ¿dónde?
**which one(s)?:** ¿cuál(es)?
**which?:** ¿cuál?
**white:** blanco(a)
**who?:** ¿quién?
**whooping cough:** tosferina (*f.*), tos
ferina (*f.*), "coqueluche"
**why?:** ¿por qué?

wife: esposa (*f.*)
window: ventana (*f.*)
wisdom tooth: muela (*f.*) del juicio
with: con
withdrawal (coitus interruptus):
  "Mi esposo me cuida." (*slang*)
without: sin
witness: testigo(a)
woman: mujer (*f.*)
work (to): trabajar
Worm Seed: epazote
wounded: herido(a)
wrinkles: arrugas (*f.*)
wrist: muñeca (*f.*)
write (to): escribir

X-rays: rayos X (*m.*), radiografías (*f.*),
  placas (*f.*)

yeast infection: infección (*f.*) por
  hongos (*m.*)
yellow: amarillo(a)
yes: sí
yesterday: ayer
You can get dressed now: Puede
  vestirse ahora, Se puede vestir
  ahora.
young: joven (*m., f.*)
younger: menor
yours: suyo(a)(s)
youth: joven (*m.*) (*f.*)

# Spanish-English Glossary

**a:** to, at
**a continuación:** the following
**a la derecha:** to the right
**a la izquierda:** to the left
**¿A qué edad?:** At what age?
**a ver:** let's see
**abdomen** (*m.*): abdomen
**abierto:** open (as in, "The door is open.")
**aborto** (*m.*): abortion
**aborto** (*m.*) **inducido, legrado** (*m.*): elective, induced or therapeutic abortion
**abril:** April
**abrir:** open (to)
**absceso** (*m.*), **postema** (*f.*): abscess
**abuelo(a):** grandfather (grandmother)
**aceite** (*m.*) **de olivo/oliva:** olive oil
**acelerado(a):** hyper, jumpy
**acidez** (*f.*): acidity, heartburn
**acné** (*m.*): acne
**acongojado(a):** overwhelmed
**acostarse:** lie back, down (to)
**actividad** (*f.*): activity
**adenoides** (*m.*): adenoids
**admirado(a):** admired, surprised
**adormecido(a):** numb, sleepy
**adrenalina** (*f.*): adrenaline
**afeitarse:** shave oneself (to)
**agarrar:** grab (to)
**agosto:** August
**agotado(a):** exhausted
**agotamiento** (*m.*): exhaustion
**agrandamiento del riñón** (*m.*)/**hígado** (*m.*): enlargement of the kidney/liver
**agrietarse, "rajarse":** chap (to)
**agrio(a):** sour

**agruras** (*f.*), **acidez** (*f.*): heart burn, acidity
**agua** (*f.*, use "el" in the singular): water
**aguas** (*f.*) **frescas:** natural fruit drinks made with water
**agudo(a):** sharp
**agüitado(a)** (*Mex.*), **achicopalado(a)** (*Carib.*): somewhat depressed, down, feeling blah
**aguja** (*f.*): needle
**ahogarse, "atragantarse," "dar al galillo":** choke (to)
**ahora, ahorita, ya:** now
**aislar:** isolate (to)
**ajá:** aha
**ajo** (*m.*): garlic
**al acostarse:** upon going to bed, when going to bed
**al levantarse:** upon getting up
**al rato:** in a little while
**al terminar:** upon finishing
**alcanfor:** camphor (tea, lotion)
**alegre:** happy
**alergia** (*f*), **coriza** (*f*) (*Cuba*): allergy
**alfileres** (*m.*): pins
**algodoncillo:** thrush
**algún, alguna:** any
**¿Alguna vez ha sufrido de (ha tenido) . . . ?:** Have you ever had . . . ?
**algunos(as):** some
**alimentar:** feed (to)
**alimento** (*m.*): food
**aliviar, ayudar:** alleviate (to), help (to)
**allí o allá:** there
**almejas** (*f.*): clams
**almorranas** (*f.*): piles, hemorrhoid

**463**

alrededor (de): around
alto(a): high, tall
alucinación (f.): hallucination
amalgama (f.), relleno (m.): filling
amargo(a): bitter
amarillo(a): yellow
amarrar los tubos: to tie the tubes
ambos pulmones (m.) afectados: both
  lungs affected
amenorrea (f.), (ausencia de
  menstruación): amenorrhea
amibas (f.) o amoebas (f.): amoebas
amígdalas (f.) o anginas (f.): tonsils
amigdalitis (f.): tonsillitis
amigo(a): friend
ampolla (f.): blister
amputar: amputate (to)
analgésico (m.): analgesic
análisis (m.): analysis
andadera (f.): walker
anemia (f.): anemia or problems related
  to the blood
angustia (f.): anguish
angustiado(a): anguished
anillo (m.): clamp (dental), ring
ano (m.): anus
año (m.): year
anoche: last night
ansiedad (f.): anxiety
ansioso(a): anxious
anteayer (antier): day before
  yesterday
antebrazo (m.): forearm
antenoche: night before last
antes (de): before
antiácido (m.): antacid
antibiótico (m.): antibiotic
antídoto (m.): antidote
antihistamínico (m.): antihistamine
apenado(a): embarrassed
apéndice (m.), "tripita" (f.): appendix
aplicador (m.): applicator
aplicar: apply (to)
aprender: learn (to)
apretado(a): tight
apretar: squeeze (to)
aquí, acá: here
ardor (m.): burning/stinging
ardor al orinar, "quemazón": burning
  sensation when (upon) urinating
arroz (m.): rice

arroz (m.) con leche (m.): rice
  pudding
arrugas (f.): wrinkles
arteria (f.): artery
articulación (f.), coyuntura (f.):
  joint
artritis (f.): arthritis
arvejas (f.): peas
así: thus, thusly, like this
asistir a: attend (to), (a meeting, a
  course)
asma (m.): asthma
aspirina (f.): aspirin
astigmatismo (m.): astigmatism
asustado(a): frightened
ataque (m.) al corazón (m.), ataque
  cardíaco, infarto (m.): heart
  attack
ataque cardíaco, ataque (m.) al
  corazón (m.), infarto (m.): heart
  attack
ataques (m.), convulsiones (f.):
  seizures
atónito(a): astonished/in shock
atrofia (f.): atrophy
atropina (f.): atropine
audiología (f.): audiology
aumentar: increase (to)
autorización (f.): authorization
avergonzado(a): ashamed
aves (f.): fowl
axila (f.): arm pit
ayer: yesterday
ayudar, aliviar: help (to), relieve (to)
azabache (m.): jet-lignite
azúcar(m., f.): sugar
azul: blue

bacteriología (f.): bacteriology
bacteriólogo(a): bacteriologist
baile (m.): dance
bajar: descend (to), get out or off
  (to), to lower
bajar de peso (m.): lose weight (to)
bajo(a): low, short
bañarse: bathe oneself (to)
baño (m.) de asiento (m.): sitz bath
barbilla (f.), mentón (m.): chin
barbitúricos (m.): barbiturates
báscula (f.): scale
bazo (m.): spleen

bazo (*m.*) **inflamado/hinchado:** swollen/inflamed spleen

**beber:** drink (to)

**bebidas** (*f.*): beverages

**bebidas** (*f.*) **alcohólicas:** alcoholic beverages

**belladona** (*f.*): belladonna

**bicarbonato** (*m.*): bicarbonate

**bifocales** (*m.*): bifocals

**biología** (*f.*): biology

**biológico(a):** biological

**biólogo(a):** biologist

**biopsia** (*f.*): biopsy

**bistec** (*m.*): steak, minute steak

**bizco(a):** cross-eyed

**blanco(a):** white

**blenorragia** (*f.*), **purgación** (*f.*): blennorrhagia

**boca** (*f.*): mouth

**boca abajo:** on one's stomach

**boca arriba:** on one's back

**bochornos** (*m.*), **sofocos** (*m.*): hot flashes

**bocio** (*m.*), **"buche"** (*m.*): goiter

**bofetear** (*Carib.*), **cachetear** (*Mex.*): slap (to)

**bolita** (*f.*), **bulto** (*m.*): lump

**bolsa** (*f.*) **de agua caliente:** hot water bottle

**bolsa** (*f.*) **de hielo** (*m.*): ice pack

**bonding (dental):** bonding

**borraja:** borage (tea)

**brazo** (*m.*): arm

**bromuro** (*m.*): bromide

**bronquio** (*m.*): bronchium

**bronquitis** (*f.*): bronchitis

**bueno(a), bien:** good

**bursitis** (*f.*): bursitis

**buscar:** look for (to)

**cabeza** (*f.*): head

**cacahuates** (*m.*), **maní** (*m.*) (*Carib.*), **cacahuetes** (*m.*) (*Sp.*): peanuts

**¿Cada cuándo?, ¿Con qué frecuencia?:** How often?

**cadera** (*f.*): hip

**caerse (g):** fall (to)

**café** (*m.*): brown, coffee

**caída de la matriz** (*f.*): prolapse of the uterus

**calabaza** (*f.*): squash, pumpkin, gourd

**calambres** (*m.*): cramps (muscle)

**calambres (muscle)** (*m.*), **cólicos (period)** (*m.*): cramps

**calcio** (*m.*): calcium

**cálculos** (*m.*) **piedras** (*f.*) **en los riñones** (*m.*): kidney stones

**cálculos** (*m.*) **o piedras** (*f.*) **en la vesícula biliar:** gallstones

**calle** (*f.*): street

**callos** (*m.*), **callos** (*m.*) **blandos:** corns, soft corns

**calor** (*m.*): heat

**calvicie** (*f.*): baldness

**calvo** (*m.*), **sin pelo, "el pelón":** bald, hairless

**camarón** (*m.*): shrimp

**cambiar:** change (to)

**cambio** (*m.*): change

**cambio de humor de repente, cambio de estado de ánimo:** sudden mood swings or changes

**cambio** (*m.*) **de vida** (*f.*): change of life

**caminar:** walk (to)

**cáncer** (*m.*): cancer

**canceroso(a):** cancerous

**cansado(a):** tired

**cantidad** (*f.*): quantity

**cápsula** (*f.*): capsule

**cara** (*f.*): face

**carbohidratos** (*m.*): carbohydrates

**cardiología** (*f.*): cardiology

**cardiólogo(a):** cardiologist

**caries** (*m.*), **dientes** (*m.*) **podridos, picaduras** (*f.*): cavities

**caro(a):** expensive

**carro** (*m.*): car

**carta** (*f.*), **gráfico(a)** (*m., f.*): eye chart

**casa** (*f.*): house

**caspa** (*f.*): dandruff

**casualidad** (*f.*)/**por casualidad:** casualty/by chance, by accident

**cataratas** (*f.*): cataracts

**catarro** (*m.*) **o resfriado** (*m.*) **en el pecho** (*m.*): chest cold

**causar:** cause (to)

**cauteloso(a):** cautious

**cebolla** (*f.*): onion

**ceceo** (*m.*): lisping

**cefalgia** (*f.*), **cefalea** (*f.*), **dolores** (*m.*) **de cabeza persistentes:** persistent headaches

**ceja** (*f.*): eyebrow
**células** (*f.*): cells
**celulitis** (*f.*) **orbital:** orbital cellulitis
**cepillo** (*m.*) **de dientes** (*m.*): tooth
  brush
**cera** (*f.*), **cerumen** (*m.*), **cerilla** (*f.*): ear
  wax
**cerebro** (*m.*): brain
**cerrar:** close (to)
**cerveza** (*f.*): beer
**cesárea** (*f.*): cesarean
**ceviche** (*m.*): raw fish in a tomato base,
  "cooked" in limes in the sun
**chancro** (*m.*), **grano** (*m.*): chancre
**charlar, platicar (Mex):** chat (to)
**chele** (*m.*): light hair or skin (*El Sal,
  Nica.*)
**chícharos** (*m.*) (*Mex.*), **guisantes** (*Sp.*),
  **petit pois** (*m.*) (*Carib. and C.A.*):
  peas
**chile** (*m.*), **ají** (*m.*) (*Carib.*): chile
**chocar:** crash (to)
**chuleta** (*f.*): chop, i.e. pork chop
**chupar:** suck (to)
**chupón** (*m.*), **bobo** (*m.*) (*P.R.*): pacifier
**cianosis, "piel azulada":** cyanosis
**cicatriz** (*f.*): scar
**ciego(a):** blind
**cierto(a)(s):** certain
**cilantro** (*m.*): coriander (tea)
**cine** (*m.*): movie
**cintura** (*f.*): waist, lower back
  (*N. Mex.*)
**circular:** cycle (to), circulate (to)
**circuncisión** (*f.*): circumcision
**cirugía** (*f.*): surgery
**cirujano(a):** surgeon
**cita** (*f.*): appointment, date
**citología** (*f.*): cytology
**citólogo(a):** cytologist
**clamidia** (*f.*) **o chlamydia:** chlamydia
**claro(a):** light, clear
**clavícula** (*f.*): clavicle
**clítoris** (*m.*): clitoris
**cloasma** (*f.*): chloasma
**codeína** (*f.*): codeine
**codo** (*m.*): elbow
**colágeno** (*m.*): collagen
**colesterol** (*m.*): cholesterol
**cólico** (*m.*): colic
**cólicos** (*m.*): menstrual cramps

**coliflor** (*f.*): cauliflower
**colitis** (*f.*): colitis
**columna** (*f.*) **vertebral:** spinal column
**comadre** (*f.*): friend, relationship
  between godchild's parent and
  godmother
**comenzar, empezar:** begin (to)
**comenzó, empezó:** began
  (Ud./he/she/it)
**comer:** eat (to)
**comezón** (*f.*), **picazón** (*f.*): itching
**¿cómo?:** how?
**como que:** like, as if
**¿Cómo se siente?:** How do you feel?
**complexión** (*f.*): physical build
**complicación** (*f.*): complication
**comprar:** buy (to)
**comprender, entender (ie):** understand
  (to)
**con:** with
**con permiso** (*m.*): excuse me (when
  leaving room)
**¿Con qué se siente mejor?:** (Is there
  anything that) What makes it feel
  better?
**¿Con qué se siente peor?:** (Is there
  anything that) What makes it feel
  worse?
**con razón:** no wonder
**condones** (*m.*), **preservativos** (*m.*),
  **hules** (*m.*): condoms, prophylactics,
  rubbers
**conducto** (*m.*) **lacrimal/conductos** (*m.*)
  **lacrimógenos:** tear duct(s)
**confundido(a):** confused
**congelar:** freeze (to)
**congestión** (*f.*): congestion
**conjuntivitis** (*f.*): conjunctivitis, pink
  eye
**constante, fijo** (*Carib.*): constant
**consultar:** consult (to)
**consultorio** (*m.*): Doctors or dentist
  office
**contagiar:** become infected (to)
**contagioso(a):** contagious
**contaminar:** contaminate (to)
**contar (ue):** count (to)
**contento(a):** content/happy
**continuar:** continue (to)
**contracepción** (*f.*): contraception
**controlar:** control (to)

contusión (f.), golpe (m.): contusion
convalecencia (f.): convalescence
conversar: talk (to), converse (to)
convulsiones (f.), ataques (m.):
    convulsions
corazón (m.): heart
cordón (m.) umbilical: umbilical cord
córnea (f.): cornea
coroiditis (f.): choroiditis
corona (f.): crown
correr: run (to)
cortada (f.): cut (noun)
cortar: cut (to)
cortisona (f.): cortisone
corto(a): short (length)
corvo (m.), cascorvo (m.), "zambo"
    (m.): bow-legged
costilla (f.): rib
cráneo (m.): cranium
crecimiento (m.): growth
creer: believe (to)
crema (f.): cream
crónico(a): chronic
crudo(a): raw (a little)
cuadra (f.): block (street)
¿cuál?: which?
¿cuál(es)?: which ones?
cuando: when
¿cuándo?: when?
¿cuánto(a)?: how much?
¿cuántos(as)?: how many?
cubiertos (m.): tableware, utensils
cubrir: cover (to)
cuchara (f.): spoon (table)
cucharada (f.): tablespoonful
cucharadita (f.): teaspoonful, dessert
    spoonful
cucharita (f.): teaspoon, dessert
    spoon
cuchillo (m.): knife
cuello (m.): neck
cuenta (f.): bill, the account
cuero (m.) cabelludo: scalp
cuidar: care for (to)/take care of (to)
cuñada (f.): sister-in-law
cuñado (m.): brother-in-law
curandero(a), santero(a) (Carib.):
    medicine man (woman), (folk)
    healer
curar: cure (to)
cutis (m.), tez (f.): skin complexion

daltónico(a), daltonismo (m.): color
    blind
dañar: harm (to)
dar: give (to)
dar pecho (m.), amamantar: breast feed
    (to)
de: of, from
de frente: from the front
de lado: on one's side
de repente, repentinamente:
    suddenly
de uso extendido: extended wear
dé vuelta: Turn! (command)
deber: must, should, owe (to)
dedo (m.): finger
defecar: defecate (to)
defecto (m.) congénito del corazón:
    congenital heart defect
degeneración (f.) de la mácula (f.):
    macular degeneration
dejar: leave behind (to)
dejar de fumar: stop or quit smoking
delgado(a): thin, slim
delicioso(a), sabroso(a), rico(a):
    delicious
demasiado(a): too much
dentadura (f.) completa: full denture
depresión (f.), estar triste: depression
depresor (m.): tongue depressor
deprimido(a): depressed
derecho: straight ahead
dermatistis (f.): dermatitis
dermatología (f.): dermatology
dermatólogo(a): dermatologist
derrame (m.) de bilis: spilling of bile
desarrollo (m.): development
descansar: rest (to)
descanso (m.): rest, break
desconectar: disconnect (to)
desde: from, since
desear: desire (to)
desechable: disposable
desecho (m.), secreción (f.): discharge
desgarre (m.): torn ligament, "pulled
    muscle"
desinfectar: disinfect (to)
desmayar: faint (to)
desmayos (m.): fainting spells
después: afterwards, later, then
después de: after
destetar: wean (to)

**destino** (*m.*): destination, destiny
**desvístase**: undress (command)
**diabetes** (*f.*): diabetes
**diafragma** (*m.*): diaphragm
**diarrea** (*f.*), **"estómago** (*m.*) **suelto,"**
  **"chorro** (*m.*)/**chorrillo** (*m.*)"**:
  diarrhea, loose bowels
**diciembre**: December
**dientes** (*m.*): teeth
**dieta** (*f.*): diet
**dificultad** (*f.*) **al respirar**: shortness of
  breath
**difteria** (*f.*), **diteria**(*f.*): diphtheria
**dinero** (*m.*): money
**directorio** (*m.*): directory
**disentería** (*f.*), **"cursio"** (*m.*):
  dysentery
**dislocación** (*f.*): dislocation
**dismenorrea** (*f.*): dysmenorrheal
**dispositivo** (*m.*), **aparato** (*m.*), **DUI**
  (*Cuba*): IUD
**doblar**: turn (to), bend (to)
**doctor(a)**: doctor
**doler (ue)**: hurt (to)
**dolor** (*m.*): pain (noun)
**dolor de diente** (*m.*), **muela** (*f.*):
  toothache
**dolor** (*m.*) **de espalda** (*f.*): back pain
**dolor de oído** (*m.*): earache
**dolor** (*m.*) **en el pecho** (*m.*): chest
  pain
**dolor** (*m.*) **o presión** (*f.*) **en el pecho**
  (*m.*): pain, pressure or tightness
  in the chest
**dolores** (*m.*) **de cabeza** (*f.*), **o jaquecas**
  (*f.*): headaches
**¿Dónde?**: Where?
**dormir (ue)**: sleep (to)
**dosis** (*f.*): dosis
**drogas** (*f.*): illicit drugs
**duchas** (*f.*), **lavados** (*m.*): douches
**dulce** (*m.*): sweet
**durante**: during
**durar**: last (to)
**durazno** (*m.*) (*Mex.*), **melocotón** (*m.*):
  peach

**ectropión** (*f.*): ectropion
**eczema** (*f.*): eczema
**edema** (*f.*) **pulmonar**: pulmonary
  edema

**edificio** (*m.*): edifice, building
**ejotes** (*m.*) (*Mex.*), **habichuelas verdes**
  (*f.*) (*Cuba*), **judías verdes** (*f.*) (*Sp.*):
  string beans
**el cuerpo cortado** (*Mex., Sp.*): aching all
  over, flu-like symptoms
**el otro día**: the other day
**elote** (*m.*) (*Mex.*), **mazorca** (*f.*): ear of
  corn
**em**: uh, um
**embarazarse**: become pregnant (to)
**embarazo** (*m.*): pregnancy
**embolia** (*f.*): embolism, stroke
**embriólogo(a)**: embryologist
**emergencia** (*f.*): emergency
**empacho** (*m.*): impaction, obstruction
  (intestinal)
**empastar, tapar, rellenar (dental)**: fill
  (to) a tooth cavity
**en**: in or on
**en ayunas**: fasting, without eating in the
  morning
**en voz alta**: out loud
**encefalitis** (*f.*): encephalitis
**encender**: light (to), turn on (lights) (to)
**encías** (*f.*): gums
**encontrar, hallar**: find (to)
**endodoncia** (*f.*): endodontics
**endodoncia** (*f.*), **extraer (sacar) el**
  **nervio, tratamiento** (*m.*) **de**
  **conductos** (*m.*): root canal
**enemas** (*f.*), **lavativas** (*f.*): enemas
**enero**: January
**enfermarse**: get sick (to)
**enfermedad** (*f.*) **mental**: mental illness
**enfermedad** (*f.*) **pulmonar**: lung
  disease
**enfermedad** (*f.*) **venereal**: venereal
  disease, STDs, STIs
**enfermedades** (*f.*) **del corazón** (*m.*):
  heart diseases
**enfermera(o)**: nurse
**enfermo(a)**: sick
**enfisema** (*f.*): emphysema
**enrojecimiento** (*m.*): reddening,
  redness
**entablillar**: put on a splint (to)
**entonces**: and so, and then, therefore
**entrar**: enter (to)
**entropión** (*m.*): entropion
**entumido(a), entumecido(a)**: numb

enyesar: put a cast on (to)
epazote: Worm Seed
epidemia: epidemic
epidídimo (m.): epididymus
epilepsia (f.): epilepsy
episcleritis (f.): episcleritis
erisipela (f.): erysipela
eructar: burp (to)
erupción (f.): eruption
es: is, it is, s/he is
es que . . . : It's that . . .
escalofríos (m.): chills
escleritis (f.): scleritis
escorbuto(a): scurvy
escribir: write (to)
escroto (m.): scrotum
escuchar: listen (to)
escupir: spit (to)
esfínter (m.): sphincter
esófago (m.): esophagus
espalda (f.): back
español (m.): Spanish
espasmódico(a): spasmodic
espasmos (m.): spasms
especial: special
espéculo (m.), pato (m.) (slang):
     speculum
espejo (m.): mirror
espinacas (f.): spinach
espinilla (f.): shin bone, blackhead
espíritu (m.): spirit
esponja (f.): sponge
esposa (f.): wife
esposo (m.): husband
esposos (m.): spouses, handcuffs
espuma (f.): foam
esqueleto (m.): skeleton
esquizofrénico(a): schizophrenic
¿Está . . . ?: Are you . . . ?, Is he?,
     Is she?
estar mal: be sick (to)
esterilidad (f.): sterility
esterilización (f.): sterilization
esterilizar: sterilize (to)
estetoscopio (m.): stethoscope
estítico(a) (El Salv.), estreñido(a):
     constipated
estómago (m.): stomach
estómago (m.) revuelto (m.): upset
     stomach
estos problemas (m.): these problems

estreñido(a), estítico(a) (El Salv.):
     constipated
estrías (f.): stretch marks
estrógeno (m.): estrogen
estructura (f.): structure
estudiar: study (to)
evitar: avoid (to)
examinar: examine (to)
excepción (f.): exception
excremento (m.): stool, excrement
excusado (m.), inodoro (m.): toilet
existir: exist (to)
exoftalmos (m.): exophthalmos
extender (ie): extend (to)
extraer, sacar, remover: extract (to)
extremidades (f.): extremities

falta de respiración (f.): shortness of
     breath
faltar: miss (to)
familia (f.): family
familiares (m.): family members
faringitis (f.): pharyngitis
farmacia (f.): drug store, pharmacy
fatigado(a): fatigued
favor (por): favor (please)
febrero: February
fecha de parto (m.) apróximado: due
     date
fechas (f.): dates
fetoscopio (m.): fetoscope
fibra (f.): fiber
fibroma (f.), fibroides (m.): fibroids,
     tumors
fiebre (f.), calentura (f.): fever
fiebre (f.) de escarlatina: scarlet fever
fiebre de heno (f), "romadizo" (m.):
     hay fever
fiebre (f.) del valle, coccidioidomicosis:
     valley fever, coccidioidomycosis
fiebre (f.) reumática: rheumatic fever
firma (f.): signature
firmar: sign (to)
físico(a): physical
fisiológico(a): physiological
fístula (f.): fistula
flaco(a), esbelto(a): skinny,
     scrawny/svelte
flan (m.): custard
flema (f.): phlegm
flojo(a): loose, lazy

**flor de azahar** (*f.*): orange blossoms
**flujo** (*m.*): flow
**flujo** (*m.*) **menstrual:** menstrual flow
**folículo** (*m.*): follicles
**fomentos** (*m.*) **de agua caliente:** hot water compresses
**fontanela** (*f.*) **caída o deprimida, "mollera** (*f.*) **caída":** fallen fontanel
**fosa** (*f.*) **nasal:** nasal cavity
**fósforo** (*m.*): matches, phosphorus
**fracturado:** fractured, broken
**frasco** (*m.*): jar, container
**frecuencia** (*f.*): frequency
**frenos** (*m.*), **frenillos** (*m.*): braces
**frente:** forehead
**frente** (*f.*): in front
**frentes** (*m.*) **estéticos (dental):** veneers
**fresa** (*f.*): strawberry
**fresco(a):** fresh
**frigidez** (*f.*): frigidity
**frijoles** (*m.*): beans
**frío** (*m.*): cold
**frotar, sobar:** rub (to), massage (to)
**fuegos** (*m.*): chancre sores, fever blisters or cold sores
**fuerte:** strong
**fumar:** smoke (to)

**gabinete** (*m.*): cabinet
**galletas** (*f.*): cookies
**garganta** (*f.*): throat
**garganta** (*f.*) **inflamada:** inflamed, sore throat
**gases** (*m.*) **en el estómago:** stomach gas
**gastar:** spend (to), waste (to)
**gastritis** (*f.*): gastritis
**gatear:** crawl (to)
**gel** (*m.*): gel
**gelatina** (*f.*): gelatin
**generalmente:** generally
**generoso(a):** generous
**genitalia** (*f.*): genitalia
**ginecología** (*f.*): gynecology
**ginecólogo(a):** gynecologist
**gingivitis** (*f.*): gingivitis
**glande** (*m.*): gland
**glándula** (*f.*) **tiroides:** thyroid gland

**glándulas** (*f.*) **inflamadas:** swollen glands
**glándulas** (*f.*) **sebáceas:** sebaceous glands
**glaucoma** (*f.*): glaucoma
**glúteo** (*m.*): gluteus
**golpear:** beat up (to)
**gonorrea** (*f.*), **purgación** (*f.*), **blenorragia** (*f.*): gonorrhea
**gordo(a):** fat
**gordolobo:** mullein
**gota** (*f.*), **podagra** (*f.*): drop, gout; podraga = gout
**gotero** (*m.*): dropper
**gragea** (*f.*): coated pill
**gramo** (*m.*): gram
**grande:** big, large
**grano** (*m.*), **enterrado, nacido, "tacotillo"** (*m.*): boil, carbuncle
**grasa(s)** (*f.*): fat(s)
**grasoso(a):** oily
**grieta** (*f.*): chapped skin, cracks
**gripe** (*f.*): cold or flu
**gris:** grey
**guardar:** keep (to)
**guardar cama** (*f.*): stay in bed (to)
**güero(a):** blond, light hair or skin (*Mex.*)
**guisado** (*m.*): stew

**hablar:** speak (to), talk (to)
**hace dos días:** two days ago
**hacer** (**g**): make (to), do (to)
**hacerlo:** do it (to)
**hacia:** towards
**hacia atrás:** backward, as in "camine hacia atrás" = walk backward
**¡Haga esto!:** Do this!
**halitosis** (*f.*): halitosis
**hambre** (*m.*): hunger
**hamburguesa** (*f.*): hamburger
**hay/¿Hay?:** there is, there are/Is there?, Are there?
**¿Hay algo que alivia el dolor?:** Is there anything that alleviates the pain?
**helado** (*m.*): ice cream
**hematología** (*f.*): hematology
**hematólogo(a):** hematologist
**hembra** (*f.*): female
**hemorroides** (*f.*), **almorranas** (*f.*): hemorrhoids, piles

**hepatitis** (f.) **A, B, C, E:** hepatitis A, B, C, E

**herido(a)/herida (una)** (f.): wounded/wound (a)

**hermano(a):** brother/sister

**hermanos:** siblings

**hernia** (f.): hernia

**herpes** (m.): herpes

**hidrocele** (f.): hydrocele

**hiel** (f.), **bilis** (f.), **"yel"** (m.): gall, bile

**hielo** (m.): ice

**hígado** (m.): liver

**hijo(a):** son (daughter)

**himen** (m.): hymen

**hinchado(a):** swollen

**hinchazón** (f.): swelling

**hiperglucemia** (f.): hyperglycemia

**hiperópico** (m.): far sighted (hyperopic)

**hipertensión** (f.): hypertension

**hipocondría** (f.): hypochondria

**hipoglucemia** (f.): hypoglycemia

**histerectomía** (f.): hysterectomy

**histeria** (f.): hysteria

**histólogo(a):** histologist

**hombre** (m.): man

**hombro** (m.): shoulder

**hora** (f.): time

**hormigueo** (m.): tingling

**hormonal:** hormonal

**hormonas** (f.): hormones

**hospitalizaciones** (f.): hospitalizations

**hoy:** today

**huachinango** (m.), **pargo** (m.): red snapper

**hueso** (m.): bone

**huevos** (m.), **blanquillos** (m.) (N. Mex.): eggs

**hule** (m.) **protector** (dental): rubber dam

**humor** (m.): mood, humor

**ictericia** (f.), **piel** (f.) **amarillenta:** jaundice

**identidad** (f.): identity

**implantes** (m.): Norplant®, implants

**importancia** (f.): importance

**impotencia** (f.): impotence

**incómodo(a):** uncomfortable

**incordio** (m.), **encordio** (m.): swollen glands (in groin)

**indicación** (f.): indication

**indicar:** indicate (to)

**indigestión** (f.), **indigesto** (m.): indigestion

**infarto** (m.): infarct

**infarto** (m.), **derrame**(m.) **cerebral:** infarction, cerebral infarct

**infección** (f.) **por hongos** (m.): yeast infection

**infeccioso(a):** infectious, contagious

**infectar:** infect (to)

**inflado(a), aventado(a):** inflated, bloated

**inflamación** (f.): imflammation

**inflamación** (f.) **del estómago** (m.): gastritis

**inflar:** inflate (to)

**ingle** (f.): groin

**ingresar:** admit (to), hospitalize (to)

**inmunización** (f.): immunization, vaccination

**inmunizar:** immunize (to), vaccinate (to)

**inmunología** (f.): immunology

**inquieto(a):** uneasy, restless

**insistencia** (f.): insistence

**insistir:** insist (to)

**insuficiencia** (f.): insufficiency

**insulina** (f.): insulin

**intermitente:** intermittent

**internar:** admit (to), hospitalize (to)

**intestino** (m.) **delgado:** small intestine

**intestino** (m.) **grueso:** large intestine

**introducir** (z): insert (to)

**inyección** (f.): injection, shot

**inyecciones (La Dosis), Depo** (f.): Depo Provera®

**inyectar:** inject (to), give a shot (to)

**ir:** go (to)

**iridectomía** (f.): iridectomy

**iris** (f.): iris

**iritis** (f.), **inflamación de la iris:** iritis

**irregular:** irregular

**irregularidades** (f.): irregularities

**irrigar:** irrigate (to)

**irritación** (f.): irritation

**¿Jadea cuando camina?:** Do you pant (wheeze) when you walk?

**jalar:** pull (to)

**jamón** (m.): ham

**jarabe** (m.): syrup

**jeringa** (f.): syringe
**joven** (m., f.): young, youth
**juanete** (m.): bunion
**jugo** (m.), **zumo** (m.): juice
**julio:** July
**junio:** June

**la última vez:** the last time
**labihendido(a), labio** (m.) **leporino, "comido de la luna":** cleft lip, harelip
**labios** (m.): lips
**labios** (m.) **vaginales:** labia
**laboratorio** (m.): laboratory
**laceración** (f.): laceration
**langosta** (f.): lobster
**largo(a):** long (length)
**laringe** (f.): larynx
**laringitis** (f.): laryngitis
**lastimado(a):** hurt
**latido** (m.): heart beat, (hunger pang)
**lavar:** wash (to)
**lavarse:** wash oneself (to)
**laxante** (m.): laxative
**¿Le duele cuándo pongo (aplico) presión?:** Does it hurt when I apply pressure?
**¿Le duele cuándo suelto (quito) la presión?:** Does it hurt when I remove the pressure?
**leche** (f.): milk
**lechuga** (f.): lettuce
**leer:** read (to)
**lengua** (f.): tongue, language
**lengua** (f.) **sucia:** coated "dirty" tongue
**lenguado** (m.): sole fish
**lentes** (m.), **gafas, anteojos** (m.), **espejuelos** (m.) (Carib.): glasses
**lentes** (m.) **de contacto, pupilentes** (m.): contact lenses
**lento(a):** slow
**lesionado(a):** injured
**levantarse:** stand up (to), get up (to)
**levanter:** raise (to), lift (to)
**libro** (m.): book
**licuado** (m.) (Mex.), **batida** (f.) (Carib.), **batido** (m.) (C.A.): smoothie (natural fruit drinks made with milk)
**ligadura** (f.) **de trompas** (f.): tubal ligation

**ligamentos** (m.): ligaments
**lima** (f.), **limón** (m.) (Mex.): lime
**limón** (m.): lemon, lime (Mex.)
**limpiar:** clean (to)
**linimento** (m.): liniment
**líquido(s)** (m.): liquid(s), fluid(s)
**llaga** (f.): bed sore, open oozing wound
**llamarse:** call oneself (to), be named (to)
**llevar:** carry (to), wear (to), take someone somewhere (to)
**lo siento mucho:** I'm very sorry
**loción** (f.): lotion
**lombrices** (f.): intestinal worms
**lombriz** (f.) **solitaria:** tapeworm
**lomo** (m.): loin, i.e. pork loin
**los dos, ambos:** both
**lubricar:** lubricate (to)
**luego:** then (in a series), later
**lunar** (m.): mole

**machos** (m.), **varones** (m.), **hombres** (m.): males
**madre** (f.): mother
**madres** (f.): mothers (in general)
**maduro(a):** ripe
**maíz** (m.): corn
**mal** (m.): bad, sick
**mal aliento** (m.): bad breath
**Mal de Orin** (m.), **chistata** (Nica.): urinary tract infection
**malaria** (f.), **paludismo** (m.): malaria
**maleta** (f.): suitcase
**malpartos** (m.) **(abortos** (m.) **naturales o espontáneos):** miscarriages
**maltratado(a):** abused
**mañana por la mañana** (f.): tomorrow morning
**manejar:** drive (to), manage (to)
**mano** (f.): hand
**mantel** (m.): table cloth
**mantequilla** (f.): butter
**manzana** (f.): apple
**máquina** (f.): machine
**marca de nacimiento/"mancha** (f.) **de nacimiento":** birth mark
**mareado(a):** dizzy
**mareos** (m.): dizziness
**mariscos** (m.): shellfish
**martillo** (m.): hammer

marzo: March

más o menos: more or less, sort of

masajear: massage (to)

masticar, mascar: chew (to)

maternidad (f.): maternity

mayo: May

mayor: older

¿Me explico?: Do you understand?, Does that make sense? (literally, Am I explaining myself?)

me parece, se me hace: it seems to me

medicamento (m.): medication

medicina (f.): medicine

médico(a): medical, doctor

medir (i): measure (to)

mejorar: better (to), get better (to)

menopausia (f.): menopause

menor: younger

mesa (f.): table

mesero(a): waiter, waitress, server

método (m.) del ritmo (m.): rhythm method

Mi esposo me cuida: withdrawal (coitus interruptus)/My husband takes care of me (lit.)

microscopio (m.): microscope

miedo (m.): fear

migraña (f.): migraine

milanesa (f.): breaded veal

mililitro (m.), ml.: milliliter

minimizar: minimize (to)

miope (m.): near sighted (myopic)

miopía (f.): myopic

mirar: look at (to)

mojar: wet (to)

mole (m.): sauce for chicken (made of chocolate, peanuts, and chiles)

molestias (f.): discomforts, problems, bothers

momento (m.): moment

morado(a): purple

morder: bite (to)

moreno(a): dark skin color

moreteado(a): bruised

moretón (m.): bruise

morir (ue): die (to)

mormado(a), tupido(a) (Carib.): stuffed-up nasally

mortalidad (f.): mortality

mortificado(a): mortified, upset

mostrador (m.): counter

mostrar: show (to)

mover (ue): move (to)

mucho(a): a lot, much

muela (f.) de atrás: back molar

muela (f.) del juicio: wisdom tooth

muelas (f.): molars, teeth (slang)

muestra (f.): sample

mujer (f.): woman

muñeca (f.): wrist, doll

museo (m.): museum

muslo (m.): thigh

muy bien: very good

nacidos a tiempo (m.): full term

nacidos muertos: still born

nada más: only, nothing more

nada más, no más, solamente: it just/it only

nada más que: it's just that

nadar: swim (to)

nalgas (f.): butt cheeks

naranja (f.): orange

narcótico (m.): narcotic

nariz (f.): nose

nariz (f.) suelta: runny nose

nariz (f.) tapada, tupida (Carib.): stuffed up nose

náusea (f.), asco (m.), basca (f.): nausea

nebulizador (m.), tubito (m.): nebulizor, small tube

necesitar: need (to)

negro(a): black

nervio (m.): nerve

nervioso(a): nervous

neurología (f.): neurology

neurólogo(a): neurologist

neurótico(a): neurotic

ni . . . ni: neither . . . nor

nieto(a): grandson (granddaughter)

niño(a): boy (girl)

niños (m.): children

¡No se preocupe!: Don't worry!

nódulo (m.): nodule

nombre (m.): name

normal: normal

novia(o): girl/boyfriend, bride/groom

noviembre: November

nuca (f.): nape

nuera (f.): daughter-in-law

nunca: never

**nutricionista** (*f.*), **nutriólogo** (*m.*):
  nutritionist

**o, ó:** or
**o sea:** in other words, that is to say
**obrar, defecar:** bowel movement (to
  have a)
**observer:** observe (to)
**obstétrico(a):** obstetrical
**oclusión de la arteria** (*f.*)/**vena** (*f.*):
  retinal, retinal artery, (vein)
  occlusion
**octubre:** October
**oftalmología** (*f.*): ophthalmology
**oftalmólogo(a):** ophthalmologist
**oído** (*m.*): inner ear, ear (*Mex.*)
**ojo** (*m.*): eye
**ojo** (*m.*) **de venado** (*m.*): deer's eye (*lit.*)
  amulet to protect against the Evil
  Eye
**ojos** (*m.*) **cansados/fatigados:** tired
  eyes, eye strain
**ojos** (*m.*) **llorosos:** watery eyes
**ojos** (*m.*) **secos:** dry eyes
**ombligo** (*m.*): belly button, umbilicus
**operaciones** (*f.*): operations
**operar:** operate (to)
**oreja** (*f.*): outer ear
**orina** (*f.*): urine
**orinar:** urinate (to)
**ortodoncia** (*f.*): orthodontics
**orzuelo** (*m.*), **perrilla** (*f.*): sty
**oscuro(a), obscuro(a):** dark
**ostras** (*f.*), **ostiones** (*m.*): oysters
**otoscopio** (*m.*): otoscope
**otro(a):** other, another
**otros(as):** others
**ovario** (*m.*): ovary

**padecer** (**z**): suffer from (to)
**padre** (*m.*): father
**padres** (*m.*): parents
**padres** (*m.*) **de familia:** fathers (in
  general)
**pagar:** pay (to)
**paladar** (*m.*): palate
**paladar** (*m.*) **hendido, grietas** (*f.*) **en el
  paladar:** cleft palate
**palidez** (*f.*), **pálido:** paleness, pale
**palma** (*f.*): palm
**palmas hacia abajo:** palms down

**palmas hacia arriba:** palms up
**palpar:** palpate (to)
**palpitaciones** (*f.*): palpitations
**pan** (*m.*): bread
**pan** (*m.*) **dulce, pan de dulce:** sweet
  rolls
**páncreas** (*m.*): pancreas
**paño** (*m.*): facial discoloration
**pantorrilla** (*f.*): calf
**papas** (*f.*): potatoes
**paperas** (*f.*), **bolas** (*f.*), **chanza** (*f.*):
  mumps
**para:** for, in order to
**para mañana:** for tomorrow
**parálisis** (*f.*) **facial:** facial paralysis
**parar(se):** stand (to)
**parar, dejar de:** stop (to)
**parásitos** (*m.*): parasites
**parche** (*m.*): patch, plaster
**parecer** (**z**): appear (to), seem (to)
**paregórico:** paregoric
**pareja** (*f.*): partner (romantic),
  couple
**parpadear:** blink (to)
**párpado** (*m.*): eyelid
**párpados** (*m.*) **inflamados:** inflamed
  eyelids
**párrafo** (*m.*): paragraph
**partes** (*f.*) **genitals:** genitalia
**parto** (*m.*): delivery
**pasado mañana:** day after tomorrow
**pasar:** pass (to), happen (to)
**pastel** (*m.*) (*Mex.*), **bizcocho** (*m.*), **torta**
  (*f.*), **queque** (*m.*) (*Cuba and N.
  Mex.*): cake
**patizambo(a), chueco(a):** defect of foot,
  ankle, knee
**pato** (*m.*): duck, speculum (slang)
**patología** (*f.*): pathology
**patólogo(a):** pathologist
**pavo** (*m.*), **guajolote** (*m.*) (*Mex.*),
  **guanajo** (*m.*) (*Cuba*): turkey
**pay** (*m.*) (*Mex.*), **tarta** (*f.*): pie
**pecho** (*m.*)/**pechos:** chest/breasts
**pegar:** hit (to), glue (to), stick (to)
**pellizcar:** pinch (to)
**pelo** (*m.*), **cabello** (*m.*): hair
**pelos** (*m.*) **o cabellos** (*m.*) **de elote** (*m.*):
  corn silk (tea)
**pelvis** (*m.*): pelvis
**pene** (*m.*): penis

**penicilina** (*f.*): penicillin
**pensando a solas:** thinking to oneself
**pensar:** think (to)
**peor ataque** (*m.*): worst attack
**pequeña úlcera** (*f.*) **en la boca** (*f.*),
    **fuego** (*m.*), **chancro** (*m.*): canker
    sore, chancre
**pequeñito(a):** little one
**pequeño(a), chico(a):** little, small
**pera** (*f.*): pear
**perder:** lose (to)
**pérdida** (*f.*): loss
**pérdida** (*f.*) **del conocimiento:**
    unconsciousness
**periodontal:** periodontal
**peritonitis** (*f.*): peritonitis
**pero:** but
**pesar:** weigh (to)
**pesarse:** weigh oneself, yourself,
    himself, herself (to)
**pescado(s)** (*m.*): fish
**peso** (*m.*): weigh, a coin
**pestaña** (*f.*): eyelash
**petit pois** (*m.*) (*Carib. and C.A.*),
    **chícharos** (*m.*) (*Mex.*), **guisantes**
    (*m.*) (*Sp.*): peas
**pezón (female)** (*m.*), **tetilla (male)**
    (*f.*): nipple
**picazón** (*f.*), **comezón** (*f.*): itch
**pie** (*m.*): foot
**pie** (*m.*) **de atleta:** athlete's foot
**pie** (*m.*) **plano:** flat foot
**piel** (*f.*): skin
**piel** (*f.*) **grasosa (cara):** oily skin (face)
**piel** (*f.*) **seca, piel reseca:** dry skin
**pierna** (*f.*): leg
**píldora** (*f.*), **pastilla** (*f.*): pill
**píldora** (*f.*), **pastilla** (*f.*) **anticonceptiva:**
    birth control pill
**pimienta** (*f.*): pepper
**piña** (*f.*), **ananás** (*Arg.*): pineapple
**pintando(a):** painting
**piojos** (*m.*) **púbicos** (*m.*): pubic lice
**plátano** (*m.*) (*Mex.*), **banana** (*f.*),
    **banano** (*m.*), **guineo** (*m.*) (*C.A. and
    Carib.*): banana
**plátano** (*m.*) **macho** (*Mex.*), **plátano**
    (*m.*) (*Carib. and C.A.*): plantain
**plato** (*m.*): dish
**pleuresía** (*f.*): pleurisy
**pluma** (*f.*): pen, feather

**pobrecito(a):** poor little one
**poco(a):** a little/a little bit, slightly
**poder:** be able (to)
**poliomielitis** (*f.*): polio
**pólipos** (*m.*), **fibromas** (*f.*) **en la matriz**
    (*f.*): polyps in the uterus
**político(a):** political, politician
**pollo** (*m.*), **gallina** (*f.*): chicken
**pomada** (*f.*): balm, ointment, salve
**pompis** (*f.*): tush
**pómulo** (*m.*): cheekbone
**poner (g):** put (to)
**ponzoñoso(a):** poisonous
**popotes** (*m.*) (*Mex.*), **pajillas** (*f.*):
    straws
**por:** by, for, through
**por día, al día:** per day
**por dos días:** for two days
**por eso:** that's why, due to that
**por lo menos:** at least
**por primera vez:** for the first time
**¿Por qué?:** Why?
**poro** (*m.*): pore
**porque:** because
**postemillas o fuego** (*m.*): abscessed
    tooth, chancre
**potasio** (*m.*): potassium
**prebiopia** (*f.*): presbyopia
**preguntar:** ask (to)
**prematuro(a):** premature
**prender:** pin (to), turn on (to)
**preocupado(a):** preoccupied, worried
**preparación** (*f.*) **antibiótica:** antibiotic
    preparation
**preparer:** prepare (to)
**prepucio** (*m.*): foreskin
**presión** (*f.*): pressure
**presión** (*f.*) **arterial:** blood pressure,
    arterial pressure
**primer(o)(a):** first
**primera vez:** first time
**primo(a):** cousin
**principios** (*m.*): beginnings
**probar:** try on (to), test (to), try for first
    time (to)
**problemas** (*m.*), **molestias** (*f.*):
    problems
**producir (z):** produce (to)
**prometido(a):** fiancé(e)
**propina** (*f.*): tip
**próstata** (*f.*): prostate

**proteger:** protect (to)
**protéinas** (*f.*): proteins
**pruebas** (*f.*): tests
**psicólogo(a), sicólogo(a):** psychologist
**ptosis, caída de párpado** (*m.*): ptosis
**puede vestirse ahora:** you can get
    dressed now
**puente** (*m.*) **fijo (dental):** bridge
**puente** (*m.*) **removible (dental):** partial
    bridge
**puerco** (*m.*): pig, pork
**puerta** (*f.*): door
**pues, 'pos** (*slang Mex.*): well
**pulmón** (*m.*): lung
**pulmonía** (*f.*), **neumonía:** pneumonia
**pulmonía doble** (*f.*): double
    pneumonia
**pulmonía (principios de):** walking
    pneumonia
**pulpo** (*m.*): octopus
**pulsativo(a):** pulsating, throbbing
**pulso** (*m.*): pulse
**puntas** (*f.*) **del pie:** tiptoes
**punto** (*m.*): point
**puntos** (*m.*) **o puntadas** (*f.*): stitches
**punzante como una navaja** (*f.*) **o
    cuchillo** (*m.*): stabbing like a blade
    or knife (shooting pains)
**pupila** (*f.*), **niña** (*f.*) **del ojo** (*m.*): pupil
**purgante** (*m.*): purgative

**¿Qué?:** What?
**¡Qué bueno!:** That's good!
**que he sufrido:** that I have had
    (suffered)
**¡Qué pena!:** How embarrassing!
**que sufrí:** that I had (that I suffered)
**quedar:** remain (to)
**quemado(a):** burned, burnt
**quemadura** (*f.*): burn
**quemar:** burn (to)
**querer (ie):** want (to), love (to)
**quesadilla** (*f.*): melted cheese in a
    tortilla
**queso** (*m.*): cheese
**¿Quién?:** Who?
**quimioterapia** (*f.*): chemotherapy
**quiste** (*m.*): cyst
**quitar:** take off (to), remove (to)
**Quítese la ropa** (*f.*): Take off or Remove
    your clothing. (*command*)

**radiaciones** (*f.*): radiation treatment
**radiología** (*f.*): radiology
**rápido(a):** fast, quick, rapid
**raquítico(a):** scrawny
**rascar:** scratch (to)
**rasguña** (*f.*): scratch
**raspadura** (*f.*): abrasion
**rayos X** (*m.*), **radiografías** (*f.*), **placas**
    (*f.*): X-rays
**reacción** (*f.*): reaction
**recepcionista** (*f.*): receptionist
**receta** (*f.*): prescription, recipe
**receta** (*f.*) **médica:** medical prescription
**recetar:** prescribe (to)
**reconstruir:** reconstruct (to)
**recorder:** remember (to)
**recto** (*m.*): rectum
**recuperación** (*f.*): recuperation
**regla** (*f.*): ruler, rule
**regla** (*f.*), **período** (*m.*), **menstruación**
    (*f.*), **"mes"** (*m.*): menstrual period
**regresar, volver:** return (to)
**regular:** moderate, moderately
**regular, normal, así así:** regular
**relajación** (*f.*): relaxation
**relajarse:** relax (to)
**remedios** (*m.*) **caseros:** home remedies
**repisa** (*f.*): shelf
**reseco(a):** dry (adj)
**resistir:** resist (to)
**respiración** (*f.*) **asmática:** asthmatic
    respiration
**respiración** (*f.*) **dificultosa, dificultad
    al respirar:** difficulty breathing
**respirar:** breathe (to)
**respirar con silbidos, respirar con
    chiflidos** (*m.*): wheezing, to
    wheeze
**responder:** answer (to), respond (to)
**resultado** (*m.*): result
**resultar:** result (to)
**retinopatía** (*f.*) **diabética:** diabetic
    retinopathy
**retortijones, retorcijones** (*m.*): cramps
    (abdomen)
**retrocediendo:** receding
**reumatismo** (*m.*) **del corazón** (*m.*):
    rheumatic heart
**reventar:** burst open (to)
**rico(a):** rich, delicious
**riñón** (*m.*): kidney

rociar, enjuagar: rinse (to)
rodilla (f.): knee
rojo(a): red (color)
ronchas (f.), erupciones (f.) de la piel:
  rash
ronco(a): hoarse
ronquera (f.): hoarseness
rosa (f.): pink
Rosa de Castillo (f.): rose (tea)
rubio(a): blond
ruda (f.): rue (tea)
ruido (m.): noise

sabañones (f.), "saballones" (f.):
  chilblains
saber: know (to)
sábila (f.): aloe, aloe vera
sacar: take out (to), take (as in photos
  or X-rays) (to)
sal (f.): salt
saliva (f.): saliva
salpullido (m.)/sarpullido (m.): rash
  (mild)
salsa (f.) picante: hot sauce
salud (f.): health
saludable: healthy
salvar: save (as in a life) (to)
salvia (f.): sage
sandía (f.): watermelon
sangrado, desangramiento, pérdida de
  sangre: bleeding
sangrar: bleed (to)
sangrar de las encías (f.): bleeding of
  the gums
sangre (f.): blood
sangre (f.) en el esputo (m.): blood in
  the sputum
sarampión (m.) o rubéola (f.): measles
sarampión (m.), rubéola (f.): rubella
sarna (f.): scabies
sarro (m.): tartar
¿Se siente . . . ?: Do you feel . . . ?
secar: dry (to)
seco(a): dry or stale
secreción (f.): secretion
sed (f.): thirst
sedante (m.): sedative
según: according to
segundo(a): second
seguro médico (m.), aseguranza (f.)
  (slang): medical insurance

semana (f.) pasada: last week
seno (m.): sinus
senos (m.), mamas (f.): breasts
senos/pechos (m.) adoloridos:
  tenderness in the breasts
sentar: seat (to)
sentarse: sit (oneself) (to), sit down
  (to), sit up (to)
sentirse: feel (oneself) (to)
separar: separate (to)
se(p)tiembre: September
ser: be (to)
serio(a): serious
servicio (m.): service
servilleta (f.): napkin
sexualidad (f.): sexuality
si: if
sí: yes
sialorrea (f.), mucha saliva (f.):
  salivation
sicótico(a), psicótico(a): psychotic
SIDA (m.): AIDS
siempre: always
sífilis (f.), "sangre mala" (f.): syphilis
silla (f.)/silla de ruedas: chair/
  wheelchair
sin: without
sin fuerzas/débil: weak
síndrome (m.) de Down: Down
  syndrome
síndrome (m.) fetal de alcohol (m.):
  fetal alcohol syndrome
sinusitis (f.): sinusitis
sobre: over, envelope
sobrino(a): nephew/niece
socio(a): partner (business)
soda (f.), refresco (m.), frescos (m.)
  (C.A.): soft drink
sodio (m.): sodium
solución (f.): solution
sombrero (m.): hat
son: are, they are
sonda (f.), catéter (m.): catheter
sonrisa (f.): smile
sopa (f.), caldo (m.): soup
soplo del corazón (m.): heart murmur
sordera (f.): deafness
sordo(a): deaf, dull (as in a dull pain)
sordomudo(a): deaf-mute
sorprendido(a): surprised
subir: go up (to), get on (to), ascend (to)

**subir de peso** (*m.*): gain weight (to)
**subirse:** getup on, (to)
**sudores** (*m.*): sweats
**suegra** (*f.*): mother-in-law
**suegro** (*m.*): father-in-law
**suero** (*m.*): I. V.
**suero** (*m.*), **alimentación** (*f.*)
    **intravenosa:** intravenous feeding,
    Pedialyte® is also referred to as
    "suero"
**sufrir:** suffer (to)
**sugerir:** suggest (to)
**sulfa** (*f.*): sulfa
**supositorio** (*m.*): suppository
**susto** (*m.*): fright, a scare
**suyo(a):** his, hers, yours

**tabique** (*m.*): nasal septum
**tableta** (*f.*): tablet
**taco** (*m.*): taco
**taladro** (*m.*): drill
**talón** (*m.*): talus, heel
**también:** also, too
**tambor** (*m.*) **o tímpano** (*m.*) **roto:**
    perforated eardrum
**tanto/tanto como:** so much/as much as
**tapadera** (*f.*): cover, cap
**tapar, cubrir:** cover (to), coverup (to)
**tarde:** late
**tarea** (*f.*): homework, task
**tartamudear:** stutter (to), stammer (to)
**té** (*m.*): tea
**té** (*m.*) **de manzanilla:** chamomile tea
**técnico(a):** technician
**tejidos** (*m.*): tissues
**teléfono** (*m.*): telephone
**temperatura** (*f.*): temperature
**temprano:** early
**tenedor** (*m.*): fork
**tener (g):** have (to)
**tener gas** (*m.*), **echar un pedo** (*m.*)
    (slang), **tirar un pedo:** expel gas
    (to), fart (to)
**terapia** (*f.*): therapy
**tercer(o)(a):** third
**terminar:** terminate (to), end (to)
**termómetro** (*m.*): thermometer
**testículos** (*m.*), **"bolas"** (*f.*), **"huevos"**
    (*m.*), **"talagas"** (*f.*): testicles
**testigo(a):** witness
**textura** (*f.*): texture

**tía** (*f.*): aunt
**tiburón** (*m.*): shark
**¿Tiene apetito** (*m.*)?: Do you have,
    Does she/he have an appetite?
**tifoidea** (*f.*): typhoid
**tila** (*f.*): linden
**tímpano** (*m.*): eardrum
**tintineo** (*m.*), **zumbido** (*m.*) **de/en**
    **los oídos** (*m.*): ringing, buzzing in
    the ears
**tío(a):** uncle/aunt
**tíos** (*m.*): aunt and uncle (as a unit)
**toalla** (*f.*): towel
**tobillo** (*m.*): ankle
**tocar:** knock (to), play and instrument
    (to), touch (to)
**tocino** (*m.*): bacon
**todavía:** still
**todavía no:** not yet
**todos:** all (plural)
**toma:** takes
**tomar:** drink (to), take (to)
**tomate (jitomate)** (*m.*) (*Mex. City, S.*
    *Mex.*): tomato
**tónico** (*m.*): tonic
**tórax** (*m.*) **o pecho** (*m.*): thorax
**torcedura** (*f.*), **"falseado"** (as in "me
    falseé"): twist, sprain
**torcer, descoyuntar, dislocar,**
    **desconcertar:** twist (to)
**toronja** (*f.*), **pomelo** (*m.*) (*Arg., Sp.*):
    grapefruit
**torsión** (*f.*) **de los testículos** (*m.*):
    torsion/twisting of testicles
**tortícolis** (*f.*), **"cuello tieso"** (*m.*): stiff
    neck
**tortilla** (*f.*): tortilla (flour or corn),
    potato omelet (*Sp.*)
**tos** (*f.*): cough
**tos** (*f.*), **tos seca:** cough, dry
**tos con flema** (*f.*), **"desgarrando":**
    cough with phlegm, wet cough
**tos de perro:** seal's bark, dog's cough
    (*lit.*)
**toser:** cough (to)
**tosferina** (*f.*), **tos ferina** (*f.*),
    **"coqueluche":** whooping cough
**trabajador(a) social:** social worker
**trabajar:** work (to)
**tragar (ue):** bolt down food (to),
    swallow (to)

**tragar/pasar saliva** (*f.*): swallow (to)
**tranquilizantes** (*m.*), **calmantes** (*m.*): tranquilizers
**transfusión** (*f.*) **de sangre** (*f.*): blood transfusion
**tráquea** (*f.*): traquea
**tratamiento** (*m.*) **hormonal**: hormone treatment
**tratamiento del láser** (*m.*): laser treatment
**tratar**: treat (to)
**triste** : sad
**trocitos** (*m.*), **pastillas** (*f.*) **para chupar**: lozenges
**trombosis** (*f.*): thrombosis
**trompa** (*f.*), **tubo** (*m.*) **de Falopio**: fallopian tube
**tuberculosis** (*f.*), **"tisis," "tis"**: tuberculosis, T.B.
**tumor** (*m.*): tumor
**tumores** (*m.*): tumors

**úlcera** (*f.*): ulcer, sore
**úlceras** (*f.*) **en la córnea** (*f.*): corneal ulcers
**última** (*f.*) **vez**: last time
**uña** (*f.*): nail
**uña** (*f.*) **enterrada**: ingrown nail
**ungüento** (*m.*): ointment
**universidad** (*f.*): university
**uréter** (*m.*): ureter
**uretra** (*f.*): urethra
**urología** (*f.*): urology
**urólogo(a)**: urologist
**urticaria** (*f.*): hives
**usar, utilizar**: use (to), utilize (to)
**útero** (*m.*): uterus
**uvas** (*f.*): grapes

**va y viene**: it comes and goes
**vacunar**: vaccinate (to)
**vagina** (*f.*): vagina
**variante** (*f.*): variation
**varicela** (*f.*): chicken pox
**varicocele** (*f.*): varicocele
**vasectomía** (*f.*): vasectomy
**vaso** (*m.*): glass, vessel
**vaso** (*m.*) **deferente, conducto deferente**: vas deferens
**vaso** (*m.*) **sanguíneo**: blood vessel

**veces**: times (series)
**vegetales** (*m.*), **verduras** (*f.*), **legumbres** (*f.*): vegetables
**vejiga** (*f.*): bladder
**vello** (*m.*): body hair, pubic hair
**velocímetro** (*m.*): speedometer
**vena** (*f.*): vein
**venas** (*f.*) **varicosas, várices** (*f.*): varicose veins
**venda** (*f.*), **vendaje** (*m.*): bandage
**vender**: sell (to)
**venir** (**g**): come (to)
**ventana** (*f.*): window
**ventanas** (*f.*) **de la nariz** (*f.*), **narices** (*f.*): nostrils
**ventanilla** (*f.*): little window
**ver**: see (to)
**verde**: green
**verrugas** (*f.*) **genitals**: genital warts
**vesícula** (*f.*) **biliar**: gall bladder
**vestirse**: dress oneself (to)
**vez**: time (sequence)
**vigilar**: watch (to), guard (to)
**VIH** (*m.*): HIV
**viruela** (*f.*): small pox
**visitar**: visit (to)
**vista** (*f.*) **borrosa, nublada, empañada**: blurred vision
**¡Vístase!**: Get dressed! (*command*)
**vitaminas** (*f.*): vitamins
**vivir**: live (to)
**voltear**: turn around (to)
**voltear(se)**: turn over (to)
**vomitar**: vomit (to)
**vómito** (*m.*): vomit
**vómitos** (*m.*): vomiting

**y**: and
**¡Ya!**: Now!, Enough!, Already!
**ya casi, ya mero** (*Mex.*): almost done
**ya no**: no longer
**yemas** (*f.*): finger pads
**yerba** (*f.*) **o hierba buena (té de)**: mint (tea)
**yerbero(a), hierbero(a)**: one that uses herbs for healing, medicine person
**yerno** (*m.*): son-in-law

**zanahoria** (*f.*): carrot
**zumbido** (*m.*): buzzing (in ears)

# Index